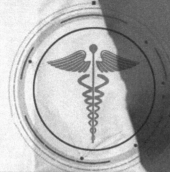
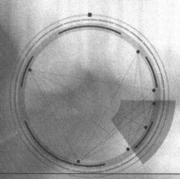

高等职业教育"十三五"应用型人才创新教育数字化教材

医学影像诊断学（第2版）

Medical Imaging Diagnosis

主　审　张化一　岳淑英

顾　问　柳　澄

主　编　田本祥　阴祖栋

副主编　张新毅　魏晓洁　刘鸿玉　王　星　韩武师

U0290854

西安交通大学出版社
XI'AN JIAOTONG UNIVERSITY PRESS

国家一级出版社
全国百佳图书出版单位

图书在版编目(CIP)数据

医学影像诊断学 / 田本祥，阴祖栋主编. —2版. —西安：
西安交通大学出版社，2020.8(2022.1重印)
高等职业教育"十三五"应用型人才创新教育数字化教材
ISBN 978-7-5693-0832-7

Ⅰ.①医… Ⅱ.①田… ②阴… Ⅲ.①影像诊断-中等专业
学校-教材 Ⅳ.①R445

中国版本图书馆 CIP 数据核字(2018)第 195732 号

书　　名	医学影像诊断学(第2版)	
主　　编	田本祥　阴祖栋	
责任编辑	赵文娟	
责任校对	张沛烨　秦金霞	

出版发行　西安交通大学出版社
　　　　　　（西安市兴庆南路1号　邮政编码 710048）
网　　址　http://www.xjtupress.com
电　　话　(029)82668357　82667874(发行中心)
　　　　　　(029)82668315(总编办)
传　　真　(029)82668280
印　　刷　西安五星印刷有限公司

开　　本　787mm×1092mm　1/16　　**印张**　20.5　　**字数**　473千字
版次印次　2020年8月第2版　　2022年1月第2次印刷
书　　号　ISBN 978-7-5693-0832-7
定　　价　69.50元

读者购书、书店添货，如发现印装质量问题，请与本社发行中心联系、调换。
订购热线：(029)82665248　(029)82665249
投稿热线：(029)82668805
读者信箱：medpress@126.com

《医学影像诊断学》(第2版)编委会

主　编　田本祥　阴祖栋

副主编　张新毅　魏晓洁　刘鸿玉　王星　韩武师

编　委　(按姓氏拼音排序)

韩武师(山东省立第三医院)

姜相森(山东省立第三医院)

李　刚(山东省千佛山医院)

李苗苗(山东医学高等专科学校)

李圣军(山东医学高等专科学校)

李小宝(山东省立第三医院)

李章柱(山东省立第三医院)

刘鸿玉(山东省立第三医院)

米　加(山东省立第三医院)

田　宁(山东省立第三医院)

田本祥(山东省立第三医院)

王　星(山东省立第三医院)

王长彬(山东省立第三医院)

魏晓洁(山东医学高等专科学校)

殷　亮(山东省立第三医院)

阴祖栋(山东省立第三医院)

于　磊(山东省立第三医院)

张新毅(山东省立第三医院)

郑　波(山东省立第三医院)

朱艳艳(山东省立第三医院)

顾　问　柳　澄(山东省医学影像研究所)

主　审　张化一(山东省立第三医院)

岳淑英(山东医学高等专科学校)

再版前言

在山东省立第三医院影像中心与山东医学高等专科学校医学影像学教研室的合作下，我们于2020年完成了《医学影像诊断学》的修订工作。第1版教材自西安交通大学出版社出版发行以来，深受广大师生的好评，已重印多次。近年来，随着医学影像学的迅速发展，一些新的检查技术和方法不断涌现，人们对疾病的认识水平也在不断提高，医学影像诊断在临床上的价值愈来愈重要，因而有必要进行《医学影像诊断学》的修订，以适应医学影像学专业培养目标的需要。

在《医学影像诊断学》的修订中，我们继续遵循"三基"（基础理论、基本知识和基本技能）和"五性"（思想性、科学性、先进性、启发性和适用性）的教材编写原则，并在编写中参考山东医学高等专科学校医学影像学等专业使用本教材的反馈意见，目的是使第2版教材更加符合医学教育改革不断深化的需要，使学生的素质能够获得进一步提高。同时，在修订中，我们还特别注重"教师易授、学生易学"的教材编写要求。为此，在《医学影像诊断学》（第2版）的编写过程中，我们主要进行了如下修订：继续强调学生的素质教育，适当压缩教材的内容；在编写内容上，除旧推新，即删除少用技术和少见病种的叙述，增加病种新概念、新分类和新认识的介绍；调整各章字数比例，使其更加符合实际临床工作的需要，并适当增加图片比例，以利于提高教学效果。

《医学影像诊断学》（第2版）写作时虽力求严谨，但由于编者水平和时间所限，难免有错误与不足之处，敬请读者批评指正。

田本祥　阴祖栋
2020年3月

目录 CONTENTS

第三章 头颈部

第四章　肺与纵隔

第五章　心脏与大血管

第八章　腹部

第九章　泌尿系统与肾上腺

第十章　生殖系统

第十一章　骨骼肌肉系统

第十二章　介入放射学部分

第一章　总　论

伦琴(Wilhelm Conrad Rötgen)1895 年发现 X 射线(简称 X 线)。不久以后,X 线就被用于人体成像,进行疾病诊断,形成了放射诊断学(diagnostic radiology)这一新学科,并奠定了医学影像学(medical imaging)的基础。至今,放射诊断学仍是医学影像学中的重要内容,应用普遍。20 世纪 50 年代到 60 年代,人们开始应用超声与核素显像进行人体检查,出现了超声成像(ultrasonography)和 Y 闪烁成像(Y-scintigraphy)。20 世纪 70 年代到 80 年代又相继出现了 X 射线计算机断层成像(X-ray computed tomography,X-ray CT,又称 X 射线计算机体层摄影,简称计算机断层扫描,即 CT)、磁共振成像(magnetic resonance imaging,MRI)和发射计算机断层显像(emission computed tomography,ECT),包括单光子发射计算机体层摄影(single photon emission computed tomography,SPECT)与正电子发射断层成像(positron emission tomography,PET)等新的成像技术。这样,仅一百多年的时间就形成了包括放射诊断的影像诊断学(diagnostic imaging)。虽然各种成像技术的成像原理与方法不同,诊断价值与限度各异,但都是通过人体内部结构和器官成像,了解人体解剖与生理功能状况及病理变化,达到诊断的目的,这都属于活体器官的视诊范畴,是特殊的诊断方法。

20 世纪 70 年代兴起的介入放射学(interventional radiology)是在影像监视下对某些疾病进行治疗的新技术,使一些用内科药物治疗或外科手术治疗难以进行或难以奏效的疾病得到有效的医治。介入放射学已成为同内科和外科并列的三大治疗体系之一。

第一节　不同成像方法的观察与分析

各种影像学方法的成像原理不同,其组织学特点在图像上的表现亦不同。X 线成像和 CT 显示出的是组织器官间、正常组织与病理组织间的密度差异;MRI 体现的是它们之间的信号强度不同;超声则是以它们之间因不同的声阻抗和衰减差别产生的不同回波构成图像。它们的共同点都是以不同的灰度构成解剖图像,如同一张黑白照片。但对于不同的成像方法而言,相同的组织或病变则表现为不同的灰度,如骨骼组织在 X 线平片和 CT 上呈白影,而在 MRI 上则呈黑影,这是因为骨骼组织含钙多,而含氢质子少。由此可见,只有在了解了各种影像学方法的成像原理后,才能正确解读各种图像。

一、X线成像观察与分析

在观察分析X线图像时,应首先注意摄影条件和体位是否满足临床诊断需要,而摄影条件的欠缺、摄影部位的偏离和遗漏常是造成漏诊和误诊的重要原因之一。其次要按一定的顺序,全面系统地观察X线片,并结合临床表现,着重观察分析靶区。例如,在分析胸片时,应注意按序观察胸廓、肺、纵隔、膈肌、心脏及大血管,其中肺要观察整个肺野肺门和肺纹理。在分析骨骼X线片时,要观察骨、关节解剖结构是否正常,并着重观察骨皮质、骨松质、骨髓腔和周围软组织。图1-1为正常的X线片。

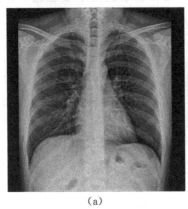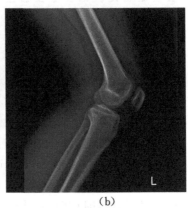

(a)   (b)

图1-1　正常X线片

(a)胸部正位；(b)膝关节侧位

病变的X线表现与病变的病理学有关,故需用病理学的知识来解释X线表现,其分析要点如下。①病变的位置和分布:肺尖的渗出性病变多为结核,而在肺底部则多为肺炎。骨肉瘤好发于干骺端,骨巨细胞瘤常位于骨端。②病变的数目和形状:肺内多发球形病灶多考虑为转移瘤,而单发病灶则应考虑为肺癌、错构瘤或炎性假瘤等;肺内炎症多为片状或斑片状影。③病变边缘:一般良性肿瘤、慢性炎症和病变愈合期,边缘锐利;恶性肿瘤、急性炎症和病变进展阶段边缘多模糊。④病变密度:病变组织的密度可高于或低于正常组织,肺内密度降低可为肺气肿或肺大疱所致,密度增高为肺实变或占位病变引起。⑤邻近器官组织的改变:肺内大面积密度增高时,可根据胸廓扩大或是下陷,肋间隙增宽还是变窄,膈下降或是上升,纵隔是推移或牵拉等改变来判断病变性质。前者为胸腔积液所造成的改变,而后者则多为肺不张、胸膜肥厚粘连所致。⑥器官功能的改变:主要是观察心脏大血管的搏动、胃肠道的蠕动、膈的运动等,这有时是疾病早期发现的依据之一。

二、CT观察与分析

在观察分析CT图像时,应先了解扫描的技术与方法,是平扫还是对比增强扫描,应指出,在观察电视荧屏上的CT图像时,需应用一种技术,即窗口技术(window technic),包括窗位(window level,L)和窗宽(window width,W)。调节窗位和窗宽,可使某一欲观察组织,如骨骼或软组织显示更为清楚。窗位和窗宽在CT照片上则是固定的并均有显示。对每帧CT图像要进行细致观察,结合一系列多帧图像的观察,可立体地了解器官的大小、形状和器官间的解剖关系,凡病变够大并与邻近组织有足够的密度差,即可显影。病变根据其密度高于、低于或等于所在器官的密度而分为高密度、低密度或等密度病变。如果密度不均,有高有低,则为混杂密度病变。发现病变要分析病变的位置、大小、形状、数目和边缘,还可测定 CT 值以了解其密度的高低。如行对比增强扫描,则应首先明确检查技术,是单期或多期增强扫描,还是动态增强扫描,并分析病变有无密度上的变化,即有无强化。如病变密度不增高,即为不强化;密度增高,则为强化。其强化程度不同,形式各异,可以是均匀强化或不均匀强化,或只是病变周边强化(即环状强化)。对强化区行 CT 值测量,并与平扫的 CT 值比较或行各期 CT 值比较,可了解强化的程度及随时间所发生的变化。此外,还要观察邻近器官和组织的受压、移位和浸润、破坏等。图 1-2 为用不同窗宽、窗位观察不同的组织结构。

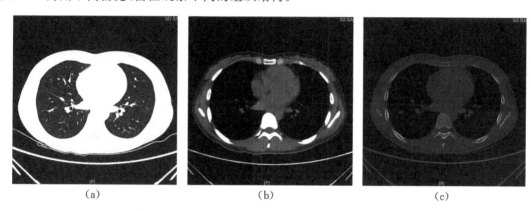

图 1-2 不同的窗宽、窗位观察不同的组织结构
(a)肺窗;(b)纵膈窗;(c)骨窗

CT 在显示病灶,确定病灶位置、大小与数目方面较为敏感而且可靠,但对病理性质的诊断有一定的限度。

三、超声图像观察与分析

观察分析超声图像时,先应了解切面方位,以便于认清所包括的解剖结构,并注意分析以下内容。

1. 外形

脏器的形态轮廓是否正常,有无增大或缩小。

2. 边界和边缘回声

肿块有边界回声且显示光滑完整者为具有包膜的证据;无边界回声和模糊粗糙、形态不规则者多为无包膜的浸润性病变。除观察边缘回声光滑或粗糙、完整或有中断等征象外,边缘回声强度也有重要区别,某些结节状或团块状肿块周边环绕一圈低回声暗圈,即"暗环"征,或周围为高回声的边缘,即"光轮"征等。

3. 内部结构特征

内部结构特征可分为结构正常、正常结构消失、界面增多或减少、界面散射点的大小与均匀度以及其他各种不同类型的异常回声等。

4. 后壁及后方回声

由于人体各种正常组织和病变组织对声能吸收衰减不同,因此表现为后壁与后方回声的增强效应(enhancement effect)或减弱乃至形成后方"声影"(acoustic shadow),如衰减系数低的含液性的囊肿或脓肿会出现后方回声增强,而衰减系数高的纤维组织、钙化、结石、气体等则其后方形成"声影"。另外,某些质地均匀、衰减较大的实质性病灶,内部可完全表现为低回声,在声像图上酷似液性病灶,但无后壁增强效应及后方回声增强效应则可区别。

5. 周围回声强度

当实质性脏器内有占位性病变时,可致病灶周围回声的改变,若系膨胀性生长的病变,则其周围回声呈现较均匀性增强或有血管挤压移位;若系浸润性生长病变,则其周围回声强弱不均或血管走行中断。肝脓肿则在其边缘与正常组织之间出现从高回声向正常回声过渡的"灰阶梯度递减区"。

6. 毗邻关系

根据局部解剖关系判断病变与周围脏器的连续性,有无压迫、粘连或浸润。如胰头癌可压迫胆总管致肝内外胆管扩张、胆囊肿大以及周围血管的挤压移位,淋巴结或远处脏器转移等。

7. 脏器活动情况

脏器的活动可反映脏器组织的功能状况,当心肌出现缺血和梗死时,其相应部位的心肌将出现室壁运动异常。通过观察心脏瓣膜的活动可判断有无瓣膜狭窄或关闭不全。

8. 脏器结构的连续性

分析脏器的连续性可为疾病诊断提供重要依据。如先天性室间隔缺损表现为室间隔的连续性中断。

9. 血流的定性分析

频谱型多普勒、彩色多普勒技术主要用于分析血流速度、血流时相、血流性质和血流途径。

10. 血流的定量分析

多普勒超声心动图的定量分析包括血流量、压力阶差和瓣口面积的测量。

四、MRI 观察与分析

病变在 MRI 上通常有四种信号强度的改变。①等信号强度:指病变与周围组织呈相同灰度,平扫 MRI 无法识别病灶,有时需借助 MRI 对比剂的顺磁性效应以增加病变信号强度,使之与周围组织产生对比差别;②低信号强度:MRI 片上病灶信号强度不及周围组织亮;③高信号强度:MRI 片上病变组织的信号强度高于周围组织;④混杂信号强度:病变区包括以上二种或三种信号强度改变,例如肝癌伴出血坏死时在 T_2WI 片上可呈现混杂信号强度改变(图 1 - 3)。

在进行 MRI 诊断时,首先必须明确病变的部位、形态、数目,分析病变在各个序列中的信号强度、强化特征、周围水肿及相邻结构的改变,再结合临床病史及必要的实验室检查,一般均能作出较为准确的定位和定性诊断。下面简述 MRI 诊断时应遵循的一般规律。

(1)仔细观察各扫描方位,每个序列的每帧图像,如矢状位、冠状位、轴位等,以便获得病变的立体感,这是判断病变的起源及定位诊断的主要依据。

(2)病变在每个序列中的信号强度和强化方式是定性诊断的关键,如肝癌表现为稍长 T_1、稍长 T_2 信号,肝血管瘤表现为稍长 T_1、极长 T_2 信号,肝囊肿表现为极长 T_1、极长 T_2 信号;某

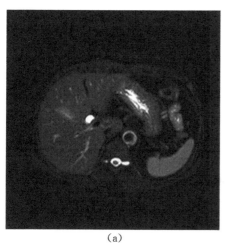
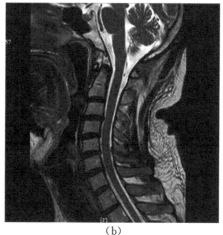

（a）   （b）

图 1-3   正常腹部脂肪抑制序列和颈椎 T_2WI

些病变如脂肪瘤的信号强度更具特征性，呈短 T_1 高信号，在脂肪抑制序列上其与脂肪信号同步降低。病变是否强化及强化方式有重要诊断价值。一般认为，肿瘤性病变绝大多数有明显强化，而非肿瘤性病变一般不出现强化。又如，肝血管瘤增强后自周边呈向心性强化，直至充填整个病灶，这种强化方式是肝血管瘤的特征之一。

（3）病变的大小、形态、数目、部位及其毗邻关系，有助于病变的定性诊断。一般来讲，恶性肿瘤形态不规则；良性肿瘤多呈类圆形；原发肿瘤多为单发，转移性肿瘤多发常见。某些病变有特定的发病部位，这对定性诊断有帮助，如室管膜瘤易发生在脑室内，生殖细胞瘤多位于松果体区，颅咽管瘤多发生在鞍区。

（4）一些特殊的 MRI 检查如磁共振血管成像（magnetic resonance amgiography，MRA）、磁共振波谱（magnetic resonance spectroscopy，MRS）、磁共振尿路成像（magnetic resonance urography，MRU）等是定性诊断的重要补充，但往往需要结合常规 MRI 检查方能确诊，如胰头癌在磁共振胰胆管成像（magnetic resonance cholangiopancreatography，MRCP）上只能显示胆总管及主胰管梗阻的部位和程度，对肿瘤本身则无法显示；大面积脑梗死 MRA 只能观察到某支血管的闭塞，而无法显示梗死的部位和范围。因此，MRI 特殊检查必须与常规 MRI 相结合，缺一不可。图 1-4 为 MRS 和 MRCP 图像。

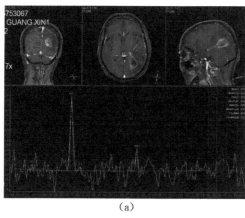
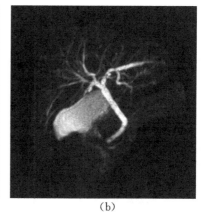

（a）   （b）

图 1-4   磁共振波谱（MRS）和磁共振胰胆管成像（MRCP）

五、医学影像学征象的诊断与鉴别诊断

与临床上疾病存在着"同征异病"和"同病异征"一样，在日常影像学诊断中亦存在着"同影异病"和"同病异影"的现象，这涉及鉴别诊断的问题。例如肝海绵状血管瘤伴有机化，超声、CT 和 MRI 检查时均可不出现海绵状血管瘤的典型征象，且难以与肝癌相鉴别。此时应用数字减影血管造影（digital subtraction angiography，DSA）检查则可见到散在"爆玉米花样"染色点，此为该病的 DSA 特异征象，再结合患者其他实验室检查即可对本病确诊。所以在诊断和鉴别诊断过程中要注意各种影像诊断技术的优势和互补作用，并密切结合患者相关的临床资料。

医学影像诊断结果有三种情况：①肯定性诊断，即通过检查可以确诊。②否定性诊断，即通过影像学诊断排除了某些疾病，此时要充分注意到检查方法的局限性和某些疾病的特殊性，以及它们的动态变化过程。③可能性诊断，即通过检查发现了某些征象，但并不能根据这些征象确定病变性质，而列出几个可能性。遇到这种情况，除综合应用其他影像学方法外，还可结合其他临床检查资料，如内镜、活检等，或者可采取随访、试验性治疗后复查等措施来得出最终诊断结果。

第二节　不同成像方法的优选和综合应用

影像学检查费用的多少取决于影像设备的价格和运行成本，与疾病诊断的准确度、敏感度和特异度无正比关系。不同的检查技术在诊断中均有各自的优缺点和适应范围，有些检查技术联合使用，可相得益彰，互为补充，这多用于对疾病的鉴别诊断方面。对某些疾病的动态观察或人群的筛选，多选用单一的和效价比高的检查方法，常规 X 线检查和超声常可作此用途。例如，胸部疾病可选用胸部平片，腹部疾病可选用超声。由此可见，只有掌握不同影像学技术的成像原理、作用和限度后，才能正确选择检查方法。这不仅可节约医疗费用，而且对提高疾病诊断准确率有利。

呼吸系统疾病的最佳检查方法是 X 线胸部摄影和 CT 检查。X 线胸片可检出大部分胸部病变，是筛选和动态观察病变的最有效的和经济的方法。其缺点为对小病灶和被重叠的病灶有时容易漏诊，结合多方位透视检查可提高疾病的诊断率。CT 密度分辨力高，无前后结构重叠，能发现直径大于 2 mm 的病灶。CT 仿真内镜技术能模拟纤维支气管镜效果，探查气管和支气管内占位性病变。CT 肺功能成像除能了解形态学改变外，还能定性和定量地了解肺通气功能。MRI 检查有利于对纵隔病变定位和定性诊断，且无须用对比剂增强就可清楚显示肺门及纵隔内淋巴结。此外利用 MRA 技术可清楚显示心脏和大血管与肺及纵隔肿瘤的关系，以利于术前判断肿瘤分期和制定治疗计划或术后复查。超声一般不用于胸部病变的诊断，但它是胸腔或心包积液穿刺引流的最佳的导向工具。血管造影对胸部病变无诊断价值，仅作为导向工具用作肿瘤的介入治疗和制止咯血。

心脏 X 线平片和透视是先天性心脏病（简称先心病）和后天性心脏病的较常用检查方法，可了解心脏大小、形态、位置、搏动和肺门及肺血改变，但不能解决复杂先心病的诊断问题。超声心动图可实时观察心脏大血管的形态结构与搏动、心脏舒缩功能和瓣膜活动，以及心血管内血流状态。通过各种超声检查方法可诊断绝大部分心血管疾患，故超声是目前效价比最高的首选检查方法。它的局限性在于不能了解冠状动脉的病变情况。此外，因为肺部气体干扰，所以超声在判断肺血方面不及心脏平片。普通 CT 不用于心脏疾病的检查,但多层螺旋 CT 因其成像速度快,现已作为筛选方法诊断冠状动脉病变,增强扫描后,利用图像重建技术,有时可直接显示冠状动脉狭窄或闭塞。与冠状动脉造影相比,CT 属非创伤性检查方法。利用 MRI 可清楚显示心脏及大血管结构,其成像分辨力高于超声,且可多方位观察;心脏 MRI 的效果现已基本等同于导管法心脏造影检查,且无影像重叠,现有取代有创性心脏造影之势,但对于不合作的婴幼儿和病情危重者,则不适于做 MRI 检查。有创性心血管造影的诊断作用日益减弱,但它仍是验证其他影像学检查方法效果的金标准。它目前主要用于心血管疾病的介入治疗,如房室间隔缺损、动脉导管未闭的堵塞术、冠状动脉或外周血管狭窄,以及闭塞的球囊支架成形术。

乳腺的常规检查方法是超声和钼靶 X 线摄影,两种方法相互结合可对大多数乳腺疾病作出定性诊断,后者是乳腺癌普查的最重要的方法。通过应用钼靶乳腺机的定位装置,可对乳腺疾病行穿刺活检,取材后做病理检查。

骨骼肌肉系统疾病主要还是以 X 线平片检查为主,它不仅能显示病变的范围和程度,而且还可能作出定性诊断。但 X 线平片不能直接显示肌肉、肌腱、半月板和椎间盘等软组织病变,亦不易发现骨关节和软组织的早期病变,而 CT 在此方面则具有优势。CT 的 VR 成像还能多方位显示骨关节解剖结构的空间关系,它常用于 X 线平片检查之后,或亦可作为首选。MRI 在显示软组织病变,如肿块、出血、水肿、坏死等方面优于 CT,但在显示骨化和钙化方面不及 CT 和 X 线平片。超声在显示软组织病变和骨关节脱位方面有一定的优势,但图像分辨力不及 CT 和 MRI,亦缺乏特异性,但其价廉、无创,故可作为筛选方法。血管造影仅用于骨关节及软组织恶性肿瘤的介入治疗。

除急腹症外,腹部 X 线平片和超声一般不用于诊断胃肠道疾病。首选的方法仍为胃肠道钡剂造影,它可诊断胃肠道畸形、炎症、溃疡和肿瘤性病变,应用气钡双重对比造影有助于发现轻微的和早期的胃肠道病变。血管造影可用于寻找和制止消化道出血,发现胃肠道血管性病变。利用 CT 和 MRI 可对腹部恶性肿瘤进行临床分期和制定治疗计划。超声对胆系疾病诊断的效价比最高,亦能发现肝、胰、脾的病变,故常作为首选的检查方法。超声亦特别适合对疾病的普检、筛选和追踪观察。CT 具有优良的组织分辨力和直观清晰的解剖学图像,特别是随着 CT 扫描速度加快,扫描方式和图像重建功能的增加,使它在肝、胰、脾疾病诊断和鉴别诊断中起主导作用。与超声相结合,CT 能对绝大多数疾病作出正确诊断。MRI 除可提供优异的解剖学图像外,还可根据信号特征分析病变性质,故常用于超声和 CT 鉴别诊断有困难的病例,在显示胆管、胰管梗阻性病变时,MRI 优于超声和 CT。血管造影仅用于某些疾病的鉴别诊断,如肝海绵状血管瘤、动静脉畸形和动脉瘤,以及腹部肿瘤的介入治疗。

腹部平片仅用于显示泌尿系阳性结石,肾排泄性造影既可显示肾盂输尿管系统的解剖学形态,又可判断肾排泄功能,故它仍是泌尿系疾病的常用检查方法之一。超声与 CT 已广泛应用于泌尿生殖系统检查,且效果远优于常规 X 线,特别是超声在妇产科及计划生育的诊疗中已起主导作用。超声、CT 和 MRI 均适用于对肾上腺疾病的探查,但从临床效价比的角度应首选 CT。MRU 在显示泌尿系梗阻性疾病方面有独特的价值,此外,MRI 在对泌尿生殖系统肿瘤分期方面优于其他检查方法。

中枢神经系统首选的检查方法为 CT 与 MRI,两者均能对颅内或椎管内病变的部位、大小、数目等情况作出定量和定性诊断。利用 MRA 可替代有创性脑血管造影来诊断颅内或椎管内血管性病变;弥散加权成像(diffusion weighted imaging,DWI)可发现 2 小时以内的超急性脑梗死,这对患者的早期治疗和预后有着重要作用;功能性磁共振成像是研究脑生理功能的一种重要手段,MRI的缺点在于不能明确钙化,对骨性结构的显示远不如CT。脑血管造影属创伤性检查方法,目前已较少用于对颅内疾病的诊断,而多用于颅内血管性疾病的介入治疗。

综上所述,这四种成像方法的优选和应用主要是遵循效果价格比的原则进行。必须强调的是,作出一个正确的影像学诊断还必须结合患者的其他临床资料,这对影像学的诊断和鉴别诊断有着重要的参考意义。

第二章 中枢神经系统

中枢神经系统包括脑和脊髓，一般体格检查不易达到诊断目的，而影像学检查具有重要诊断意义。颅骨本身的病变或颅内病变对颅骨的侵犯，颅骨平片仅能大致反映骨质改变，而 CT 和 MRI 不但能更敏感、更详细地显示骨质改变，而且还能显示与骨质相关的颅内病变。颅内占位病变，颅骨平片阳性率很低，依据颅骨和生理性钙化的改变对病变的大致定位诊断已极少应用。脑血管造影的定位、定性诊断作用小，已很少单独应用。脑 CT 已成为脑部检查的主要技术，结合增强扫描可对大部分病变作出定位及定性诊断。脑 MRI 对中线结构、颅后窝和近颅底病变的显示较 CT 优越，功能性 MRI 更有利于占位病变的鉴别诊断和治疗，对肿物钙化的显示则劣于 CT。颅内炎症和脱髓鞘性病变，只能行 CT 和 MRI 检查，且 MRI 较 CT 更敏感。颅内出血，大多行 CT 检查，尤其是对急性期出血的检查 CT 优于 MRI，对少量蛛网膜下腔出血的检查 MRI 比 CT 敏感，但慢性期出血呈等密度时 CT 不如 MRI。对于脑血管性病变，数字减影血管造影（digital subtraction angiography，DSA）虽然作为诊断的金标准，但为创伤性检查，应用大为减少；经颅多普勒超声（transcranial Doppler，TCD）可提供脑血管大致的血流动力学信息，对诊断有帮助；无创性 MRA 和微创性计算机体层血管成像（CT angiography，CTA）的诊断作用逐步得到肯定，应用范围不断扩大，对 DSA 提出了日益严峻的挑战。

第一节　检查技术的应用

从脑的各种影像学正常表现与基本病变分析可以看出，X 线、DSA、CT、MRI 和超声等成像技术在反映脑部病变上各有优势和不足。因此，在设计某种疾病的影像学检查程序时，要针对所需解决的问题，制订个性化的最优解决方案。

一、颅脑病变

1. CT 检查

通过窗口技术的应用，计算机体层成像（computed tomography，CT）可以显示各种正常的脑组织，这些组织的病理变化可以通过密度的改变和形态的异常表现出来，主要有以下几种扫描技术。

（1）平扫：指没有应用对比剂的扫描方式。颅脑常规横断面扫描的角度大多取眦耳线，扫描范围从枕骨大孔到颅骨上缘；重点观察颅后窝的扫描角度多取听眶上线，以更清楚地显示颅后窝的解剖；螺旋 CT 可以在一次横断面扫描之后用多平面重建（multi-planar reformation，MPR）方式重组所需要的切面，可以使患者减少一半的辐射剂量[图 2-1(a)]。

（2）增强扫描：指静脉注射对比剂以后的扫描方式。目的是增加不同正常组织间的密度差别，更好地辨认解剖结构；增加正常组织与病理组织间的密度差别，能更清晰地显示病理改变，有利于检出平扫难以确认或无法发现的病灶，确定病灶的部位和范围；增加不同病理组织间的密度差别，以利于判断病理组织的性质[图 2-1(b)]。

（3）计算机体层血管成像（CTA）：高速率注射对比剂后在适当的时间扫描整个颅脑，然后通过图像后处理技术以二维或三维显示颅内动脉系统，用以判断动脉血管的狭窄、扩张或畸形。CTA 可以部分替代常规血管造影用于诊断或筛选[图 2-1(c)]。同样方式扫描获得脑静脉系统的影像称为 CTV(CT 静脉成像)。

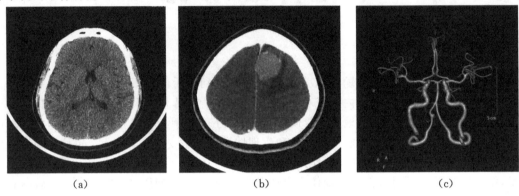

(a)   (b)   (c)

图 2-1　颅脑平扫、增强扫描及 CTA 成像

（4）CT 脑池造影（CTC）：腰穿以后向椎管内蛛网膜下腔注射专用水溶性含碘对比剂，待其在脑池内混匀后进行颅脑扫描。脑池造影目前主要用于精确判断脑脊液漏的位置和状态，以便确定相应的手术方案。要注意所用对比剂必须标明可以用于蛛网膜下腔。

2. 磁共振成像检查

MRI 在神经系统疾病的影像诊断中占有越来越重要的地位，其主要优势是软组织分辨力高、无骨性伪影，以及多参数和多方位的功能性成像。

（1）非增强扫描：指没有应用血管内对比剂的扫描。颅脑常规进行自旋回波（SE）序列扫描，获得 T_1 加权图像（T_1 weighted image，T_1WI）和 T_2 加权图像（T_2 weighted image，T_2WI），见图 2-2(a)和图 2-2(b)；MRI 图像若主要反映的是组织间 T_1 值差别，为 T_1 加权像；如主要反映的是组织间 T_2 值差别，为 T_2 加权像；FLAIR（液体衰减反转恢复）图像有利于更清晰地显示结合水的增多[图 2-2(c)]。磁共振可以根据需要直接进行横断面、冠状面和矢状面扫描。

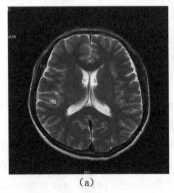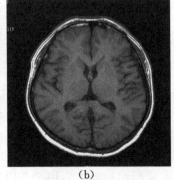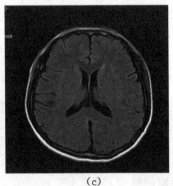

(a)   (b)   (c)

图 2-2　颅脑 MRI T_2WI、T_1WI 及水抑制序列成像

（2）增强扫描：静脉注射钆制剂（gadolinium-DTPA）后的扫描，目的与 CT 增强扫描一样。

（3）功能性磁共振成像（function MRI，fMRI）：应用不同的扫描技术，用图像来表现功能方面的改变，称为功能性磁共振成像。功能性磁共振成像主要包括弥散加权成像、灌注加权成像、磁敏感成像和血氧水平依赖成像等。

（4）MRA：利用特定的扫描序列，使流动的血液产生高信号，静止的组织为低信号，然后通过图像后处理技术以二维或三维显示血管树。一类是不用静脉注射对比剂，应用特定的扫描序列，根据血液的流动效应产生高信号，有时间飞跃法（time of flight，TOF）和相位对比法（phase contrast，PC）两种；另一类是静脉内注射顺磁性对比剂充盈血管使其显示高信号，被称为增强磁共振血管成像。

3. 脑血管造影

脑血管造影（cerebral angiography）是用含碘对比剂充盈血管使其在 X 线机器上显影的技术，可以获得高质量的血管影像。目前颅脑血管造影都在应用数字减影血管造影。

4. 超声成像

超声成像（ultrasonography，USG）在成人神经系统疾病诊断中的作用主要是多普勒技术，可以分别观察不同血管分支的血流动力学改变。小儿可以通过囟门直接观察脑组织。

二、脊髓病变

1. CT 检查

CT 问世以后，椎管病变的诊断有了很大进步。CT 可以更清楚地显示骨组织的异常改变，但无法清晰显示脊髓和硬膜囊，也难以清晰显示椎管内的肿瘤。

2. CT 椎管造影

CT 椎管造影（CT myelography，CTM）是指腰穿后向椎管内注射水溶性含碘对比剂，然后根据需要进行不同阶段的椎管扫描。MRI 问世前，CTM 对椎管内病变的诊断起了重要作用，而在 MRI 用于临床后，CTM 基本被淘汰。

3. 磁共振检查

MRI 是目前唯一一种能够直接显示脊髓内部的影像学检查方法，可以非常简便地区分硬膜下和硬膜外病变。常规扫描主要是矢状位 SE 序列的 T_1 加权图像和 T_2 加权图像，以适应脊髓呈纵轴走行的自然规律。可根据不同要求进行横断面、冠状面扫描。脂肪抑制序列可以帮助判断脂肪组织成分的存在，也可抑制骨髓的信号，使椎体内的病变更容易辨认。

第二节　正常影像学表现

一、正常 X 线表现

颈内动脉经颅底入颅后，先后发出眼动脉、脉络膜前动脉和后交通动脉，终支为大脑前、中动脉。正常脑动脉走行迂曲、自然，由近及远逐渐分支、变细，管壁光滑，分布均匀，各分支走行较为恒定。

二、正常 CT 表现

1. 平扫

正常脑平扫 CT 表现见图 2-3。

（1）脑实质：分大脑额叶、颞叶、顶叶、枕叶及小脑、脑干。皮质密度略高于髓质，分界清楚。大脑深部的灰质核团密度与皮质相近，在髓质的对比下显示清楚，基底核团与周围白质、内囊统称为基底节区。

（2）脑室系统：包括第三脑室、第四脑室及双侧侧脑室，其内为脑脊液，密度为水样低密度。

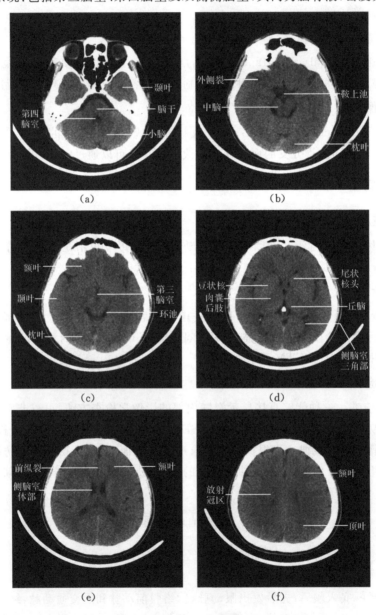

图 2-3 正常颅脑 CT 解剖

（3）颅骨：包括成对的顶骨、颞骨及不成对的额骨、筛骨、蝶骨、枕骨，为高密度。颅底层面可见颈静脉孔、卵圆孔、破裂孔等。

2. 增强扫描

普通增强扫描脑实质仅见轻度强化，血管结构、垂体及脑膜等呈显著强化。

三、正常 MRI 表现

1. 正常 MRI 平扫（图 2-4）

（1）脑实质：脑髓质 T_1、T_2 值较短，故 T_1WI 信号稍高于皮质，T_2WI 信号稍低于皮质。脑内灰质核团的信号与皮质相似。

（2）脑室及蛛网膜下腔：腔内含脑脊液，信号均匀，T_1WI 为低信号，T_2WI 为高信号，水抑制序列为低信号。

（3）血管：血液因流空效应在 T_1WI 和 T_2WI 上均呈低信号，当血流缓慢时则呈高信号。

2. 增强扫描

脑组织的强化类似普通 CT 的强化特点（图 2-4）。

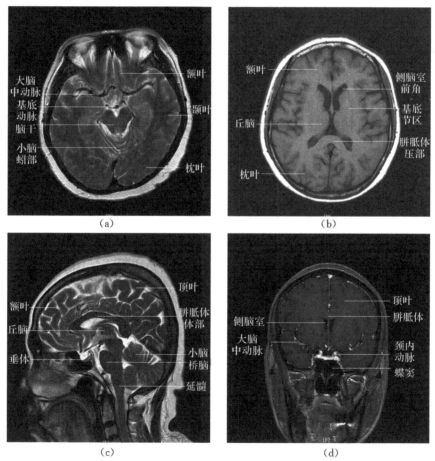

图 2-4　正常颅脑 MRI 解剖

（a）T_2WI；（b）T_1WI；（c）矢状位 T_2WI；（d）MR 增强扫描冠状位

3. 氢质子 MRS 检查

该检查包括肌酸峰（Cr）、胆碱峰（Cho）、乙酰天门冬氨酸峰（NAA），一般 Cr 峰相对稳定。

第三节 基本病变的影像学表现

神经系统病变的检出和分析主要依靠两个方面：一个是亮度的改变即 CT 图像上的密度改变和磁共振图像上的信号改变；另一个就是形态的改变，包括正常组织结构的形态发生改变，还包括发现病变后对其形态学的分析。

一、颅脑病变

1. 病变本身的改变

（1）病变的密度和信号改变：CT 图像上组织的亮度称之为密度（density）。以正常脑组织密度作为标准，所有病变都可以分为三种，高密度、等密度和低密度病变。

凡是 X 线吸收率比正常脑组织高的组织，密度就高于脑组织，称为高密度病变。有些病变密度与正常脑组织差不多，称之为等密度病变。凡是 X 线吸收率低于正常脑组织的组织，密度就低于脑组织，称之为低密度病变。大部分低密度病变是因为水的含量多于正常脑组织。

MRI 图像上组织的亮度称之为信号强度（signal intensity），无论是 T_1WI 还是 T_2WI，信号强度的判读都是以脑实质的信号为标准：高于脑实质的称为高信号；低于脑实质的称为低信号；与脑实质近似的称为等信号。

在 T_1WI 上，纵向弛豫时间短于脑实质的表现为高信号，又称为短 T_1 信号；纵向弛豫时间长于脑实质的表现为低信号，又称为长 T_1 信号。

在 T_2WI 上，横向弛豫时间短于脑实质的表现为低信号，又称为短 T_2 信号；横向弛豫时间长于脑实质的表现为高信号，又称为长 T_2 信号。

在水抑制序列的图像上，例如 T_2-FLAIR 序列中，游离水表现为低信号，结合水增多的组织则表现为高信号。这有利于鉴别液性和实性肿块，也有利于显示那些靠近脑室和位于灰白质交界处的微小病灶。

（2）增强后病变的密度和信号改变：增强扫描的第一个重要作用是显示病灶。大多数病灶尤其是比较小的肿瘤由于与周围组织的亮度差别（对比度）不很明显，在增强前的图像上难以判断是否有病灶存在。增强扫描使病灶与周围组织的对比度明显增加，使我们可以确认病灶的存在。

（3）病变的形态分析。病变组织的形态变化常常能够帮助我们判断病变的性质，例如扇形的低密度病灶多半是脑梗死，而棕榈叶样的低密度病灶则多半是水肿或肿瘤的瘤体；宽基底附着在脑膜上的病灶常常是脑膜瘤；厚壁的环形病灶可能是脓肿或者转移性肿瘤；脑实质内不规则形态的结节灶则多半是胶质瘤。

2. 病变周围的改变

（1）周围组织的形态改变：正常组织的形态改变常常提示有病理改变存在。

（2）占位效应：形态改变的一个重要标志就是占位效应。占位效应的最常见表现有：局部脑沟和脑裂变窄、消失，脑池的变窄和增宽，脑室的变窄甚至移位表明同侧有病变存在，局限性脑室扩大则可能是脑室内有病变存在。

二、脊髓病变

1.脊椎 CT

脊椎 CT 检查能显示椎管内占位性病变,多呈软组织密度,周围椎管扩大,因周围骨的影响,CT 常很难显示肿瘤和脊髓的关系,而 CTM 能较清晰地显示肿瘤与脊髓、硬膜及蛛网膜下腔的关系,其判断原则同脊髓造影类似。

2.脊髓 MRI

MRI 在脊髓病变的显示上具有独特的优越性,能够清晰地显示椎管内的血肿、肿瘤、变性及坏死等,其 MRI 表现与脑部相应病变的表现相同。MRI 能清晰地显示肿瘤与脊髓、硬膜和蛛网膜下腔的关系,其判断原则同脊髓造影类似。

第四节　疾病诊断

一、先天畸形

颅脑先天畸形及发育异常是胚胎期神经系统发育异常所致,约 40％的颅脑发育畸形为遗传因素和子宫内环境的共同影响所致。前者包括染色体变异、显性或隐性遗传,后者包括子宫内缺氧、感染等。

(一)胼胝体发育不良

【病因病理】

胼胝体发育不良属于器官形成障碍中的神经管闭合障碍一类。既可完全缺如,又可部分缺如,常伴有第三脑室上移,两侧脑室分离等,可与其他颅脑畸形并存,如胼胝体脂肪瘤、前脑无裂畸形和 Dandy-Walker 畸形等。

【临床表现】

胼胝体发育不良的临床表现为癫痫发作、智力发育障碍等。

【影像学表现】

CT 与 MRI 表现　经过大脑半球中线的矢状断面最适合显示胼胝体的缺如,正常的胼胝体矢状切面从前向后可见到嘴部、膝部、体部和压部。同时可以看到半球内侧面的脑沟呈放射状排列,顶枕裂和距状裂消失。

【诊断与鉴别诊断要点】

(1)横断切面两侧脑室间距增宽,由"八"字形变为平行排列;纵裂池向后延伸到第三脑室前沿。第三脑室上移至两侧脑室中间。

(2)经大脑中线的矢状切面显示不同部分的缺如(图2-5)。

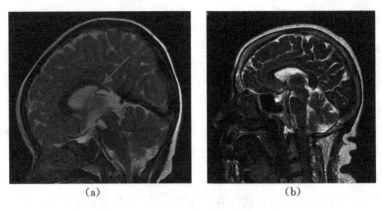

图2-5 胼胝体发育不良与正常MRI图

(a)胼胝体发育不良，MRI正中矢状切面示胼胝体压部未发育；(b)发育正常

（二）Chiari 畸形

【病因病理】

Chiari畸形即小脑扁桃体延髓联合畸形，为后脑的先天性发育异常，与神经组织过度增生、脑干发育不良及脑室系统和蛛网膜下腔之间脑脊液动力学失去平衡有关。扁桃体过长、变形，由颅后窝经枕大孔伸入颈椎管上段，延髓及四脑室也可向下延伸，常伴有脑积水、脊髓空洞症和颅颈部畸形等。

根据严重程度可分为三种类型。

Ⅰ型：此型最轻。小脑扁桃体通过枕骨大孔向下疝入椎管内，延髓轻度向前下移位，第四脑室位置正常，常伴颈段脊髓空洞症、颅颈部骨畸形等（图2-6）。

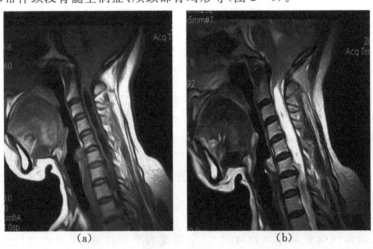

图2-6 Chiari畸形及Chiari畸形Ⅰ型

Ⅱ型：此型最常见。小脑扁桃体（伴或不伴蚓部）疝入椎管内，第四脑室变长、下移，某些结构如颅骨、硬膜、中脑、小脑等发育不全，90%有脑积水，常合并脊髓空洞症、神经元移行异常、脊髓脊膜膨出等。

Ⅲ型:此型最严重、最罕见。延髓、小脑蚓部、四脑室及大部分或全部小脑半球疝入椎管上段,以及枕部脑膜脑膨出,并伴头颈部畸形、小脑畸形等。

【临床表现】

Ⅰ型:多见于大龄儿童和成年人,临床可无症状,或有轻度下段颅神经及脊神经症状。

Ⅱ型:多见于婴幼儿和新生儿,女性多见,临床上常有下肢运动、感觉障碍和小脑症状。

Ⅲ型:多见于婴儿和新生儿,临床上常有下肢运动、感觉障碍、脑积水、脑干和脊髓受压症状、小脑症状。

【影像学表现】

CT 表现 CT轴位成像表现为在枕骨大孔以下层面尚可以观察到小脑结构,颅底至上颈段的容积扫描后矢状位重建,对 Chiari 畸形的诊断很有帮助。CT 扫描还可以发现双侧侧脑室扩大,第三脑室可以不明显,第四脑室不扩大甚至缩小。小脑半球发育异常继发中脑顶盖鸟嘴样改变、岩骨和斜坡扇贝样改变、内听道缩短,以及天幕下蛛网膜下隙的受压和枕大池形成不良或不形成。

MRI 表现 MRI的矢状位对小脑扁桃体下疝的显示较好,诊断标准为小脑扁桃体下缘低于枕大孔下缘 5 mm。其他辅助征象如中脑和小脑发育异常、大枕大孔、颅后窝浅小、横窦和窦汇低位、颅骨和天幕盖发育不良、岩骨和斜坡后部凹陷、脑室和脑池改变等 MRI 也能很好地显示。

【诊断及鉴别诊断要点】

(1)诊断要点:①小脑扁桃体低于枕骨大孔下缘 5 mm。②中脑和小脑发育异常、大枕大孔、颅后窝浅小、横窦和窦汇低位、岩骨和斜坡后部凹陷等辅助诊断征象。

(2)鉴别诊断:①颅底凹陷:以枕骨大孔为中心的颅底骨内陷畸形,主要改变为枕骨变扁,枕骨大孔歪曲及前后径减少,常伴寰枕融合。②寰枕融合:寰枕部分或完全融合,枕骨偏移并伴有旋转使两侧寰枕融合高度不等,枢椎齿状突上升可造成延髓或颈髓的压迫。③寰枢椎脱位:先天性寰枢椎脱位的多见原因是齿状突发育不良或缺如,寰枢椎脱位常致延髓及上颈髓压迫。

(三)结节性硬化

【病因病理】

结节性硬化是一种遗传性疾病,有家族性,多见于儿童,无性别差异。脑部的病理特征为室管膜下胶质结节、皮质胶质结节、髓内异位细胞团及灶性脱髓鞘;结节一般多发,大小不等,质地较硬,绝大多数有钙化,以额叶多见,也可发生在丘脑、基底核、小脑和脑干,有些室管膜下结节可转化为巨细胞星形细胞瘤。其可伴有视网膜的错构瘤、内脏肿瘤及皮质腺瘤,皮质腺瘤由皮脂腺、增生的结缔组织与血管组成,常见于面部皮肤。

【临床表现】

结节性硬化临床有三大典型表现,即皮脂腺瘤、癫痫发作、智力低下,称为三联症,痉挛状态和其他脑性麻痹征象也不少见。

【影像学表现】

CT 表现　主要是脑室边缘或皮质的结节灶,直径多为数毫米,皮质结节大多是等密度,脑室边缘的病灶多数呈高密度钙化。多数病例为多发,而且双侧半球均有病灶,没有占位效应,但是如果位于室间孔或中脑导水管,可有梗阻性脑积水的表现。个别可以看到较大的软组织密度结节,这些结节增强扫描可以看到强化。

MRI 表现　没有钙化的结节在 T_1WI 上表现为等或略低信号,T_2WI 上表现为高信号;钙化成分在 T_2WI 上表现为低信号(图 2-7)。

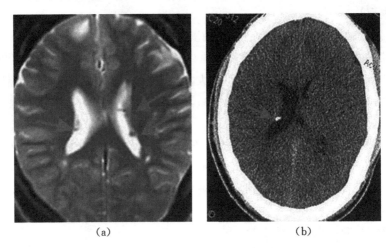

(a)　　　　　　　　　　　　　　(b)

图 2-7　结节性硬化

(a)MRI T_2WI 示双侧脑室壁略低信号结节;(b)CT 示侧脑室壁钙化灶

【诊断与鉴别诊断要点】

(1)诊断要点:①典型临床表现:皮脂腺瘤、癫痫发作、智力低下。②脑室边缘结节灶常伴有钙化。

(2)鉴别诊断:其鉴别诊断主要是与脑囊虫病鉴别。脑囊虫病虽可表现为钙化或无钙化的结节或小囊,但其分布较广,多见于脑实质内,亦可发生在脑室壁。

二、脑血管疾病

脑血管疾病是常见病和多发病,影像检查可快速、准确获得诊断,主要为缺血性和出血性脑血管疾病,包括脑梗死、脑出血、脑动脉瘤与脑血管畸形等。

(一)脑梗死

【病因病理】

由于脑动脉的闭塞导致局部脑组织缺血缺氧后坏死的疾病称之为脑梗死,也称为缺血性脑梗死。脑梗死的最常见原因是动脉硬化、高血压、烟雾病、糖尿病等。动脉闭塞后 4~6 小时内脑组织会因缺血发生血管源性水肿,1~2 天后脑细胞出现坏死,1~2 周后脑水肿逐渐减轻,8~12 周后形成软化灶。脑穿支动脉闭塞导致的深部脑组织的小灶性缺血性坏死称之为腔隙性梗死。

【临床表现】

最常见的症状是肢体的感觉和活动障碍。

【影像学表现】

CT表现　无论脑梗死的任何一期，与影像学有关的基本病理改变都是水分比例的增加。大面积急性梗死的病理基础是颅内较大动脉或其主要分支的闭塞，故梗死区域与这些动脉的供血区域一致，呈扇形或楔形，同时累及灰质和白质。梗死发生6小时之内，CT检查几乎无阳性发现；6～24小时后大部分病例出现低密度改变；部分病例大约24小时之后才出现低密度改变。梗死发生后2～15天，由于此时病变区内的水肿最重，会出现一定的占位效应，相邻脑沟裂和/或脑室可变窄，面积很大时可见脑室的变窄及向健侧移位，严重时可出现脑疝。1～2周后，水肿开始逐渐消退，梗死的占位效应慢慢减轻，脑沟脑室的形态恢复正常。但此时常出现"模糊效应"，即梗死灶出现短时间的等密度表现。模糊效应的出现常造成CT的假阴性表现。

脑深部穿支动脉闭塞造成的小面积梗死称为腔隙性梗死，多位于丘脑及基底节区，直径不大于15 mm作为腔隙梗死的诊断标准。

MRI表现　磁共振的典型信号改变是 T_1WI 上呈低信号，T_2WI 上呈高信号。磁共振的优势是显示病灶早于CT，在DWI像上，梗死的高信号与正常脑组织的略低信号形成鲜明对比，所以敏感性明显高于CT（图2-8）。脑梗死后如果进行增强扫描，可见梗死周边呈脑回样强化。

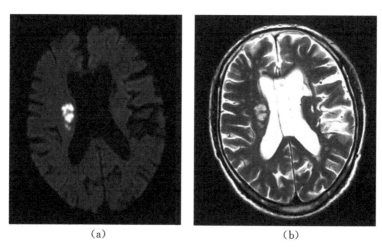

(a)　　　　　　　　　　　　(b)

图2-8　脑梗死MRI表现

DWI、T_2WI 序列像右侧放射冠区高信号

【诊断与鉴别诊断要点】

（1）CT图像出现低密度病灶，较大面积的呈扇形，符合某支动脉的分布区域。

（2）急性期较大面积的病灶会出现占位效应。

（3）急性期增强扫描可见脑回样强化（图2-9）。

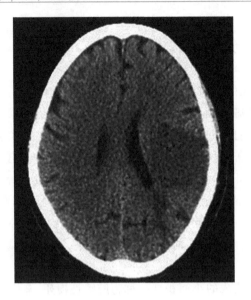

图2-9 脑梗死CT表现

左侧放射冠区、枕叶低密度区

（二）脑出血

案例引入

高血压脑出血

患者，男，65岁，退休工人，因"发现神志不清2小时"急诊入院。2小时前家人发现患者神志不清，呼之不应，卧于床上，身周见呕吐物，伴咖啡色物，无抽搐，无大小便失禁。查体：血压220/130 mmHg，脉搏56次/分，呼吸19次/分，血氧饱和度89%，中度昏迷，瞳孔等大，直径为0.3 cm，对光反射消失，两肺呼吸音清，闻及喉鸣音。心率齐，未闻及病理杂音，巴彬斯基征（＋），医生查体考虑脑血管病，下医嘱行CT检查。

头颅CT：右侧基底节区出血。

【病因病理】

脑出血主要病因是高血压和动脉硬化，其次是动脉瘤、血管畸形。脑出血发病急，患者多以肢体运动障碍、意识不清等症状就诊，发病时血压一般很高。高血压和动脉硬化出血好发于壳核、苍白球、外囊、丘脑和脑桥，这也是发生出血最常见的部位。

【临床表现】

脑出血发病急，患者多以肢体运动障碍、意识不清等症状就诊，发病时血压一般很高。

【影像学表现】

CT表现 脑出血病灶为高密度肾形、卵圆形影，血细胞比容越高，血肿密度越高，当血细胞比容达到100%时，CT值最高，可达到94 HU（图2-10）。由于新鲜血肿的固缩，表面光滑锐利，内部均质，几乎看不到周围的水肿。随着时间的推移，周围脑组织的反应性水肿明显加重，大约2周后，高密度的范围逐步缩小，周围水肿也逐步缩小，占位效应逐渐减轻。大约一个月后,血肿演变成等密度,此时很容易被误诊为其他疾病。

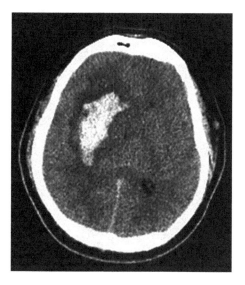

图 2 - 10 脑出血 CT 表现
右侧基底节区的卵圆形高密度影,周围见低密度水肿区

MRI 表现 血肿内血红蛋白的演变在磁共振图像中体现得非常清晰。从含氧血红蛋白到脱氧血红蛋白、正铁血红蛋白(红细胞膜完整)、正铁血红蛋白(红细胞膜破裂)、含铁血黄素是血红蛋白降解的四个步骤,磁共振图像都可以有典型的信号改变。脱氧血红蛋白在 T_1WI 上表现为略低信号,在 T_2WI 上为更低信号(图 2 - 11);正铁血红蛋白在 T_1WI 上表现为高信号,如果红细胞膜完整,在 T_2WI 上表现为明显低信号(图 2 - 12),如果红细胞膜已经破裂,则表现为高信号,周围绕以薄的低信号环;含铁血黄素无论 T_1WI 还是 T_2WI 都表现为低信号。

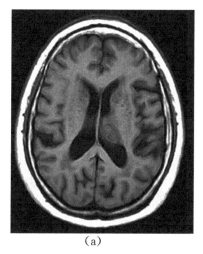
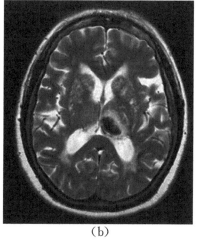

(a)　　　　　　　　　　　　　　(b)

图 2 - 11 左侧丘脑出血急性期 MRI 表现

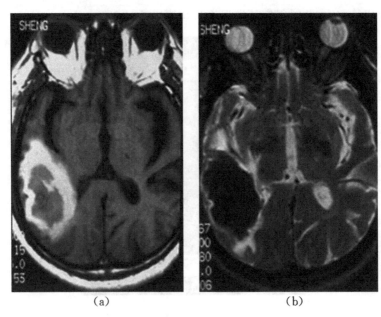

（a）   （b）

图 2-12　右颞叶出血亚急性期 MRI 表现

【诊断与鉴别诊断要点】

（1）诊断要点：①急性发病；②CT 图像上脑实质内出现高密度病灶；③很快出现灶周水肿，占位效应明显。

（2）鉴别诊断：小灶性出血要注意与钙化鉴别，另一个要注意的是与肿瘤出血相鉴别。

（三）蛛网膜下腔出血

【病因病理】

颅内血管破裂后血液流入蛛网膜下腔称之为蛛网膜下腔出血，可分为外伤性和自发性两大类。自发性蛛网膜下腔出血可以发生于任何年龄。发病原因以颅内动脉瘤、高血压动脉硬化血管破裂和动静脉畸形最常见。

【临床表现】

临床表现为突发性头痛、喷射性呕吐，甚至意识障碍，查体时的脑膜刺激征是典型表现。腰穿为血性脑脊液可作为临床确诊的依据。

【影像学表现】

CT 表现　CT 是目前检出急性蛛网膜下腔出血最好的影像学检查方法。脑沟、脑池和脑裂内被高密度充填是典型的蛛网膜下腔出血的 CT 征象（图2-13）。密度增高的程度与出血量、被脑脊液冲淡的程度相关。随着被脑脊液的冲淡和血红蛋白的降解，密度很快降低。大约三天以后，与脑脊液相比密度差别已经很小，此时 CT 的检出率大大降低，一周后 CT 的检出率几乎等于零。

由于脑脊液的稀释作用以及脑脊液的含氧量较高，急性蛛网膜下腔出血无论在 T_1WI 还是 T_2WI 上都难以与正常脑脊液区分。因此，磁共振在急性期的作用有限，阳性率较低，不适合作为怀疑急性蛛网膜下腔出血的首选影像学检查方法。

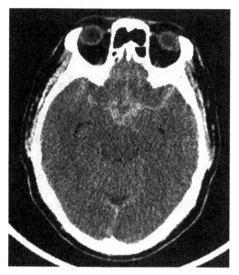

图 2-13　蛛网膜下腔出血 CT 表现

外侧裂及脑池内被高密度充填

【诊断及鉴别诊断要点】

(1)诊断要点:①患者突发头痛,喷射性呕吐,脑膜刺激征阳性。②CT 图像上脑沟和/或脑池、脑裂内被高密度充填。

(2)鉴别诊断:其与硬膜下血肿鉴别:最重要的鉴别点在于蛛网膜下腔出血在脑沟内一定有高密度,而硬膜下血肿不可能表现为脑沟内的高密度。

（四）动 脉 瘤

【病因病理】

颅内动脉瘤约 90％起自颈内动脉系统,其中起自前交通动脉者占 30％～35％,起自后交通动脉起始部及附近颈内动脉者约占 20％,约 10％起自椎基底动脉系统。约 20％的病例为多发,且多见于女性。

【临床表现】

当动脉瘤未破裂时常无症状,部分病例可有癫痫、头痛、颅神经压迫症状及由于血栓形成引起的脑缺血或脑梗死症状。动脉瘤破裂出血时可出现蛛网膜下腔出血、脑内血肿的相应症状。

【影像学表现】

CT 表现　较小的动脉瘤增强前与脑实质密度相近,非增强 CT 的阳性率很低。薄壁无血栓的动脉瘤在静脉注射对比剂后呈明显均一强化,CT 值的升降与相邻动脉接近,边缘光滑整齐,无瘤周水肿。部分血栓化动脉瘤在非增强 CT 上表现为环状高密度围绕或略高密度中心,前者为囊壁,后者为血栓和残腔。有时残腔密度高于血栓密度,此时瘤内呈不均质密度,增强后血栓部分无强化,残余瘤腔与囊壁明显强化。完全血栓化动脉瘤增强前几乎与无血栓动脉瘤表现一样,部分瘤腔内可见点状钙化斑,部分瘤壁可有弧线状钙化。增强后有时囊壁可有强化,瘤腔内则均无强化表现(图 2-14)。

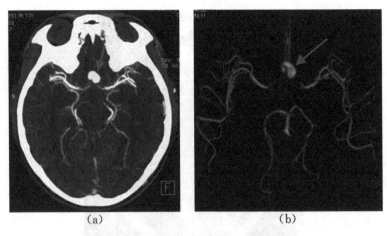

(a)　　　　　　　　　　(b)

图 2-14　前交通动脉动脉瘤 CT 表现

MRI 表现　MRI 显示动脉瘤与其血流、血栓、钙化和含铁血黄素沉积有关。无血栓动脉瘤，T_1WI 与 T_2WI 均为无信号或低信号。较大的动脉瘤，由于动脉瘤内血流速度不一，血流快的部分出现"流空效应"，血流慢的部分在 T_1WI 上为低信号或等信号，T_2WI 为高信号。钙化和"流空"的鉴别可根据其位置，前者位于周边，后者位于中央，同时钙化的信号稍高于"流空"。增强扫描常是与血管同步的明显强化并与血管关系密切（图 2-15）。

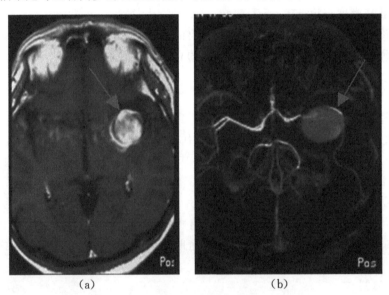

(a)　　　　　　　　　　(b)

图 2-15　左侧大脑中动脉瘤 MRI 表现

（a）增强扫描左侧大脑中动脉、动脉瘤明显不均质强化；（b）MRA 示动脉瘤与左侧大脑中动脉关系密切

血管造影表现　血管造影可显示动脉瘤的大小、位置、数目、形态和脑血循环情况。动脉瘤表现为颅内动脉的囊状、梭状局部膨出，边缘光滑整齐或不光滑整齐，瘤体不规则刺状突起或与瘤体大小不相称的占位性改变，可作为动脉瘤破裂出血的间接征象。

【诊断及鉴别诊断要点】

根据病变的位置、CT或MRI的特征性表现可作出诊断。鉴别诊断主要应与脑膜瘤相鉴别，脑膜瘤占位效应明显，而动脉瘤没有发生出血时一般占位效应较轻。CT平扫动脉瘤内可见点状钙化，而动脉瘤伴有的钙化常呈块状，强化扫描脑膜瘤多呈明显强化，而动脉瘤常呈与血管同步的明显强化，并与血管关系密切，少数病例病灶内可见低密度无强化的血栓。

（五）脑动静脉畸形

【病因病理】

动静脉畸形（AVM）是一种血管的先天发育畸形，多为单发，由扩张的供血动脉和扩张的引流静脉、畸形血管团组成，血管畸形中没有正常脑组织。

【临床表现】

主要的临床表现是蛛网膜下腔出血、头痛、癫痫及神经系统的损伤。

【影像学表现】

CT表现　畸形血管团表现多样，可以是等密度或者混杂密度，如果伴有出血可以有高密度肿块，钙化成分常常成为考虑动静脉畸形的重要标志，增粗的引流静脉贴近脑表面，比较粗大，增强扫描是十分必要的，可以确认引流静脉的存在，表现为蛇形的高强化组织，部分病例可以辨认出增粗的供血动脉。畸形血管团多表现为不均质强化的团块，与引流静脉和供血动脉相连，有时可以看到团块内有迂曲的血管强化。

MRI表现　磁共振在诊断AVM方面有着独特的优势，"流空效应"使得血管结构很容易在MRI图像上被辨认，无论在 T_1WI 还是在 T_2WI 上都表现为蛇形的无信号结构（图2-16）。

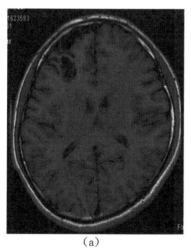 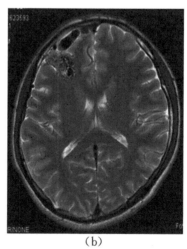

（a）　　　　　　　　　　（b）

图2-16　动静脉畸形 MRI

右侧额叶增粗迂曲的血管影

脑血管造影表现　此为确诊和详尽了解供血动脉和引流静脉的最佳影像学检查方法。动脉期脑血管造影可以显示增粗的供血动脉及其数目和来源，还可以显示畸形血管团的内部血管结构（图2-17）。静脉期可以明确引流静脉的数目、形态、走行和汇入静脉窦的途径。

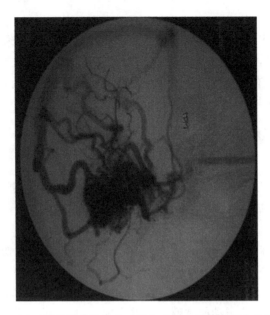

图 2-17　DSA 可见增粗的供血动脉和畸形血管团及粗大的引流静脉

三、颅内肿瘤

颅内肿瘤是中枢神经系统的常见病。颅内肿瘤的类型繁多，且生物学行为各异。临床上，大多数颅内肿瘤患者的表现缺乏特异性。头痛是常见表现，初期可存在；随病变进展，15%～95%患者出现突发性癫痫，当发生颅内压增高时，则表现为头痛、恶心、呕吐及情感淡漠等症状。临床上，影像学检查是颅内肿瘤的主要诊断方法。

（一）胶质瘤

【病因病理】

胶质瘤又称神经源性肿瘤，是神经系统最常见的原发肿瘤。星形细胞瘤根据其恶性程度又分为三类：低级（良性）星形细胞瘤、间变性（恶性）星形细胞瘤和多形性胶质母细胞瘤。

【临床表现】

胶质瘤的首发症状与肿瘤的大小、位置、水肿等因素有关，最多是局部神经功能障碍；第二个常见症状就是癫痫发作；头痛也很常见，可能与颅内压增高有关。

【影像学表现】

1. 星形细胞瘤

CT 与 MRI 表现　低级星形细胞瘤在 CT 图像上表现为不规则形态的均质低密度肿块，主要位于白质内，有轻度占位效应，增强扫描无明显强化，MRI 图像上表现为 T_1WI 低信号、T_2WI 高信号的不规则形态肿块，信号比较均质，有轻度占位效应，无强化。

间变性星形细胞瘤与低级星形细胞瘤比较，肿瘤密度（信号）不均质，边界不清楚，占位效应较重，增强扫描后可见不均质强化（图 2-18）。

多形性胶质母细胞瘤的密度（信号）很不均质，强化后大多数为肿块样强化，边界较为清

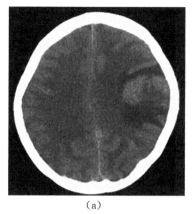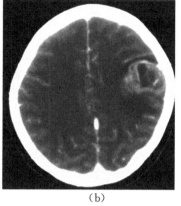

图 2-18　星形细胞瘤 CT 表现

(a)可变性星形细胞癌 CT 平扫密度不均;(b)增强扫描不均质强化

楚,其内可见不强化的坏死区域;部分呈花环样强化或薄壁样强化。占位效应重,可通过胼胝体向对侧浸润。

2. 少突胶质细胞瘤

CT 与 MRI 表现　少突胶质细胞瘤 85% 位于幕上大脑半球,主要位于额叶的皮质或皮质下。瘤体 CT 平扫表现为等低密度混杂的肿块,70% 可见钙化位于肿块内,周围可见水肿带,有占位效应,增强扫描有时可见到强化。瘤体内钙化常常是诊断少突胶质细胞瘤的依据。MRI 的 T_1WI 为等低混杂信号,T_2WI 为不均质高信号,钙化无法显示,增强扫描有时见到强化。

3. 室管膜瘤

CT 与 MRI 表现　60%~70% 的室管膜瘤发生于幕下,第四脑室内最常见,幕上多发生于脑室外。CT 平扫为边界比较清楚的等密度结节,可见浅分叶,大约半数瘤体内可见到散在小的钙化斑点,增强后为明显强化,部分可以见到瘤体内多发的未强化的小囊。位于脑实质的肿瘤可见到瘤周水肿带,占位效应根据瘤体大小和位置不同。MRI 瘤体 T_1WI 为等或略低信号,T_2WI 为不高信号,如有囊变,信号则呈不均质,边界清晰,增强扫描后呈明显均质强化。

【诊断与鉴别诊断要点】

其诊断要点有以下几点。

(1)低级星形细胞瘤:①白质内可见不规则形态的均质低密度肿块;②有轻度占位效应;③增强扫描无明显强化。低级星形细胞瘤要注意与脑炎鉴别。

(2)间变性星形细胞瘤:①白质内可见不规则形态的不均质密度肿块;②占位效应较重;③增强扫描可见强化。

(3)多形性胶质母细胞瘤:①白质内可见不规则形态的不均质肿块;②明显占位效应,③增强扫描多数呈肿块样强化,部分为花环样强化。

(4)少突胶质细胞瘤:①多位于额叶的皮质或皮质下;②CT 平扫为等低密度混杂的肿块,特征是瘤体内钙化;③增强扫描有时可见到强化信号。

(5)室管膜瘤:①多位于第四脑室;②平扫为等密度结节,半数可见斑点状钙化;③增强扫描可见明显强化。

其检查方法的比较为：MRI 对神经胶质瘤的诊断略优于 CT，常规检查还是以 CT 为宜。

（二）脑膜瘤

【病因病理】

脑膜瘤起源于蛛网膜颗粒的脑脊膜细胞。肿瘤包膜完整，呈球形，可有钙化或骨化，肿瘤邻近的骨质多有改变，大多都有颈外动脉参与供血。

【临床表现】

临床表现多因后期导致颅内压增高后方出现，所以主要是头痛，严重的可有恶心呕吐，神经系统检查可以有局部的定位症状和体征，常伴有视神经盘水肿。

【影像学表现】

CT 表现 平扫大多为均质高密度结节，边界清晰，瘤体内可见钙化斑点。肿瘤附着处骨质改变是一个很有特征性的现象。由于脑膜瘤没有血脑屏障的妨碍，所以增强扫描可见到均质明显强化，宽基底附着于脑膜的特点更加明显。

脑血管造影表现 脑血管造影可见参与肿瘤供血的颈外动脉的分支（大多数为脑膜中动脉）远端逐渐增粗直到肿瘤区，而且这些动脉充盈早于其他正常动脉，可见到边界清晰，密度均匀的肿瘤染色，瘤体内对比剂滞留。

MRI 表现 在 T_1WI 上，大多为等信号，少数为低信号，T_2WI 上多为等信号或者轻度高信号，增强扫描可见明显均质强化。由于软组织分辨力更好，MRI 在显示脑膜瘤与硬膜的关系方面要优于 CT 图像，常见到肿瘤与硬膜的交界处有一尾状强化带，称为脑膜尾征（图 2-19）。

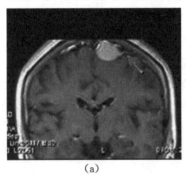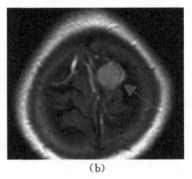

(a)　　　　　　　　　　(b)

图 2-19　脑膜瘤 MRI 增强扫描

肿瘤明显强化，与大脑镰呈宽基底相连，可见脑膜尾征

【诊断与鉴别诊断要点】

（1）诊断要点有以下几点：

CT 表现 ①平扫为球形轮廓清晰的均质高密度病灶；②宽基底附着于硬膜，邻近骨质改变；③增强后均质明显强化。

脑血管造影表现 ①颈外动脉供血；②边界清晰密度均质的肿瘤染色；③瘤内对比剂滞留。

（2）鉴别诊断：大脑凸面的脑膜瘤要注意与脑转移瘤鉴别。鞍结节脑膜瘤要注意与垂体腺瘤鉴别。桥小脑角区的脑膜瘤要与神经鞘瘤鉴别。

（三）垂体腺瘤

【病因病理】

垂体腺瘤是鞍区常见的肿瘤,约占颅内肿瘤的10%,成人多见。垂体腺瘤来源于垂体前叶细胞,根据有无分泌功能,分为无分泌性腺瘤和分泌性腺瘤。直径小于1 cm的称为垂体微腺瘤。

【临床表现】

无分泌性腺瘤的临床表现在压迫视交叉及导致脑积水后才出现,表现为颞侧偏盲和头痛。分泌性腺瘤的临床表现取决于分泌激素的种类,催乳素PRL腺瘤主要导致闭经和泌乳,生长激素HGH腺瘤可引起肢端肥大症和巨人症,促肾上腺皮质激素ACTH腺瘤主要导致Cushing综合征。

【影像学表现】

CT表现　大腺瘤主要表现为横断面图像上鞍上池内的圆形结节,多数为均质等密度,少数为等低混杂密度,蝶鞍扩大。冠状面图像可见鞍底下凹,骨质变薄或侵蚀。增强扫描可见瘤体明显强化(图2-20)。

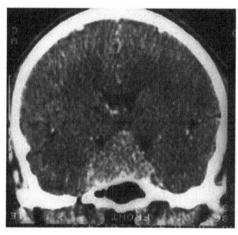

图2-20　垂体腺瘤

微腺瘤主要依靠冠状面增强扫描,强化后微腺瘤表现为垂体局部高度超过正常值(男性6 mm,女性7 mm),垂体内低密度区。同时可以看到腺瘤所在部位的鞍底或局限性轻度下凹,或变薄,或被侵蚀,垂体柄的根部被推向健侧。

MRI表现　在T_1WI上,多为等低信号,少数为低信号,T_2WI上多为等信号或者轻度高信号,增强扫描可见均质强化。

【诊断与鉴别诊断要点】

(1)诊断要点:①鞍上池内结节灶;②蝶鞍扩大,鞍底下凹、变薄或侵蚀;③图像显示明显增强。

(2)鉴别诊断:鞍结节脑膜瘤,无蝶鞍扩大,冠状位增强MRI可看到鞍内的正常垂体。颅咽管瘤,位于鞍上池内,多为囊性肿块,边缘可见钙化,常见梗阻性脑积水。

(3)检查方法的比较:大腺瘤CT当为首选,微腺瘤以MRI动态强化扫描为首选。

（四）颅咽管瘤

【病因病理】

颅咽管瘤是小儿的常见颅内肿瘤，也可发生于成人。大多数发生在鞍区，多为单或多房囊性，少数为实质性，实质部分和囊壁常发生钙化。

【临床表现】

最常见的临床表现是导致梗阻性脑积水后的头痛，视力下降，也可以出现内分泌紊乱的表现如尿崩、肥胖、侏儒等。

【影像学表现】

CT 表现　平扫可见鞍上池内以囊性为主的肿块，囊壁多有斑点状或蛋壳样钙化，也可以同时见到囊和实质肿块（图 2-21）。增强扫描可见到囊壁、囊内分隔和实质部分的强化。多数肿瘤突入第三脑室，形成梗阻性脑积水。

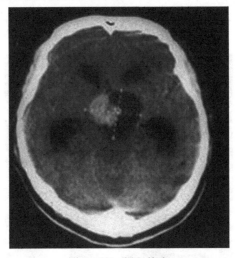

图 2-21　颅咽管瘤

MRI 表现　囊性部分大多表现为 T_1WI 低信号，T_2WI 高信号；如果囊内容物为浓度较高的蛋白或有正铁血红蛋白时 T_1WI 则为高信号，囊壁和实质部分无论 T_1WI 还是 T_2WI 多为等信号，增强扫描明显强化。

【诊断与鉴别诊断要点】

（1）诊断要点：①位于鞍上池内的囊性或囊实性肿块，伴有斑点状或蛋壳样钙化；②增强扫描，囊壁、囊内分隔和实质部分明显强化。

（2）鉴别诊断：垂体腺瘤，多为实质性，伴有蝶鞍扩大。

（3）检查方法的比较：CT 是首选影像学检查方法。

（五）听神经瘤

【病因病理】

听神经瘤大多起源于听神经的前庭部分的神经鞘，绝大多数为神经鞘瘤。

【临床表现】

临床首发症状为听觉障碍直至耳聋,伴有眩晕,或有颅内压增高的表现。

【影像学表现】

CT 与 MRI 表现 有以下几个方面。

(1)肿瘤本身的改变如下。

肿瘤位于桥小脑角区,CT 平扫瘤体呈略低或等密度,部分呈混杂密度,肿瘤呈圆形、椭圆形或分叶状,边缘不锐利。增强扫描可见瘤体的实性部分明显强化,使肿瘤的边缘锐利光滑平整。囊变较大的瘤体可以呈环状强化。

MRI 的 T_1WI 中,瘤体呈略低信号或等信号,坏死囊变区域呈更低信号;T_2WI 呈明显高信号。增强扫描可见实性部分明显强化(图 2-22)。

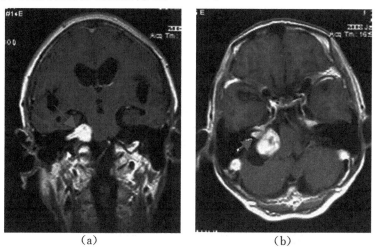

(a)   (b)

图 2-22 右侧听神经瘤(MRI 增强扫描)

(2)内听道的改变如下。

由于大部分肿瘤起源于听神经的远侧端,内听道的扩大和/或骨质破坏成了听神经瘤最常见的也是最有诊断价值的阳性表现。

【诊断与鉴别诊断要点】

(1)诊断要点:①桥小脑角池内低或略低密度肿块;②增强扫描肿块明显强化,边缘光滑整齐;③同侧内听道扩大,同侧桥小脑角池增宽,对侧变窄。

(2)鉴别诊断:脑膜瘤,宽基底附着在岩骨内缘,内听道不扩大,增强扫描几乎没有坏死部分。

(3)检查方法的比较:CT 可检出绝大多数肿瘤。MRI 的最大优势是能够通过增强扫描发现和确认位于内听道内的小听神经瘤。

（六）转移瘤

【病因病理】

转移瘤是颅内常见肿瘤之一，最多发生于脑实质，大多为多发。

【临床表现】

临床表现主要是局部神经症状和颅内压增高症状，如头痛、恶心、肢体轻偏瘫等。

【影像学表现】

CT 表现 瘤体大多数为脑实质内圆形病灶，也可以是椭圆形结节，脑膜的转移瘤大多是宽基底附着在脑膜上。CT 图像上肿瘤可以是等密度，也可以是低密度或者高密度。瘤体内部可以是均质实性，也可以是混杂密度。有些瘤体表现为囊性。

增强扫描可见肿瘤的实质部分都有比较明显的强化（图 2-23）。转移瘤周围水肿面积较大，即使是很小的肿瘤也可以见到非常明显的水肿。

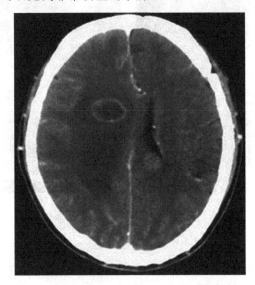

图 2-23 脑转移瘤

增强 CT 显示右额叶环状强化结节，左侧脑室内后实性强化结节

MRI 表现 T_1WI 上瘤体大多为略低信号，T_2WI 表现为略高信号或高信号，与更高信号的瘤周水肿对比明显。增强扫描可以见到肿瘤的强化，这样可以发现那些没有瘤周水肿的较小的肿瘤。

【诊断与鉴别诊断要点】

（1）诊断要点：①转移瘤为多发；②瘤体多为圆形或椭圆形；③瘤体周围水肿非常明显；④增强后瘤体明显强化；MRI 多为 T_2WI 高信号，T_1WI 信号多样。

（2）检查方法的比较：由于软组织分辨力的不足，岩骨之间骨性伪影的存在，CT 对后颅凹转移瘤的敏感性不及 MRI，后者尤其适合后颅凹内转移瘤的显示。

四、颅脑损伤

颅脑损伤一般可分为头皮软组织损伤、颅骨损伤和脑实质损伤。三种损伤常合并发生,而脑实质损伤对预后起主要作用。伤后近期可发生脑挫裂伤、颅内血肿、脑水肿和脑疝,远期可发生脑积水和脑萎缩等。

(一)脑实质损伤

【病因病理】

脑实质损伤是指受到外力影响导致的脑实质的各种损伤,主要包括脑挫裂伤和弥漫性轴索损伤又称剪切伤。脑挫伤的病理改变主要是脑水肿、脑肿胀、静脉淤血、点状出血;如果有脑组织、血管和脑膜的撕裂,则称为裂伤,主要表现为脑实质出血。

【临床表现】

主要的临床表现为头痛、恶心、呕吐、意识障碍直至脑疝的发生,弥漫性轴索损伤是指在旋转外力的作用下,脑白质纤维束的弥漫性牵拉和撕裂。临床表现非常严重,常在伤后立刻意识丧失,死亡率很高。

【影像学表现】

1. 脑挫裂伤

CT 表现　脑组织肿胀是最常见的 CT 表现,即受伤部位的脑沟变窄甚至消失,相邻脑室受压变窄,向对侧移位。环池和鞍上池的消失常常预示有脑疝的发生,要特别警惕。脑水肿表现为有占位效应的低密度区,高密度则是出血,根据出血量的多少,可以是点状、片状或肿块形态(图 2-24)。

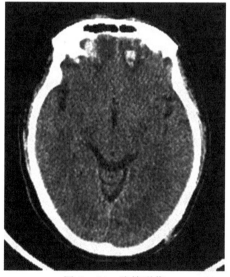

图 2-24　脑挫裂伤
CT 平扫显示双侧额叶可见高低混杂密度灶,以右侧为著

2. 弥漫性轴索损伤

CT 表现　损伤部位有低密度改变,多发于皮层下的脑白质、胼胝体、半卵圆中心、内囊和

基底节等部位,可以有占位效应,也可以没有占位效应。部分病例伴有点状出血。对于轴索损伤 CT 的敏感性比较低。

MRI 表现 此为检出弥漫性轴索损伤的有效影像学检查方法。T_2WI 的敏感性极高,表现为上述多发部位的高信号,可以是斑点状,也可以是片状。水抑制的 T_2WI 更容易显示脑室近旁的轴索损伤。磁敏感成像可以检出各类型出血。

【诊断与鉴别诊断要点】

(1)诊断要点有以下几类情况。

脑挫裂伤:①外伤病史;②CT 表现为脑实质内有占位效应的低密度病灶;③CT 可见出血表现为形态不同的高密度区。

弥漫性轴索损伤:①外伤病史;②脑实质内低密度病灶(长 T_1 长 T_2 信号)。

(2)检查方法的比较有以下几类情况。

对于脑挫裂伤,CT 检查敏感性高可以作为常规检查。

对于弥漫性轴索损伤和症状重的损伤,CT 表现轻微甚至无阳性发现的病例,一定要进行 MRI 检查,排除弥漫性轴索损伤。

（二）硬膜外血肿

【病因病理】

硬膜外血肿指的是外伤后聚集于硬膜外腔隙的血肿,几乎都伴有颅骨骨折。

【临床表现】

临床多表现为颅内压增高或者局部脑组织受压的症状,严重时可导致脑疝。

【影像学表现】

CT 表现 急性血肿本身绝大多数为均质高密度,位于颅骨内板下,呈双凸透镜样形态,边缘锐利,由于硬脑膜在颅缝处反折,所以硬膜外血肿基本上不会跨越颅缝(图 2-25)。骨窗观察可以显示颅骨骨折部位和程度。增强扫描,可以看到血肿内缘的硬脑膜强化,血肿本身不会强化。

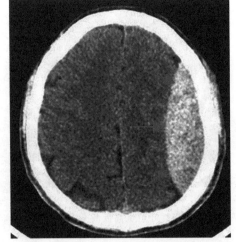

图 2-25 硬膜外血肿

MRI 表现 血肿的形态和占位效应与 CT 一样,信号改变根据血肿演变的时期不同而不同。

【诊断要点与鉴别诊断要点】

(1)诊断要点:①外伤病史;②颅骨内板下双凸透镜形态病灶,不跨越颅缝;③CT 表现为高密度。

(2)鉴别诊断:硬膜外血肿主要与硬膜下血肿相鉴别。

(3)检查方法的比较:由于 CT 的敏感性和特异性都非常高,应当作为首选影像学检查方法。

(三)硬膜下血肿

【病因病理】

硬膜下血肿是集聚于硬脑膜与蛛网膜之间的血肿。急性硬膜下血肿是指外伤后 3 天内发生的硬膜下血肿;亚急性硬膜下血肿指 4 天至 2 周的硬膜下血肿;慢性硬膜下血肿是指两周后的硬膜下血肿。

【临床表现】

临床主要表现是颅内压增高和局部脑组织受压的症状和体征。

【影像学表现】

CT 和 MRI 表现 病灶为新月形,这是因为蛛网膜不像硬膜那样张力很高,内缘凹陷。占位效应明显,邻近的脑沟、脑室变窄,如果看到鞍上池的消失,是即将发生或已经发生脑疝的征象(图 2-26)。

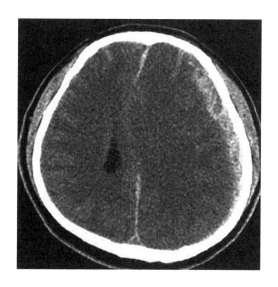

图 2-26 硬膜下血肿

CT 平扫显示左侧颅骨内板下方新月形高密度灶,左侧脑室受压变窄,中线结构右移

CT 上血肿的密度变化与时间关系密切,1~2 周,血肿从高密度演变成等密度,等密度血肿与脑皮质在没强化的 CT 图像上看不出界限,此时硬膜下血肿有一个重要征象要引起重视,

即灰白质交界的内移。增强扫描后灰白质的对比增加,很容易辨认是否有内移,同时,等密度血肿不会有任何强化。MRI血肿信号的改变根据血肿演变的不同期而不同。MRI的一个优势就是多方位成像,冠状面非常适合显示小脑幕的硬膜下血肿。

【诊断与鉴别诊断要点】

(1)诊断要点:①外伤病史;②颅骨内板下新月形病灶,不受颅缝的限制;③CT急性期表现为高密度;④占位效应明显。

(2)鉴别诊断:硬膜外血肿,为双凸透镜形,不跨越颅缝。蛛网膜下腔出血,脑沟内一定有高密度充填。

(3)检查方法的比较:急性硬膜下血肿CT敏感性和特异性都非常高,应首选;小脑幕的硬膜下血肿,MRI的冠状切面可以显示出新月形的形态而不会漏诊。

五、颅内感染性疾病

颅内感染可累及脑实质,引起脑炎或脑脓肿,累及脑膜引起脑膜炎,累及室管膜而引起室管膜炎。

脑脓肿

【病因病理】

脑脓肿是指化脓性细菌侵入脑组织导致脑实质的炎性改变,进而形成脓肿的病理过程。脑脓肿以幕上多见。

【临床表现】

一是急性感染症状,发热、头痛,白细胞计数增高;二是颅内压增高症状,视神经盘水肿;三是局部神经损害症状,如轻偏瘫等。

【影像学表现】

影像学表现主要分为两期:急性化脓性脑炎期和脓肿形成期。

CT与MRI表现 急性化脓性脑炎期:CT表现为脑实质内有明显占位效应的片状低密度区或等低混杂密度区,增强扫描大多没有任何强化表现,部分病例可以有不规则的轻度强化,或斑点状强化。MRI表现为不规则形态的病变,T_1WI呈低信号,T_2WI呈高信号,增强扫描可以无强化也可以轻度强化。

脓肿形成期:CT图像上脓腔表现为圆形或椭圆形低密度区,密度均质,边界清晰;脓肿壁表现为等密度或略高密度的厚壁或薄壁环,周围绕以水肿带,有明显占位效应。增强扫描脓肿壁明显强化(图2-27)。脓肿壁大多为均等厚度,部分白质侧较薄,灰质侧略厚,有些脓腔内可见气体密度。MRI图像上脓腔在T_1WI呈低信号,T_2WI呈明显高信号;脓肿壁T_1WI呈等或略高信号,T_2WI呈略高或等信号,夹在呈高信号的脓腔和周围水肿中间。增强扫描脓腔不强化,脓肿壁明显强化。

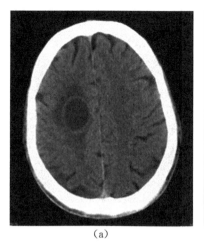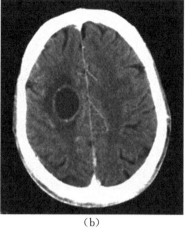

(a)　　　　　　　　(b)

图 2 - 27　脑脓肿

CT 平扫显示右侧半卵圆中心卵圆形低密度灶,中心为囊性,边缘可见光
滑的壁,周围可见水肿,增强扫描脓肿壁强化

【诊断与鉴别诊断要点】

(1)脓肿形成期 CT 诊断要点:①脑实质内环状病灶,内外壁清晰光整,占位效应明显;②环内(脓腔)及环外(周围水肿)为低密度,环为等密度;③增强扫描,环形强化,内外的低密度区不强化。

(2)鉴别诊断:注意与胶质瘤和单发囊性转移瘤鉴别。

(3)检查方法的比较:CT 的敏感性和特异性很高,应当作为首选影像学检查方法。

六、脑白质病

多发性硬化

【病因病理】

多发性硬化是一种脱髓鞘病变。病理改变是髓鞘的脱失。发病性别以女性为多,20～40岁的中青年多发。

【临床表现】

最常见的初发症状是视神经炎的表现,视力迅速下降,随后可出现轻偏瘫、肢体感觉异常,锥体束征阳性。症状特点是多发、多变。

【影像学表现】

CT 表现　CT 表现为点片状低密度区,以侧脑室周围脑白质最为常见,也可以发生在半卵圆中心等部位的白质内。急性期可以见到轻度占位效应,增强扫描可以为斑片状,也可以是环形强化。强化的病灶可能处于活动期,不强化的病灶是静止期。

MRI 表现　MRI 是目前检出多发性硬化病灶的最佳手段,阳性率可达到 100%。主要的信号改变是 T_1WI 低信号和 T_2WI 高信号(图 2 - 28)。

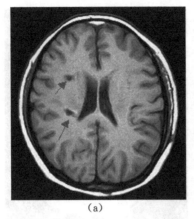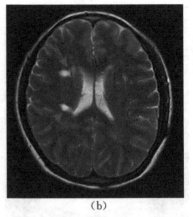

（a）　　　　　　　　　　　（b）

图 2-28　多发性硬化

（a）T₁WI 脑室周围白质内多发低信号结节，无占位效应；（b）T₂WI 脑室
周围白质内多发高信号结节，部分垂直于侧脑室

【诊断与鉴别诊断要点】

（1）诊断要点：①病灶大多位于脑白质内；②多发，呈点片状，急性期轻度占位效应；③CT为低密度，MRI 为 T₁WI 低信号，T₂WI 高信号；④急性期可见不同程度的强化。

（2）鉴别诊断：老年人多发腔隙性梗死，中青年女性多发多发性硬化。

（3）检查方法的比较：MRI 是检出多发性硬化病灶的最佳方法。在 CT 扫描为阴性，从临床表现看又怀疑为多发性硬化的时候，MRI 的检查是十分必要的。

七、椎管内肿瘤

椎管内肿瘤约占神经系统肿瘤的 15%，可发生在各个节段，按生长部位可分为脊髓内肿瘤、脊髓外硬脊膜内肿瘤和硬脊膜外肿瘤三种，其中以脊髓外硬脊膜内肿瘤最为常见，占60%～75%，其他两类各占 15%。

（一）髓内肿瘤

【病因病理】

室管膜瘤和星形细胞瘤最为常见。儿童的髓内肿瘤多是星形细胞瘤，成人的髓内肿瘤则以室管膜瘤为多。室管膜瘤起源于中央管的室管膜细胞或终丝部位的室管膜残存物，多发于脊髓两端。星形细胞瘤多发生于胸段和颈段，在脊髓内浸润生长。

【影像学表现】

髓内肿瘤的主要影像学特点就是脊髓增粗。磁共振不仅能够显示脊髓的外形改变，而且可以显示脊髓内部的信号改变，髓内肿瘤除了导致脊髓局限性增粗外，在 T₁WI 上瘤体表现为不均质低信号，边界欠清晰；T₂WI 上表现为不均质高信号。增强扫描对于髓内肿瘤是非常必要的，肿瘤的实体部分大多都有明显强化（图 2-29）。

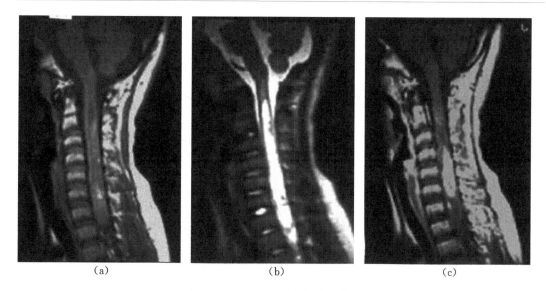

(a)　　　　　　　　　　(b)　　　　　　　　　　(c)

图 2-29　颈髓星形细胞瘤（MRI）

(a)T$_1$WI 颈髓增粗，呈高低等混杂信号；(b)T$_2$WI 同一区域呈高信号改变；(c)增强扫描可见类长圆形肿块强化

【诊断与鉴别诊断要点】

(1)诊断要点：①脊髓节段性增粗，外形不规则；②磁共振 T$_1$WI 上瘤体表现为不均质低信号，边界欠清晰；T$_2$WI 上表现为不均质高信号。③增强扫描瘤体明显强化。

(2)鉴别诊断：与肿瘤相比，脊髓炎不会导致脊髓明显增粗，增强扫描无明显强化的结节。

(3)检查方法的比较：MRI 是目前观察髓内肿瘤的最佳方法。

(二)髓外肿瘤

1. 脊膜瘤

【病因病理】

脊膜瘤起源于蛛网膜细胞，也可以起源于蛛网膜和硬脊膜的间质成分。大多呈圆形或卵圆形，实质性，质地硬，肿瘤的宽基底与硬脊膜连接紧密。

【影像学表现】

CT 表现　CT 椎管造影可见脊髓受压变形，向对侧移位，瘤体的上方和下方的蛛网膜下腔增宽。

MRI 表现　矢状位和冠状位图像最适合显示脊膜瘤的特征性表现。瘤体呈圆形或椭圆形，信号均质，T$_1$WI 上肿瘤表现为与脊髓相近的均质等信号，边界清晰；T$_2$WI 上大部分肿瘤表现为均质等信号，少部分呈略高信号，由于脑脊液高信号的衬托，脊髓受压变形和移位显示得更加清楚；增强后的 T$_1$WI 上肿瘤明显均质强化，相应的切线位上可以见到肿瘤的宽基底与硬脊膜相连，这是特征性的表现(图 2-30)。

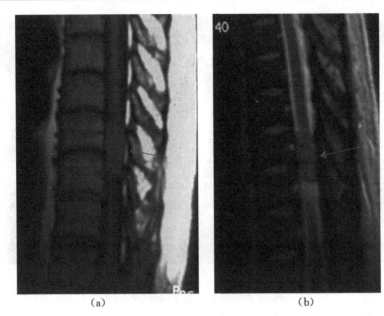

图 2-30　脊膜瘤

(a)T₁WI脊髓旁等信号结节；(b)T₂WI结节呈等信号

【诊断与鉴别诊断要点】

（1）诊断要点：①MRI椎管内肿块，推压脊髓，导致脊髓变形移位；②T₁WI上肿瘤表现为均质等信号，T₂WI上为均质等信号，边界清晰；③增强后的T₁WI上肿瘤明显均质强化，宽基底附着在硬膜上。

（2）检查方法的比较：MRI软组织分辨力高，无骨性伪影，是最佳选择。

2. 神经源性肿瘤

【病因病理】

椎管内的神经源性肿瘤包括神经鞘瘤和神经纤维瘤。神经鞘瘤起源于神经鞘膜的雪旺氏细胞，神经纤维瘤起源于神经母细胞，与神经鞘瘤在病理上常常混合存在。20～40岁多发，发病率无性别差异。

【影像学表现】

CT 表现　可以看到椎间孔扩大，呈哑铃状的肿瘤两端分别位于椎管内和椎间孔内，密度略高于脊髓，CTM（CT椎管造影）可见脊髓受压变形并且向对侧移位。增强扫描信号可以明显强化，瘤体内部常见到不强化的囊变部分。

MRI 表现　MRI是目前最能显示神经源性肿瘤的特性的影像学检查方法。肿瘤呈结节状或哑铃状，突进椎间孔内。T₁WI上呈等或略低信号，T₂WI上呈明显高信号，增强扫描呈明显强化，囊变部分不强化，肿瘤边缘光滑整齐（图2-31）。脊髓受压并有压迹存在，较大的肿瘤可见脊髓受压变细，并且向对侧移位。

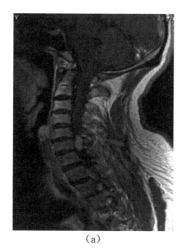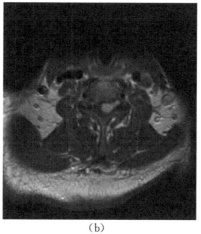

(a)　　　　　　　　　　　　(b)

图 2-31　神经纤维瘤增强扫描

(a)矢状位,脊髓旁椭圆形均质强化结节;(b)轴位,肿瘤 均质强化,突入椎间孔内

【诊断与鉴别诊断要点】

(1)诊断要点:①肿瘤位于椎管内和椎间孔内,呈哑铃状;相应椎间孔扩大;②T_1WI上呈等或略低信号,T_2WI上呈明显高信号;③增强扫描呈明显强化,常见不强化的囊变部分。

(2)检查方法的比较:MRI软组织分辨力高,无骨性伪影,是目前最适合显示椎管内肿瘤的影像学检查方法。

【参考文献】

[1] 龚向阳,蒋定尧,李森华,等.颅内钙化磁共振信号变化的临床研究[J].临床放射学杂志,2000,19:751-754.

[2] 李欣,李明林,杨志勇.先天性 TORCH 感染脑 CT 表现[J].中华放射学杂志,1997,31:160-163.

[3] 任燕双,张云亭,刘松龄.脑缺血后短 T_1WI 产生高信号的病理基础[J].中华放射学杂志,2003,37:707-711.

[4] 张小玲,鱼博浪,张明.脑转移瘤出血的 CT 和 MRI 诊断[J].放射学实践,2002,17:62-64.

[5] 尚京伟,戴建平,高培毅,等.颅内硬膜外积脓的影像诊断[J].实用放射性杂志,2002,18:660-662.

第三章 头颈部

第一节 检查技术的应用

头颈部诸多结构细小复杂且形态结构不规则,所以多数头颈部疾病的诊断需要借助影像检查手段。X线、超声、CT、MRI、核医学等在头颈部检查中分别有着不同的应用价值。

一、眼与眼眶影像检查技术

1. X线检查

X线平片在眼与眼眶病变中的应用越来越少,逐渐为CT、MRI所取代。眶内金属异物的有无及定位,可拍摄眼眶正侧位。

2. CT检查

CT主要用于眼外伤、异物定位、眼球及眼眶占位性病变等,应分别采用高分辨力骨窗和软组织窗观察,对眶骨的细微结构显示更好。

3. MRI检查

MRI具有较高的软组织分辨力,对于眼眶内软组织病变具有较高的应用价值,尤其对眼球和视神经病变显示更好。MRI还可直接多方位成像,对于病变的定位及侵犯范围显示较好。当怀疑眼球内有金属磁性异物时,禁用MRI检查。

4. 超声检查

体部用高频探头或眼科专业用超声探头,可检查眼球内异物及眼球、眶内容物的各种疾病。

二、耳部影像检查技术

1. X线检查

因耳部结构深在颞骨内,重叠较多,平片检查显示细微结构效果不佳,但对显示较大范围病变及对病变形态观察具有一定价值。同时对于电子耳蜗植入的患者,可直观观察电极位置及导线的走行。

2.CT 检查

颞骨多由骨性结构及气体构成,仅有少量软组织,结构细微且对比度高,因此特别适合 CT 检查。

3.MRI 检查

T_1WI Gd-DTPA 增强,用于显示内耳道外颞骨内面神经及各种病变。三维稳态进动结构相干(3D constructive interference in steady state,3D-CISS)为重 T_2WI,用于显示膜迷路及内耳道内面神经,亦可显示内耳道内的小听神经瘤。水成像突出水的信号,合用脂肪抑制技术,运用最大密度投影和三维重建法,可使内耳含水的膜迷路清晰显影。

三、鼻和鼻窦影像检查技术

1.X 线检查

X 线平片目前大多作为鼻和鼻窦的筛选检查方法,进一步检查应选 CT 或 MRI。

2.CT 检查

CT 扫描是鼻和鼻窦检查非常重要的手段,可以提供详细的病变和解剖结构信息,特别是鼻和鼻窦的骨质结构。

3.MRI 检查

MRI 具有较高的软组织分辨力,而且 MRI 还可直接多方位成像,对于显示鼻窦黏膜及软组织病变优于 CT。

四、口腔颌面部影像检查技术

1.X 线检查

X 线在口腔颌面部检查中有重要的地位,主要有:①口内牙齿片,主要显示牙尖及牙槽骨,可诊断根尖脓肿、牙周炎等;②上颌骨侧位片,华氏位等;③下颌骨侧斜位片,后前位全景片,可观察上颌骨、下颌骨全景以及牙齿的情况。④颌下腺、腮腺的涎管 X 线造影,适用于涎管阴性结石、涎腺慢性炎症等。

2.CT 检查

常规 CT 采用轴位和冠状位扫描,多层螺旋 CT 容积扫描,通过 MPR 可得到任意方位图像,通过表面遮盖显示法(surface shaded display,SSD)和容积再现(volume rendering,VR)可得到逼真的三维图像,通过曲面重组(curved planar reformation,CPR)可得到类似全景片的上、下颌骨及牙齿图像。

3.MRI 检查

常规序列 T_1WI、T_2WI,可多方位成像,层厚 3~5 mm,必要时采用脂肪抑制序列,也可行增强扫描,应用 T_1WI 脂肪抑制序列,可帮助观察病变范围和进行鉴别诊断。

4. 超声检查

超声主要对涎腺病变的检查具有非常重要的价值,如腮腺、颌下腺。

五、咽喉部及颈部检查技术

1. CT 检查

常规轴位扫描，图像选择骨窗和软组织窗；多层螺旋 CT 容积扫描，通过后处理技术可得到各种图像。CT 血管成像用于颈部动静脉病变的显示，是目前较成熟的技术。

2. MRI 检查

常规序列 T_1WI、T_2WI，可多方位成像，层厚 3～5 mm，必要时采用脂肪抑制序列，也可行增强扫描，同时应用脂肪抑制序列 T_1WI，可帮助观察病变范围和进行鉴别诊断。

3. 超声检查

颈部超声检查主要用于甲状腺、颈部淋巴结及颈部血管的检查，具有重要应用价值。

4. 核医学检查

核医学检查主要用于甲状腺检查，主要应用的放射性元素是 ^{123}I 和 ^{131}I，对甲状腺结节的定性诊断有一定的帮助；同时还可帮助发现甲状腺恶性肿瘤。

第二节 眼和眼眶疾病

一、先天性病变

神经纤维瘤病

【病因病理】

神经纤维瘤病为外胚层和中胚层发育异常，累及皮肤、骨骼和中枢神经系统的病变，具有遗传倾向。患者常伴有颅内胶质瘤、脑膜瘤和视神经胶质瘤、视神经脑膜瘤等，眼部可见眼睑和眶部大小不一的蔓状咖啡色神经纤维瘤。瘤组织侵及部位广泛，可累及眶周颞肌以及面部肌肉等。

【临床表现】

本病可表现为眼睑水肿或上睑下垂、眼球突出、眼外肌麻痹等，眶外后壁骨质缺损者可见搏动性眼球突出。

【影像学表现】

CT 表现

(1)丛状神经纤维瘤表现为周界不清、形状不规则的软组织肿块，增强扫描后肿瘤明显强化。

(2)眶骨发育不全常表现为蝶骨大翼和蝶骨小翼骨质缺损、眼眶扩大等。眶骨骨质缺损严重者则可继发脑膜膨出或脑膜脑膨出伴眼球突出。

(3)眼眶内肿瘤。神经纤维瘤病最常伴发的眼眶肿瘤有视神经胶质瘤、脑膜瘤、神经鞘瘤、神经纤维瘤等。

(4)眼球内积水表现为巨眼球。

MRI 表现　神经纤维瘤病表现为较长 T_1 信号和较长 T_2 信号，增强扫描后明显强化。

【诊断与鉴别诊断要点】

(1)胸背等皮肤有典型的咖啡斑及/或神经纤维瘤。

(2)眼睑及颞部有不规则软组织肿瘤。

(3)眶骨骨质缺损并可继发脑膜膨出或脑膜脑膨出。

(4)视神经胶质瘤。

鉴别诊断:单发的丛状神经纤维瘤在影像上需与毛细血管瘤或淋巴管瘤相鉴别,典型的皮肤色素斑或皮肤神经纤维瘤有助于鉴别诊断。

二、眼眶炎症

1.眼眶蜂窝织炎和脓肿

【病因病理】

眼眶蜂窝织炎(orbital cellulitis)和脓肿(abscess)是发生于眶内软组织或骨膜下的急性化脓性炎症。眼眶蜂窝织炎大多继发于鼻窦炎,常见眶内侧肌锥外肿胀增厚,继后可形成眶骨膜下脓肿。

【临床表现】

炎症初期表现为发热、疼痛、水肿,继而发生眼球突出、眼球运动障碍、视神经盘水肿、充血,晚期可发生视神经盘萎缩。

【影像学表现】

CT 表现　眼眶蜂窝织炎表现为眼睑软组织肿胀,边界不清、眼外肌肿胀肥厚,泪腺增大,眼眶间隙局限密度升高。眶内骨膜下脓肿表现为紧贴眶壁半月形隆起,密度不均匀,低于眼外肌密度;脓肿壁明显强化,脓液无强化(图 3-1)。

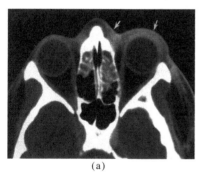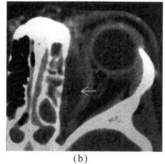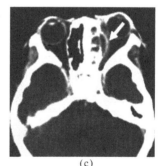

(a)　　　　　　　　　　(b)　　　　　　　　　　(c)

图 3-1　CT 横断面

(a)左眼眶蜂窝织炎:左侧眼睑及内眦软组织增厚、密度增高(白箭头);(b)左眶骨膜下脓肿:左眶壁梭性低密度灶(白箭头),内直肌受压内移,左侧筛窦炎症;(c)左眶内壁骨膜下脓肿,脓肿壁明显强化(白箭头)

MRI 表现　炎症部位 T_1WI 呈低信号,T_2WI 呈高信号,增强扫描可见病变明显且呈不均质强化。脓液坏死区 T_1WI 上呈更低信号,增强后仅脓肿壁强化。

【诊断与鉴别诊断要点】

根据临床表现和影像学表现不难诊断该病。骨膜下脓肿需与骨膜下血肿相鉴别,主要根据病史,骨膜下血肿多伴有骨折,早期血肿呈高密度,晚期呈混杂或低密度;MRI表现为急性期T_1WI呈等信号,T_2WI呈低信号,亚急性期T_1WI和T_2WI均呈高信号。

2.炎性假瘤

【病因病理】

眼眶炎性假瘤(orbital pseudotumor)或称特发性眶部炎症(idiopathic orbital inflammation),表现为急性、亚急性或慢性,可单侧或双侧交替发生。病理表现:急性期主要为水肿和轻度炎性浸润,亚急性期和慢性期有大量纤维血管基质形成,病变组织逐渐纤维化。病变常在多部位发生,包括肌炎、泪腺炎、巩膜周围炎、视神经鞘炎,多伴有脂肪炎性浸润。

【临床表现】

急性炎性假瘤一般发病急,患者可有眼周不适或疼痛、眼球转动受限、眼球突出、球结膜充血水肿、眼睑皮肤红肿、视力下降等;亚急性病例的症状和体征可于数周至数月内慢慢发生;慢性病例的症状和体征可持续数月或数年。该病用激素治疗有效但易复发。

【影像学表现】

超声表现 增厚的球壁、增粗的视神经和眼直肌呈不均低回声。淋巴细胞浸润型炎性假瘤超声检查为无回声或低回声实性暗区,后边界显示清晰;硬化型炎性假瘤检查可见肿物前部多为低回声,后边界显示不清。

CT表现

(1)弥漫型:病变范围广,可表现为眼外肌增粗、泪腺增大、眼环增厚、视神经增粗,球后脂肪密度增高,眶内结构分界不清等(图3-2)。

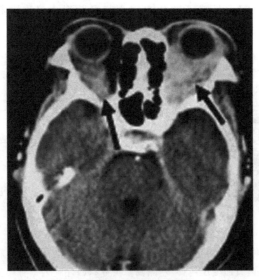

图3-2 弥漫型炎性假瘤

弥漫型:左侧眶内脂肪、眼外肌、视神经及眼球壁增厚,密度增高且彼此分界不清。右眼病灶较对侧略小

(2)肿块型:边界清晰的软组织肿块,形态规则或不规则,轻度、中度强化(图3-3)。

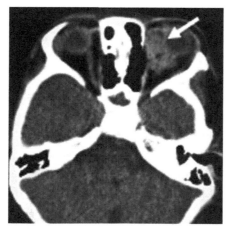

图 3-3　肿块型炎性假瘤

肿块型：左眶内有不规则软组织肿块且与眼球分界不清

（3）泪腺炎型：泪腺弥漫性增大，可凸出于眶缘，常无局部骨质破坏（图 3-4 ）。

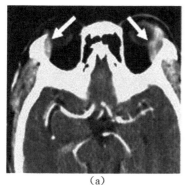

（a）

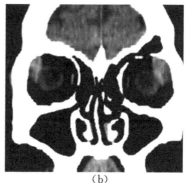

（b）

图 3-4　泪腺炎型炎性假瘤

（a）CT 横断面：双侧泪腺体积增大，增强扫描病灶强化；（b）CT 冠状面：双侧泪腺增大

（4）肌炎型：一条或数条眼外肌增粗，以上直肌和内直肌多见，典型者为肌腱和肌腹同时增粗，边缘多模糊，不整齐（图 3-5）。

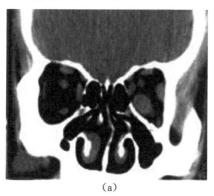

（a）

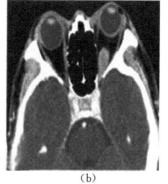

（b）

图 3-5　肌炎型炎性假瘤

（a）冠状位 CT 平扫显示左侧下直肌及外直肌增粗；（b）横断面 CT 示左侧增粗的下直肌强化

（5）眶隔前炎型：表现为眼睑肿胀。

（6）巩膜周围炎型：表现为眼环增厚。

（7）视神经束膜炎型：表现为视神经增粗，边缘模糊。

MRI表现 MRI在反映假瘤的形态、部位、眶内结构的改变方面类似于CT，但在显示视神经、巩膜、眼睑和球后脂肪病变等方面优于CT，对炎性假瘤侵犯眶外结构也比CT显示清楚，如海绵窦、眶上裂、眶下裂和翼腭窝等。淋巴细胞浸润型炎性假瘤T_1WI呈低信号，T_2WI呈高信号，较明显强化（图3-6）；硬化型炎性假瘤T_1WI和T_2WI均呈低信号。

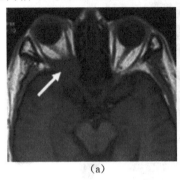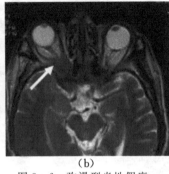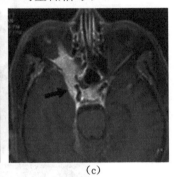

(a)   (b)   (c)

图3-6 弥漫型炎性假瘤

(a)T_1WI和(b)T_2WI示右眶尖正常高信号的脂肪被软组织取代（白箭头）；(c)T_1WI强化和脂肪抑制序列示病灶明显强化，累及右海绵窦（黑箭头）

【诊断与鉴别诊断要点】

根据炎性假瘤的典型临床表现和激素治疗有效等特点，结合CT、MRI的影像表现可作出正确诊断，少数病例临床表现和影像检查结果不典型，应与眶内横纹肌肉瘤、眶内真性肿瘤、泪腺肿瘤、淋巴瘤和干燥综合征等病变相鉴别。

三、眼球病变

1.视网膜母细胞瘤

【病因病理】

视网膜母细胞瘤（retinoblastoma，RB）起源于视网膜核层，是婴幼儿最常见的眼球内恶性神经外胚层肿瘤，多数为单侧发病，25％的病例双眼都有。肿瘤呈多中心生长，每只眼内可见3～5个小肿瘤。视网膜母细胞瘤有遗传和非遗传两种形式，前者占40％，且双眼发病率高，后者占60％，为体细胞突变所致。

【临床表现】

RB多见于5岁以下的儿童，绝大多数3岁以下发病。大部分临床表现是家长偶然发现患儿瞳孔区出现黄白色反光，即"猫眼"征象，也有患儿因视力下降而就诊。眼内肿瘤生长增大，可导致眼内压增高，引起患者明显头痛、眼痛、结膜充血等青光眼症状。肿瘤沿视神经向眶内蔓延，可使眼球突出，亦可向颅内蔓延和全身转移，继而出现相应症状。

【影像学表现】

超声表现 眼球内出现圆形或不规则的实性光团，回声不均，与球壁相连，呈强回声后方伴声影的钙斑为其特征。

CT 表现 RB 表现为眼球后部的软组织肿块,边界较清楚,有斑点状、团块状钙化,有时整个肿瘤表现为一钙化的斑块。3 岁以下的儿童,这种钙化有较大的定性诊断价值,钙化率可达 90%。肿瘤可呈多中心生长,彼此分界较清。未钙化的肿瘤在注入对比剂后可有轻至中度增强。肿瘤突入玻璃体内,形态变扁或呈乳头状,若并发视网膜脱离,可行增强扫描或 MRI 以鉴别肿瘤和视网膜下积液(图 3-7,图 3-8)。

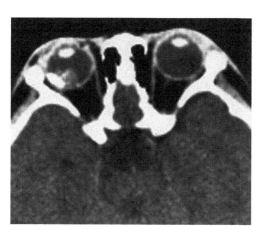 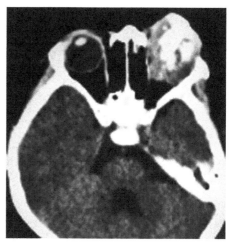

图 3-7 右眼Ⅰ期 RB

CT 示右眼球后部软组织肿块,合并斑片及点状钙化,眼环完整

图 3-8 左眼Ⅱ期 RB

CT 示左眼球失去正常结构,被巨大的软组织肿块替代,合并大片钙化,肿块侵犯眼球外

MRI 表现 眼球后部局限性软组织肿块,多呈丘状、乳头状,边界较清楚,信号不均,T_1WI 呈稍高或中等信号,T_2WI 呈低或中等信号,肿块多呈中等程度强化。病灶内长 T_1、短 T_2 信号提示为钙化。MRI 对 RB 合并视网膜脱离显示效果好(图 3-9,图 3-10)。

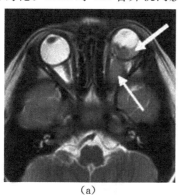 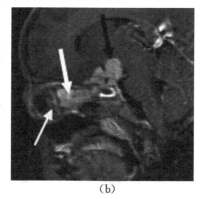

(a) (b)

图 3-9 左眼Ⅲ期 RB

(a)MRI 横断面:T_2WI 示左眼球半月状不均低信号(粗箭头),视神经明显增粗(细箭头);(b)MRI 斜矢状位强化图像:T_1WI 脂肪抑制序列示眼球肿瘤(细白箭头)沿视神经(粗白箭头)侵及颅内(黑粗箭头)并明显强化

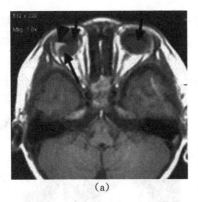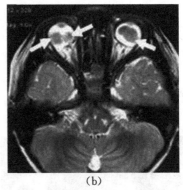

（a）   （b）

图3-10　双眼多发RB

（a）MRI T$_1$WI示双眼球内多发略高信号（与正常玻璃体相比）软组织肿块（黑箭头），右眼肿块外侧条状高信号为视网膜脱离（黑三角头）；（b）T$_2$WI示双眼球内多发低信号（与正常玻璃体相比）软组织肿块（白箭头）

【诊断与鉴别诊断要点】

　　3岁以下儿童若眼球大小正常，眼球后肿块合并钙化，应首先考虑RB，怀疑RB的病例应首选CT检查。

　　最容易与RB混淆的是Coats病、永存原始玻璃体增生症、晶状体后纤维增生症和视网膜脱离等。成人RB应注意和脉络膜骨瘤鉴别。

　　（1）外层渗出性视网膜病变（Coats病）：多见于6～12岁患者，是以特发的视网膜毛细血管扩张引起视网膜内和视网膜下渗出和视网膜脱离，无明显的视网膜玻璃体牵拉为特征的眼病。CT多表现为玻璃体普遍性密度增高，密度均匀，无强化，无肿块及钙化（图3-11），MRI在T$_1$WI和T$_2$WI上均可见视网膜下高信号，常呈新月形或梭形，若呈"V"形，为漏斗状视网膜脱离；增强扫描可见渗出液与残存玻璃体之间有增厚的视网膜呈线形强化，无眼内增强肿块。

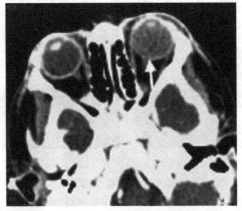

图3-11　Coats病

CT示左眼玻璃体普遍性密度均匀增高，无肿块及钙化（白箭头）

　　（2）永存原始玻璃体增生症（persistent hyperplasia of primary vitreous，PHPV）：主要是眼球小、晶状体小且不规则，无钙化，玻璃体内条带样软组织增生，视网膜常有脱离。高蛋白渗

出液或出血可致 T_1WI 玻璃体内信号升高或出现液平,但无肿块强化。

(3)晶状体后纤维增生症:又称早产儿视网膜病,见于吸氧的早产儿,高浓度氧中毒致视网膜周围血管闭塞,产生玻璃体内纤维组织增生。结合病史和双眼发病、MRI 双眼玻璃体内片信号增高、后期眼球可萎缩等特点可与 RB 鉴别。

2. 脉络膜黑色素瘤

【病因病理】

脉络膜黑色素瘤(melanoma of choroid)是成人眼球内最常见的恶性肿瘤,大多数发生于脉络膜,少数发生于巩膜或睫状体。脉络膜黑色素瘤早期在脉络膜内生长,其后可突破视网膜内层与玻璃体分隔的膜,在视网膜下生长,形成典型的蘑菇状。

【临床表现】

巩膜和睫状体黑色素瘤较小时一般无临床表现,进一步发展可阻塞前房角继发青光眼,睫状体黑色素瘤晚期可引起视网膜脱离。脉络膜黑色素瘤的临床表现与肿瘤位置和体积有密切关系。

【影像学表现】

脉络膜黑色素瘤以 CT 和 MRI 为常用检查方法,MRI 可更清楚显示肿瘤与渗出的区别,并从信号特点提出诊断,对肿瘤扩展情况了解也较好。因此 MRI 是脉络膜黑色素瘤的首选检查方法。

CT 表现 脉络膜黑色素瘤的 CT 表现为高密度的实性肿块,增强扫描后肿块轻度或中度强化,如肿块内有囊变或坏死,则强化程度不均质。典型的脉络膜黑色素瘤呈蘑菇状(图3-12),不典型的黑色素瘤可呈半球形或平盘状。继发的视网膜脱离常表现为"V"字形的略高密度影,增强扫描后肿块无强化。

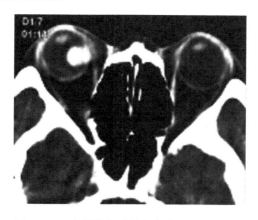

图 3-12 右眼脉络膜黑色素瘤 CT 强化扫描
右眼球内壁呈蘑菇状明显强化的肿块

MRI 表现 由于此瘤含有黑色素,具有顺磁性,可缩短 T_1 和 T_2,在 T_1WI 上呈高信号,T_2WI 呈低信号(图3-13),具有一定特征,可作为 MRI 诊断的重要依据。增强后肿瘤轻至中度强化,而肿瘤引起的继发性视网膜脱离不强化。眼球外扩散在联合使用脂肪抑制技术和增强的 T_1WI 显示最佳。

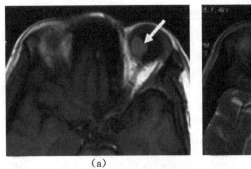
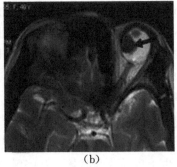

图 3-13　左眼脉络膜黑色素瘤 MRI 表现

MRI 横断位：(a)T_1WI 示左眼球内侧壁团块样高信号（白箭头）；(b)T_2WI 示肿块呈低信号（黑箭头）

【诊断与鉴别诊断要点】

脉络膜黑色素瘤膜黑色素瘤一般采用超声作为筛选的检查方法。根据脉络膜黑色素瘤典型的蘑菇样影像学表现和 MRI 的特征，可作出正确的诊断。少数脉络膜黑色素瘤膜黑色素瘤含少量黑色素或不含黑色素，MRI 表现无特点，故需与下列眼球病变相鉴别。

（1）脉络膜血管瘤：脉络膜血管瘤为良性血管错构瘤，大多数为海绵状血管瘤，多发生于后极部乳头附近或黄斑区。肿瘤一般呈扁平或半球形，T_1WI 低信号、T_2WI 高信号，CT 略高密度，显著强化为特点（图 3-14）。

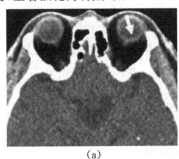
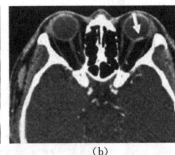
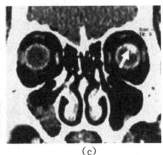

图 3-14　左眼球脉络膜血管瘤

(a)CT 平扫示黄斑区扁平样略高密度灶（箭头），边界清；(b)CT 横断面示较明显强化（箭头）；

(c)CT 冠状位示肿块显著强化（箭头）

（2）眼底病变出血：以老年性黄斑变性引起的出血多见。因出血的生化变化而信号复杂，如果其表现为短 T_1 短 T_2 信号，与脉络膜黑色素瘤相似，易误诊，故采用增强扫描有助于鉴别或短时间动态观察。

四、眼眶肿瘤

（一）视神经肿瘤

1. 视神经胶质瘤

【病因病理】

视神经胶质瘤(optic glioma)是起源于神经胶质细胞的低度恶性肿瘤，大多为星形细胞瘤。本病伴发神经纤维瘤病者达 15%～50%。病变常发生于眶内视神经,沿纵轴生长可达颅内;少数起自视交叉并向双侧视神经扩展。

【临床表现】

患者多为学龄前儿童,视力损害早且显著,最早表现是视野内出现盲点,眼球凸出较晚出现,这是视神经胶质瘤区别于其他肌锥内肿瘤的特点。

【影像学表现】

超声表现　视神经梭形肿大,有边界清的低回声,可见视盘肿胀,对眶尖以后的肿瘤不能显示。

CT 表现　视神经梭形或条状增粗,边界清晰(图 3-15)。较大的视神经胶质瘤可呈球状或棒状,肿瘤的密度与脑白质的密度相等,CT 值 40～60 HU,增强扫描多数肿瘤呈轻至中度强化。CT 扫描时应注意肿瘤是否侵及颅内段和视交叉,冠状位更有利观察视神经形态。

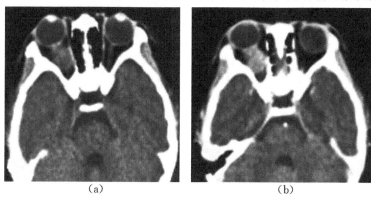

（a）　　　　　　　　　　（b）

图 3-15　右侧视神经胶质瘤

（a）CT 平扫示右侧视神经梭形增粗；（b）CT 强化示梭形肿块强化

MRI 表现　其较 CT 能更好显示视神经的各段,斜矢状位可更清楚地显示眶内视神经。视神经胶质瘤早期表现为增粗,大多呈梭形或橄榄形增大,有鞘膜包裹,边缘光滑清晰,呈较明显强化。T_1WI 低信号,T_2WI 较高信号。肿瘤累及管内段视神经时,引起眶内段蛛网膜下腔脑脊液循环障碍,肿瘤周围增宽的蛛网膜下腔呈长 T_1 和长 T_2 信号(图 3-16)。

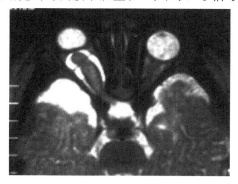

图 3-16　右侧视神经胶质瘤 MRI

T_2WI 示视神经条状增粗达颅内,眶内段肿瘤周围见脑脊液高信号

【诊断与鉴别诊断要点】

MRI 为视神经胶质瘤的首选检查方法。儿童出现视力损害，MRI 示视神经呈梭形或条状增粗，肿瘤周围增宽的蛛网膜下腔呈长 T_1 和长 T_2 信号。依据上述表现可作出正确诊断。

视神经胶质瘤主要应与视神经脑膜瘤和视神经炎相鉴别。视神经炎（optic neuritis）是一种非特异性炎症，可为炎症、血管病变和多发硬化脱髓鞘病变所致。主要临床表现为急性视力下降，眼球活动性疼痛。MRI 视神经广泛增粗，边缘光滑，在 T_2WI 上视神经内信号增高，有强化（图 3-17）。

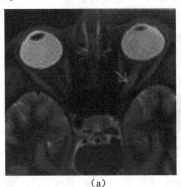
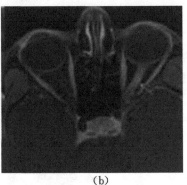

图 3-17　左侧视神经炎

(a)T_2WI 左侧视神经高信号；(b)T_1WI 增强示左侧视神经有强化

2. 视神经鞘膜瘤

【病因病理】

视神经鞘膜瘤（optic nerve neurinoma）是起源于视神经鞘内的蛛网膜细胞的良性肿瘤，少数可恶变。成年女性发病率较高。视神经鞘膜瘤多单侧发病，肿瘤边缘多不规则，病灶内有钙化。少数伴发神经纤维瘤病。

【临床表现】

肿瘤一般呈渐进性生长，眼球逐渐向前突出，视力下降多发生于眼球突出后。

【影像学表现】

CT 表现　一般表现为沿着视神经生长的管形肿块，但也可呈梭形（图 3-18），并可呈偏心性生长。脑膜瘤等密度或略高密度，部分肿瘤内有钙化。钙化是诊断视神经鞘膜瘤较具特

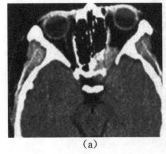
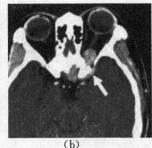
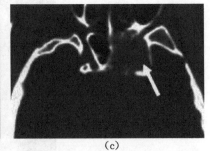

图 3-18　左侧视神经鞘膜瘤 CT 表现

(a)CT 平扫左侧视神经梭形增粗，视神经管扩大；(b)CT 示肿瘤不均质强化，脑膜强化（白箭头）；
(c)骨窗清楚显示眶尖扩大，周围骨质破坏

征的表现。增强扫描后脑膜瘤明显强化,而肿瘤内被包绕的视神经信号不强化,横断面显示为视神经周围的两条平行的线形高密度影,称为"轨道"征,冠状位表现为"袖管"征,均有助于诊断。

MRI 表现　肿瘤大多表现为 T_1WI 中等信号,T_2WI 略低信号。增强扫描后肿瘤明显强化,肿瘤中央视神经不强化,同时脂肪抑制的增强 T_1WI 表现为"双轨征"(图 3-19)。MRI 对显示肿瘤的钙化不敏感,对显示肿瘤侵及颅内较好。肿瘤恶变后表现为脑膜瘤广泛侵犯眶内组织和眶骨破坏。

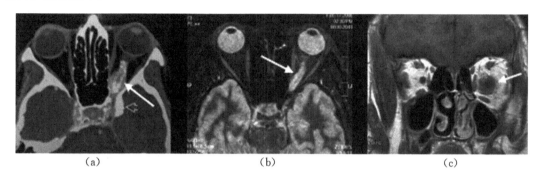

(a)　　　　　　　　　　(b)　　　　　　　　　　(c)

图 3-19　左侧视神经鞘膜瘤 MRI 表现

(a)CT 强化图像:显示为视神经周围的两条平行的线形高密度强化影,中央低密度为视神经,形成"轨道"征(白箭头);(b)MRI 轴位:T_2WI FS 显示为视神经周围"轨道"征(白箭头);(c)MRI 冠状位:T_1WI 示围绕视神经环形生长的肿块,中央较低信号为视神经(白箭头)

(二)眼眶脉管性病变

1.海绵状血管瘤

【病因病理】

海绵状血管瘤(cavernous hemangioma)是眼眶内最常见的良性肿瘤,有完整的包膜,内有丰富的血窦,细小的供血动脉,血流缓慢。一般为类圆形单个肿瘤,多生长于肌锥内。本病好发于青壮年,女性多见。

【临床表现】

临床表现通常为渐进性眼球突出,为轴性眼突,不受体位影响;不同程度的视力减退。

【影像学表现】

超声表现　肿瘤呈圆形或椭圆形,有肿瘤晕,边界清晰,圆滑。内回声多而强,且分布均匀,中等度声衰减。以探头压迫眼球,可见肿瘤轴径缩短,即压迫变形。肿瘤的内回声多且分布均匀,是特异性超声征。

CT 表现　肿瘤呈圆形或椭圆形,边界清晰,密度均匀,大多数眼外肌等密度,偶见静脉石(多为引流静脉血栓机化形成)。CT 可见眶尖"空虚"征,即肿瘤多不侵及眶尖脂肪,眶尖低密度区存在。"渐进性强化"的特点(图 3-20),即开始肿瘤内小点状强化,随时间延迟逐渐扩大,形成较均匀的显著强化,但随时间延长密度减低。相邻骨质可受压变薄。

MRI 表现　与眼外肌相比 T_1WI 呈低信号或等信号,T_2WI 呈高信号,信号均匀。MRI 动态增强扫描可明确显示"渐进性强化"征象(图 3-21)。

【诊断与鉴别诊断要点】

海绵状血管瘤有其典型的 CT 或 MRI"渐进性强化"特点,可作出正确诊断。

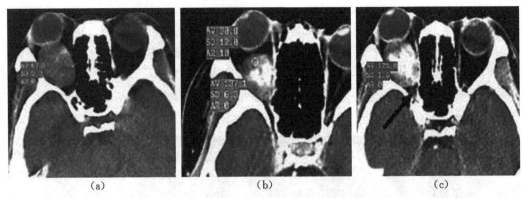

图 3-20　右眼海绵状血管瘤

(a)CT 平扫示右侧眶内类圆形肿物,边界清晰,密度均匀,眶外壁和眼环受压;(b)增强扫描示病灶中央显著强化;(c)延迟 2 分钟示肿瘤强化范围扩大,眶尖"空虚"征(黑箭头)

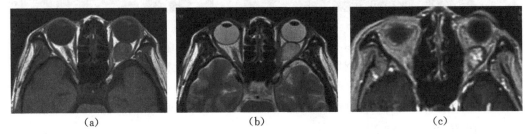

图 3-21　左眼海绵状血管瘤

(a)左侧眶内类圆形肿块,呈长 T_1 异常信号;(b)呈长 T_2 异常信号;(c)动态增强扫描呈渐进性强化

2. 颈内动脉海绵窦瘘

【病因病理】

颈内动脉海绵窦瘘(carotid-cavernous fistula,CCF)是指海绵窦段的颈内动脉在海绵窦内破裂,与海绵窦间形成动静脉沟通,多由外伤引起,也可由动脉硬化所致。

【临床表现】

搏动性突眼是颈内动脉海绵窦瘘的主要临床特点;患侧眼眶、额颞部有血管性杂音;球结膜充血水肿,视力减退等。

【影像学表现】

DSA 表现　可显示瘘口,引流静脉,可同时进行介入栓塞治疗。

CT 表现　主要表现为眼上静脉增粗,同侧海绵窦扩大,增粗的眼上静脉和扩大的海绵窦明显强化[图 3-22(a)]。继发眼突、眼睑肿胀、眼直肌增粗。

MRI 表现　眼上静脉明显增粗,同侧海绵窦扩大,T_1、T_2 呈流空信号[图 3-22(b)、图 3-22(c)]。

【诊断与鉴别诊断要点】

典型的颈内动脉海绵窦瘘,依据 CT 或 MRI 即可确诊。DSA 更能清楚显示颈动脉海绵窦瘘的瘘口和引流静脉。

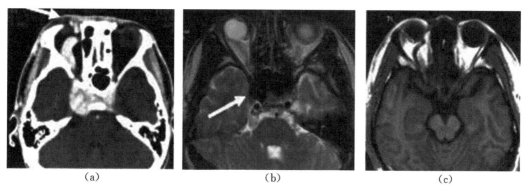

图 3-22　右侧颈内动脉海绵窦瘘

(a)CT 强化扫描示右眼上静脉增粗,海绵窦扩大,眼睑肿胀(箭头);(b)MRI 轴位 T_2WI 示右海绵窦扩大,呈低信号;(c)MRI 轴位 T_1WI 示右眼上静脉增粗,呈低信号

（三）泪腺肿瘤

【病因病理】

泪腺肿瘤(tumor of lacrimal gland)以混合瘤最常见,泪腺癌次之。混合瘤多数为良性,少数为恶性,可恶变。泪腺恶性上皮性肿瘤分为恶性混合瘤、腺样囊性癌、腺癌、黏液表皮样癌和多形性低度恶性腺癌,其中腺样囊性癌最为多见且为高度恶性的肿瘤。

【临床表现】

良性混合瘤的典型症状为泪腺区无痛性包块,病程较长,多累及单侧泪腺,眼球向下方突出。泪腺恶性肿瘤的典型症状为单侧泪腺区疼痛性包块,病程短,多累及周围结构。

【影像学表现】

CT 表现　泪腺良性混合瘤主要表现为眼眶外上象限的椭圆形或圆形肿块,边界清晰,多数密度均匀,接近眼外肌密度。较大的肿瘤内常有囊变或坏死,表现为混杂密度。增强扫描后肿块轻至中度强化。眶骨凹陷性受压改变。

泪腺恶性肿瘤主要表现为泪腺区不规则肿块,边界不清,密度不均,明显不均匀强化;眶骨破坏,侵犯周围结构,可侵入颅内及远处转移,可见大块样钙化(图 3-23)。

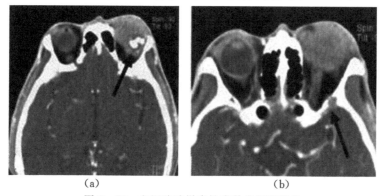

图 3-23　左泪腺腺样囊性癌并发眶壁转移

(a)CT 轴位图像示左泪腺不规则肿块,有钙化(箭头);(b)CT 轴位图像示左眶外壁转移灶(箭头)

MRI 表现　泪腺良性混合瘤边界清楚,形态规则,MRI 呈长 T_1 和长 T_2 信号,信号较均

匀,中度强化（图3-24）。

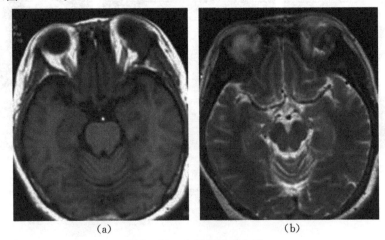

图3-24　左侧泪腺混合瘤

(a)T_1WI示左侧泪腺区较均匀异常略低信号；(b)T_2WI示不均质异常高信号

泪腺恶性肿瘤形态不规则,边界不清,眶骨破坏,呈长 T_1、长 T_2 信号,信号明显不均匀,明显不均匀强化。

【诊断与鉴别诊断要点】

单侧泪腺区肿块,依据临床表现和典型的 CT 或 MRI 表现,易作出良性和恶性泪腺肿瘤的诊断。泪腺肿瘤主要与下列泪腺区病变相鉴别。

(1)泪腺型炎性假瘤:急性发病,眼球运动性疼痛,激素治疗有效。泪腺弥漫性增大,但保持扁长形态,密度均匀。该型有时合并其他类型炎性假瘤,可区别泪腺肿瘤。

(2)泪腺淋巴瘤:泪腺淋巴瘤有一个显著特点,就是肿块常包绕眼球生长,但此征象不具有特异性。淋巴瘤一般不引起骨质破坏,CT 示密度均匀,呈轻度或中度强化。MRI 表现:T_1WI低信号,T_2WI低信号或等信号,这与淋巴瘤的细胞成分有关,增强后中度或明显强化。

(3)干燥综合征:本病为淋巴组织广泛增生,常伴有结缔组织病,腺体分泌减少。临床表现为口、眼、鼻咽干燥。影像学表现为双侧泪腺弥漫性增大,伴有其他涎腺、腺样体和颈部淋巴结增大（图3-25）。

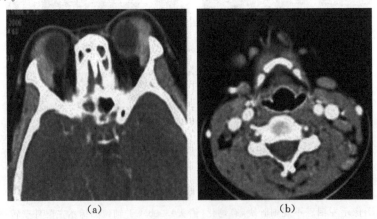

图3-25　干燥综合征

(a)CT 示双侧泪腺弥漫性增大；(b)颈部多发淋巴结肿大

第三节　耳部疾病

一、炎症

耳部常见的炎症是中耳乳突炎。其分类方法很多,按起病缓急和临床特点,分为急性中耳乳突炎和慢性中耳乳突炎;按病原体不同分为非化脓性中耳乳突炎和化脓性中耳乳突炎;按病理类型不同分为分泌性中耳乳突炎和化脓性中耳乳突炎两种。本节主要讲述化脓性中耳乳突炎。

【病因病理】

由于儿童咽鼓管较短,管径较粗等特点,急性化脓性中耳炎好发于儿童。致病菌以溶血性链球菌、金黄色葡萄球菌、肺炎双球菌及变形杆菌较多见。病理上早期中耳黏膜充血,血浆、白细胞等渗出,鼓室黏膜增厚,随着渗出物增加,鼓室内压力增高,最终可导致鼓膜穿孔。若处置及时,炎症可逐渐消退,病变好转。较大儿童及成人化脓性中耳炎一般并发乳突炎。

【临床表现】

临床上患者表现为以下几点:①全身症状,发热食欲减退等,小儿全身症状较重;耳部疼痛,表现为耳深部痛,穿孔后减轻;②听力减退:听力逐渐减退,听骨破坏导致传导性聋;③耳漏:鼓膜穿孔后耳内有液体流出,形成胆脂瘤后,可长期持续流脓,并有特殊恶臭。

【影像学表现】

急性中耳乳突炎的影像学表现取决于颞骨的气化程度及炎症的进展阶段。急性乳突炎不发生于硬化性乳突。急性中耳乳突炎表现为中耳腔及乳突小房呈云絮状改变,炎症进一步发展,范围逐渐扩大。在炎症的早期阶段,乳突小房间隔完整。但是,由于黏膜水肿及浆液脓性渗出而缺乏正常气-骨交界面密度差,小房间隔变模糊。气化良好的岩骨也可发生类似改变。当炎症进一步发展,由于小房间隔骨质疏松变得更加模糊。随后小房间隔破坏融合形成脓腔。

慢性化脓性中耳炎残存的鼓膜通常明显增厚且显影清晰,在病变活动期,中耳腔完全或部分浑浊。慢性乳突炎可见乳突窦、乳突小房不均质浑浊,数量减少,一部分乳突小房间隔由于继发新骨形成而增厚。随着病情进展,晚期乳突小房消失,残留的乳突小房内充填肉芽组织,乳突小房变混浊。当胆脂瘤形成时,患者可表现为中耳腔或乳突内软组织肿块影,边界清晰,周围骨质硬化增生,多伴听小骨移位破坏(图3-26)。

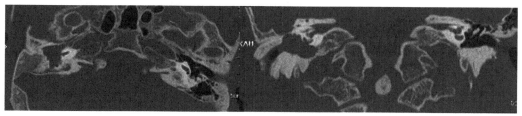

图3-26　胆脂瘤型中耳乳突炎
右侧鼓室内软组织肿块,周围骨壁硬化,听小骨破坏吸收,盾板破坏,内耳受侵

【诊断与鉴别诊断】

影像学表现结合病史多不难诊断。需要鉴别的疾病有以下几种情况,急性乳突炎的早期特

点与浆液性中耳炎相同。无菌性浆液性中耳炎可见渗出液体充满整个中耳腔及乳突小房。由于浆液性中耳炎与急性中耳乳突炎的临床表现明显不同,因此,放射医师必须结合临床才能够作出准确地诊断。胆脂瘤型中耳炎需和肉芽肿及肿瘤相鉴别,CT 增强扫描及 MRI 检查有助于鉴别。

二、肿瘤

1. 球瘤

【病因病理】

球瘤,又称化学感受器瘤,或者非嗜铬性副神经节瘤,是源于微小的球形化学感受器的良性肿瘤,这些小的化学感受器主要存在于中耳岬部或颈静脉窝内。

【临床表现】

临床表现根据肿瘤的部位、大小而不同。肿瘤位于颈静脉窝称为颈静脉球瘤,可压迫侵蚀相邻的颅神经造成神经瘫痪。肿瘤通常累及中耳侵蚀听骨链导致传导性聋。肿瘤继续增大,累及乳突和外耳道。如果累及迷路神经引起耳鸣、神经性耳聋和眩晕。鼓室球瘤是源于岬部鼓室神经上小的化学感受球体。早期,病变局限于中耳腔,并且侵犯听小骨。

【影像学表现】

(1)鼓室球瘤:在 CT 图像上,鼓室球瘤表现为大小不同的软组织肿块,多位于鼓室腔的下部。大的鼓室球瘤占据整个中耳鼓室腔,鼓膜向外侧膨胀,内侧壁岬的骨质受侵凹陷。肿瘤也可向后侵入乳突,向下累及下鼓室。增强扫描肿块信号明显强化。MRI 图像显示 T_1WI 呈等信号,T_2WI 呈高信号。

(2)颈静脉球瘤:颈静脉球瘤的 CT 表现如下:①静脉窝扩大,窝周围骨质破坏。②大小不等可强化的软组织肿块从颈静脉窝向中耳腔延伸。当肿瘤逐渐增大,相邻的枕骨常常受侵犯,肿瘤进一步向内下侵犯舌下神经管,甚至到达枕骨大孔。③大肿瘤侵犯岩锥尖并且向颅中窝或颅后窝的硬膜外间隙生长。④肿瘤向下沿着颈静脉走行扩散,这种改变在冠状位上显示得最清楚(图 3 - 27)。

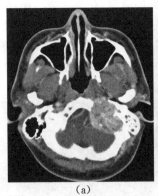
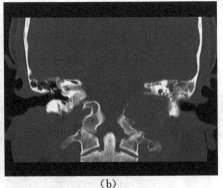

(a)   (b)

图 3 - 27 颈静脉球瘤

左侧颈静脉窝扩大,强化见软组织肿块,周围见骨质破坏

MRI 能够清晰显示颈静脉球瘤的颞骨外侵犯范围。肿瘤在 T_1WI,T_2WI 上表现为中等信号的不均质肿块。肿瘤内可见散在的由病变内的高流速血管产生的流空信号,信号强度与其他的颅内颅外肿瘤明显不同。当静脉注入对比剂后,肿瘤由中等程度到明显强化。

【诊断与鉴别诊断】

根据部位及肿瘤的特征性表现,一般较易作出 CT 及 MRI 诊断。球瘤虽为良性肿瘤但生长较大时侵犯较为广泛,鼓室球瘤病变时颈静脉球和颈静脉一般都是正常的,如果肿瘤侵及颈静脉窝则很难与颈静脉球瘤鉴别。鼓室球瘤还应与胆脂瘤、中耳癌相鉴别,CT 增强扫描及 MRI 检查对于鉴别诊断是有帮助的。

2.恶性肿瘤

耳部的恶性肿瘤常见的是外耳道及中耳乳突的鳞癌,比较少见的有肉瘤及转移瘤等,在此仅介绍较常见的中耳乳突部鳞癌。

【病因病理】

颞骨的原发恶性肿瘤主要是外耳道及中耳乳突的鳞癌,病变主要起自于外耳道,源自中耳腔的罕见,所谓的中耳癌实际上起自于外耳道的环部并且向中耳浸润而来。

【临床表现】

主要临床表现是疼痛和外耳道溢液。由于外耳道的皮肤和骨膜之间缺乏皮下组织,肿瘤很早便侵犯骨膜,导致剧痛。外耳道癌向前可侵犯颞下颌关节,向后可侵犯乳突和面神经,向下累及颈部。向内侧累及中耳,继续向内可累及静脉窝和岩锥。

【影像学表现】

CT 检查有两方面的作用:一是显示癌肿对颞骨特征性的骨侵蚀,二是显示病变的范围。病变早期,CT 表现为外耳道内不规则的软组织肿块以及相应部位的骨壁侵蚀。如果肿瘤进一步向前下发展会导致颞下颌关节窝的侵蚀、下颌骨髁突的移位。肿瘤向乳突发展表现为典型的虫蚀样破坏,也常常累及面神经垂直段。

肿瘤向内侧发展表现为中耳内的软组织肿块。其后,肿瘤经常向下发展侵蚀颈静脉窝,或向内发展侵蚀岩锥。最后,颞骨可被完全破坏掉并累及邻近的骨结构。当病变范围超出颞骨外时,MRI 对于病变颅内颅外的显示优于 CT(图 3-28)。

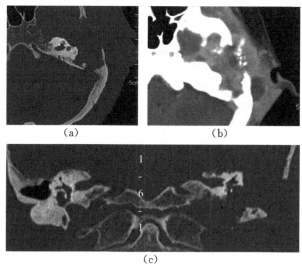

图 3-28 外耳道癌

(a)、(c)外耳道及中耳骨质呈虫蚀样破坏;(b)增强扫描见软组织肿块强化

【诊断与鉴别诊断】

结合临床表现，影像学表现为虫蚀样骨质破坏，CT增强扫描见不规则肿块增强，可初步作出诊断。恶性肿瘤需要和球瘤及其他恶性肿瘤相鉴别，影像学表现有时不易鉴别，须依赖病理进行鉴别。

第四节 鼻与鼻窦疾病

鼻与鼻窦病变主要包括炎症、囊肿和肿瘤等，以炎症多见，一般首选CT检查。MRI能更好地区分软组织特性和积液类型，在区别炎症与肿瘤及显示颅内并发症方面有更高价值。

一、鼻窦炎

1. 化脓性鼻窦炎

【病因病理】

化脓性炎症由细菌性感染引起。基本病理表现为黏膜充血水肿、炎细胞浸润、脓性分泌物产生，由于窦口阻塞或狭小常有分泌物潴留。感染可向周围扩展，导致眼眶甚至颅内并发症。慢性炎症多由急性炎症迁延而来，常见黏膜腺体增生，囊肿或息肉形成，分泌物潴留，骨质增生硬化。

【临床表现】

鼻塞、流脓涕、头痛，病变鼻窦区可有压痛。炎症较重时，甚至有全身症状。慢性者病情常有反复，上述表现时轻时重。

【影像学表现】

X线表现 病变较轻时无异常发现，较重时窦腔密度均匀性增高，有时可见气液平面，通过腔内气体对比可显示黏膜增厚。慢性期黏膜肥厚明显，呈环形或呈息肉样。黏膜下皮质白线消失，窦壁骨质增厚、硬化或吸收变薄。

CT表现 急性期鼻甲及窦壁黏膜增厚肿胀，厚薄不均，范围相对局限，可有多个窦壁受累。窦腔分泌物呈低密度，引流不畅时出现气液平面，增强黏膜线状强化，腔内积液不强化。急性炎症可经血管周围间隙蔓延，发生眶、面部的蜂窝织炎，还可导致颅内感染等，窦壁骨质一般无异常改变。

慢性期黏膜不均匀增厚，伴有黏膜囊肿或息肉。窦腔分泌物积聚、密度略高，窦腔骨质增生硬化。若窦腔内充满息肉可致窦腔扩大，甚至骨质破坏；增强扫描增厚黏膜明显强化，富有血管增生或炎症的息肉也可增强，而脓液不强化（图3-29）。

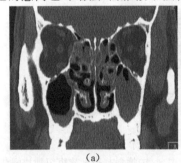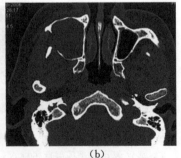

　　　　　（a）　　　　　　　　　　　　　　　　（b）

图3-29 化脓性鼻窦炎

(a)窦壁黏膜不均匀增厚，左侧上颌窦内见大量积液；(b)右侧上颌窦窦腔扩大，窦壁骨质受压、变薄

MRI 表现　增厚黏膜 T_1WI 呈低信号，T_2WI 呈高信号。窦腔分泌液为浆液性，T_1WI 呈低信号，T_2WI 呈高信号。窦腔阻塞时，分泌物中水分被吸收，黏稠度增高，T_2WI 高信号不断降低；如分泌液中含蛋白质较高或窦腔内有出血，T_1WI 和 T_2WI 呈高信号。MRI 显示黏膜非常敏感，而 3 岁以下幼儿鼻窦黏膜丰富，除非有临床表现，否则不应认为是炎症。

【诊断与鉴别诊断要点】

根据影像学特点，结合临床表现，诊断不困难。慢性息肉可有骨质破坏，需要与肿瘤鉴别，强化扫描恶性肿瘤呈浸润性生长且骨质破坏范围较大，必要时需要病理学活检确诊。

2. 过敏性鼻旁窦炎

【病因病理】

鼻腔及鼻窦黏膜的变态反应性炎症，鼻黏膜组织间隙水肿，小血管扩张，黏膜上皮杯状细胞增生，腺体扩张。黏膜中有较多嗜酸性粒细胞、淋巴细胞、单核细胞和浆细胞浸润，黏膜浅层有较多嗜碱性粒细胞。急性发作后可自行消退，反复发作转为慢性，黏膜呈息肉样肥厚或腺体阻塞形成囊肿。由于窦口阻塞可继发感染，常与化脓性炎症并存。

【临床表现】

青少年多见，病史为诊断过敏性炎症的重要依据，临床表现与化脓性炎症类似，还常伴有鼻衄、咽喉炎、支气管哮喘等。

【影像学表现】

影像学表现以黏膜增厚为主，窦腔积液较少，窦壁骨质无明显改变。急性期双侧鼻甲肿大，鼻窦黏膜肥厚，其中上颌窦黏膜肥厚，呈分叶状，筛窦窦腔可被黏膜充满（图 3-30）。慢性期形成黏膜下囊肿，好发于上颌窦，一般为单发，表现为自窦腔底部向上扩展的球形低密度肿块；较大者充满窦腔。息肉较常见，单发或多发，位于窦腔的任何部位，呈结节样或带蒂生长，可有轻度强化。

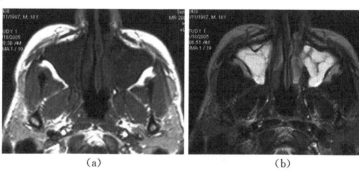

（a）　　　　　　　　　　（b）

图 3-30　MRI 示双侧上颌窦

黏膜分叶状肿胀增厚，呈长 T_1 和长 T_2 异常信号

【诊断与鉴别诊断要点】

根据病史、临床表现结合影像学检查，诊断并不困难。

二、囊肿

发生于鼻窦腔内的囊肿，通常分为黏液囊肿和黏膜囊肿。

1. 黏液囊肿

【病因病理】

鼻旁窦开口阻塞致黏液潴留形成囊肿，窦壁骨质受压变薄，窦腔扩大。阻塞原因有慢性炎症，外伤或手术，良、恶性肿瘤及解剖变异等。囊肿以鼻窦黏膜为囊壁，黏膜上皮化生，黏膜下层炎性细胞浸润。囊内液体一般为黄色或棕色，合并感染可为脓性，称为脓囊肿。

【临床表现】

中老年多发，筛窦、额窦多见，上颌窦和蝶窦少见。黏液囊肿多发生于单个窦腔，发展缓慢，较大时压迫周围结构引起相应症状。脓囊肿常引起局部疼痛。

【影像学表现】

X 线表现 窦腔透光度减低，部分鼻窦骨壁受压变薄或破坏，窦腔膨大。

CT 表现 鼻旁窦窦腔扩大，被囊性病灶充填，囊肿边缘光滑，薄壁，囊壁强化，脓囊肿壁厚、增强显著。囊液一般低密度，当黏液较稠、呈脓性或含有血液时，密度较高，无强化。窦腔膨胀性扩大，骨壁菲薄，可见窦壁骨质缺损，囊肿突入眼眶或颅内[图 3-31(a)、(b)]。

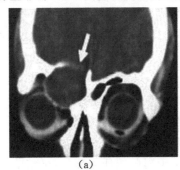
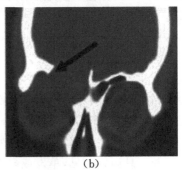

图 3-31　右额窦黏液囊肿

(a)CT 冠状位示右额窦圆形囊性病变（白箭头），突入眼眶和颅内；

(b)CT 冠状位骨窗示眶上壁骨质缺损，边缘整齐（黑箭头）

MRI 表现 因囊液中蛋白质和水含量不同而有信号差异。蛋白质少水多时，T_1WI 中等信号，T_2WI 高信号；蛋白质多时，T_1WI 和 T_2WI 均为中等或高信号（图 3-32）。

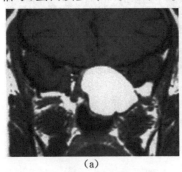
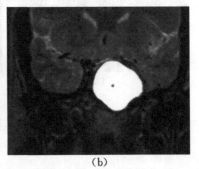

图 3-32　蝶窦囊肿

MRI 冠状位示 T_1WI 和 T_2WI 囊肿均呈高信号

【诊断与鉴别诊断要点】

影像学表现结合临床表现，诊断不困难，有时需与鼻窦肿瘤鉴别。鼻窦恶性肿瘤窦壁侵蚀性破坏且不规则，肿瘤伴有软组织肿块，增强扫描有助于鉴别。

2. 黏膜囊肿

【病因病理】

根据发生机制分为分泌性囊肿和非分泌性囊肿两种。分泌性囊肿是黏膜腺导管阻塞，分泌物在腺泡内潴留所致，又称黏液潴留囊肿，以上颌窦最常见，可单发或多发，一般较小。非分泌性囊肿是浆液或渗出液在黏膜下层结缔组织内潴积形成，常称为黏膜下囊肿或浆液囊肿，上颌窦多见，可双侧存在，呈基底部位于窦底的半球形囊肿，无明显囊壁上皮，属假性囊肿。

【临床表现】

患者一般无症状，可有鼻窦炎症的表现，偶有头部持续钝痛。

【影像学表现】

X 线表现　上颌窦底部半圆形软组织影，边缘光滑锐利，骨壁和黏膜无异常。

CT 表现　黏膜囊肿多见于上颌窦底壁和内壁，呈低密度结节或基底部位于窦底的半球形或球形水样低密度病灶，密度均匀，边缘光滑，无强化，表面黏膜可有轻度增强（图 3-33）。

MRI 表现　囊肿在 T_1WI 呈略低或中等信号，T_2WI 呈高信号。

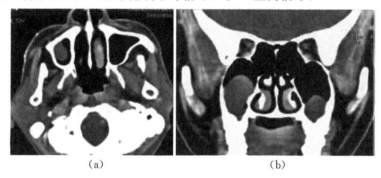

(a)　　　　　　　　　　　(b)

图 3-33　上颌窦黏膜囊肿

(a)CT 轴位示右上颌窦基底部位于窦底的球形水样低密度病灶；(b)CT 冠状位示双上颌窦底部球形水样低密度病灶，边缘光滑

【诊断与鉴别诊断要点】

本病诊断不难，较小的囊肿需要与息肉相鉴别，CT 平扫二者较难区分。

三、良性肿瘤

鼻腔、鼻窦良性肿瘤包括软组织类的乳头状瘤、多形性腺瘤、血管瘤等；骨性肿瘤包括骨瘤、软骨瘤、骨化性纤维瘤和骨纤维异常增殖症等。

1. 乳头状瘤

【病因病理】

乳头状瘤（papilloma）由鼻腔黏膜移行上皮增生形成，一般分为外生型和内翻型。内翻型多见，好发于鼻腔侧壁，特别是中鼻甲的游离缘，由移行上皮和柱状上皮增殖形成，其特点为增生的上皮团块向基质内倒生，基底膜水肿；肿瘤常侵入筛窦和上颌窦，破坏周围组织及骨质，切除后易复发，少数可恶变。外生型相对少见，发生于鼻前庭或鼻中隔前部，主要由鳞状上皮细胞增生形成,呈疣状,有纤维组织基蒂,切除后不易复发,极少恶变。

【临床表现】

乳头状瘤患者中年男性多见,常见单侧持续性、进行性鼻塞、流涕、涕中带血或鼻出血。鼻腔前部或外侧壁有息肉样肿块,表面不平,宽基底或带蒂,随肿瘤增大,累及周围结构而出现相应的症状。

【影像学表现】

CT表现 一侧鼻腔或鼻窦内不规则软组织密度灶,边界较清,密度均匀,增强扫描后可轻或中度强化。鼻中隔可阻挡肿瘤向对侧生长,肿瘤较大时,压迫鼻中隔移位、骨质吸收变薄或破坏。肿瘤阻塞鼻窦开口时,继发炎症。肿瘤与炎症、积液并存时往往不易区分,增强扫描有助于显示肿瘤边界;侵犯筛窦或上颌窦时,伴有筛窦间隔和上颌窦内侧壁骨质破坏(图3-34),恶变者骨质破坏更加严重。

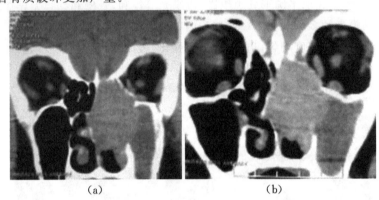

(a)   (b)

图3-34 左侧鼻腔、筛窦内翻性乳头状瘤

(a)CT冠状位平扫示左侧鼻腔、筛窦椭圆形肿块,密度均匀,边界清;眶内壁、颅底和上颌窦内壁骨质破坏;(b)肿块轻度强化,与上颌窦内积液分界清楚

MRI表现 肿瘤在 T_1WI 上呈中等信号,T_2WI 上呈较高信号,多伴有阻塞性炎症。在 T_2WI 上,肿瘤信号一般较炎症软组织增生或积液为低,可较清楚地区分。肿瘤增强扫描后呈轻度或中度强化。

【诊断与鉴别诊断要点】

CT和MRI为主要检查方法,多方位显示病灶形态和范围,CT显示窦壁骨质破坏较好。无恶变者,需与鼻窦炎、息肉鉴别,后二者多双侧发病且骨质破坏较少。真菌感染的钙化灶多为结节样或弥漫性,而本病多为点或条状。恶变者骨质破坏严重,常有颌下、颈部淋巴结转移。有时乳头状瘤和鼻腔或鼻窦癌难区分,往往需活检。

2.血管瘤

【病因病理】

血管瘤(hemangioma)是血管组织先天性发育异常,多起源于黏膜,少见骨内。真性血管瘤一般分为海绵状型、毛细血管型两类。海绵状血管瘤好发于上颌窦,常累及鼻腔、筛窦等邻近器官,单纯发生于筛窦和蝶窦者少见。毛细血管瘤好发于鼻腔,多被纤维组织分隔,由分化成熟而密集的毛细血管构成,由单层内皮细胞、网状纤维及散在的外皮细胞组成,管腔狭小且不规则。由于鼻腔、鼻窦骨性结构的解剖特点及血管瘤易出血的特性,瘤体中心极易发生出血坏死。

【临床表现】

血管瘤发病率较低,青壮年好发,多见于鼻腔、上颌窦。部位隐匿,生长缓慢,患者常以单侧鼻塞和频繁鼻出血就诊,鼻腔内见触之易出血的紫红色新生物。

【影像学表现】

X 线表现 血管瘤起源于鼻腔者,较小时不易发现,较大时鼻道阻塞,并有占位征象。若向后生长,后鼻孔处见软组织阴影。骨血管瘤见骨质蜂窝样疏松,骨皮质变薄。

CT 表现 鼻腔或鼻窦内软组织肿块,边界清晰,密度均匀,病灶压迫周围骨质吸收变薄。CT 平扫呈等密度,偶见点状高密度静脉石,增强扫描肿块信号明显强化(图 3-35)。

MRI 表现 T_1WI 与肌肉信号相等,其内有出血或斑片状高信号区。T_2WI 呈较高信号。

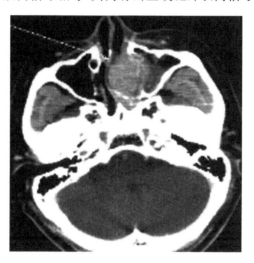

图 3-35 左鼻腔血管瘤
CT 示左侧鼻腔内类圆形明显强化肿块,上颌窦内积液

【诊断与鉴别诊断要点】

依据血管瘤的临床表现和影像学表现不难诊断血管瘤。但血管瘤发生感染、表面坏死及骨质破坏时需要与恶性肿瘤相鉴别,增强扫描后,血管瘤强化程度一般较肿瘤明显,且较均匀强化。

四、恶性肿瘤

大多数恶性肿瘤为原发,分为上皮性、非上皮性两类;少数为转移瘤。恶性上皮性肿瘤(malignant epithelia tumor)最常见,包括鳞癌、腺癌及腺样囊性癌;非恶性上皮性肿瘤少见,包括嗅神经母细胞瘤、横纹肌肉瘤、恶性纤维组织细胞瘤、软骨肉瘤和淋巴瘤等。原发性肿瘤中80%为鳞癌,10%为腺癌。

1.恶性上皮性肿瘤

【临床表现】

上颌窦癌最常见,其次是筛窦和鼻腔癌。本病多见于老年人。早期症状与肿瘤发生的部位有关,有鼻塞、分泌物增多、脓血涕、鼻出血、嗅觉减退等症状,晚期侵犯眼眶及颅内则出现相应临床表现。

【影像学表现】

X线表现   肿瘤较局限时,表现为鼻腔和鼻窦内软组织肿块影,骨质破坏为诊断恶性肿瘤的重要依据。

CT表现   早期肿瘤为窦腔内不规则软组织肿块或黏膜不均匀增厚,多不伴骨质破坏,肿瘤密度较高、肿瘤较大时,除不规则软组织肿块外,多数患者有不同程度的虫蚀样骨质破坏,窦壁骨质连续性中断,窦腔内软组织沿窦壁向外浸润性生长(图3-36)。一般上颌窦内侧壁破坏较常见,伴有鼻腔内软组织肿块。

MRI表现 T_1WI为不均质低或中等信号,T_2WI为不均质高信号。肿块较大时常见中心坏死区。增强扫描后肿瘤不同程度强化,囊变坏死区不强化;MRI显示肿瘤的侵犯范围较CT敏感,便于对肿瘤分期。

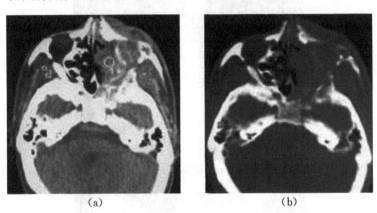

(a)   (b)

图3-36   左上颌窦癌CT表现

(a)左侧上颌窦内不规则软组织肿块侵犯左侧眼眶及颅底;(b)骨窗示
多骨虫蚀样骨质破坏

【诊断与鉴别诊断要点】

鼻腔、鼻窦内不规则、不均质软组织肿块,增强扫描后肿块不均匀强化,呈侵袭性生长,虫蚀样骨质破坏,定性诊断不困难。对于早期恶性肿瘤,未形成骨质破坏时,应注意与良性肿瘤、息肉等相鉴别。

2. 恶性非上皮性肿瘤

以下主要介绍嗅神经母细胞瘤。

【病因病理】

嗅神经母细胞瘤(olfactory neuroblastoma)是外胚层神经上皮源性肿瘤,一般认为起源于筛骨筛板或鼻腔嗅区黏膜的嗅神经细胞。肿瘤多首发于鼻腔顶部或近中鼻甲外侧壁等处,早期局限于鼻腔,晚期侵犯鼻窦、眼眶、视神经或侵入颅内,可有颈部淋巴结和全身转移。

【临床表现】

发病年龄有两个高峰:10～20岁和50～60岁,女性略多。早期无明显症状,后期出现鼻出血、鼻塞、嗅觉下降。嗅觉下降或丧失被认为是本病的重要临床表现。

【影像学表现】

CT表现   肿瘤较小、局限于鼻腔时密度均匀;肿瘤较大时密度不均,可见钙化,肿块明显强化；周围骨结构破坏，破坏颅底进入颅内，CT 重组图像的冠矢状位有利于观察颅底破坏情况。

MRI 表现　肿瘤较小时，信号均匀；较大时信号不均匀，T_1WI 呈低信号，T_2WI 以稍高信号为主，由于肿瘤内小片状坏死、钙化，信号不均，增强扫描后强化明显。MRI 能清楚显示肿瘤侵犯的范围（图 3 - 37），对颅内和脑实质的浸润显示较 CT 有优势，但 CT 在显示肿瘤的钙化、骨化和骨质破坏方面敏感。

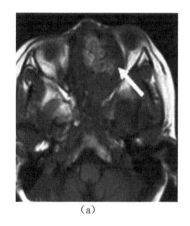 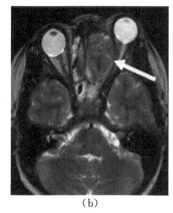 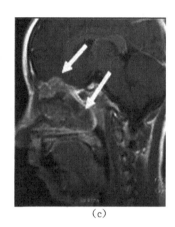

（a）　　　　　　　　　　　（b）　　　　　　　　　　　（c）

图 3 - 37　神经母细胞瘤侵入颅内

（a）T_1WI 示左鼻腔、筛窦高低信号肿块，边界不清；（b）T_2WI 示左鼻腔、筛窦高低混杂信号肿块，眶壁破坏；（c）T_1WI 示左侧鼻腔、筛窦内不均匀强化肿块侵犯颅底，突入颅内（白箭头）

【诊断与鉴别诊断要点】

嗅神经母细胞瘤的表现缺乏特异性，位于鼻腔顶、筛窦的肿瘤，有沿嗅神经蔓延或破坏筛板向颅内侵犯的趋势，且坏死少、强化明显者要考虑嗅神经母细胞瘤。青少年嗅神经母细胞瘤需要与横纹肌肉瘤鉴别，绝大多数横纹肌肉瘤源于鼻咽部及眼眶，而后蔓延至鼻腔及鼻窦。成人嗅神经母细胞瘤需要与鼻腔癌相鉴别。

第五节　咽喉部疾病

一、咽后及咽旁脓肿

【病因病理】

咽后部及咽旁间隙的急、慢性感染性疾病。急性感染主要为咽部急性炎症、化脓性中耳炎、咽部及食管异物和外伤引起。慢性感染多由结核杆菌感染引起。颈部由于淋巴、血管丰富，肌间隙较多，感染易扩散。

【临床表现】

患者多有发热、咽痛、吞咽或呼吸困难等症状，病程较短。慢性脓肿患者常有结核病史，且病程较长或有结核中毒症状。由于早期诊断及抗生素的应用，本病现不多见。如治疗不及时，病情严重者，可危及生命。

【影像学表现】

X 线表现　咽后壁软组织弥漫性增厚，表面光滑。如果脓肿与咽腔交通，内见气液平面。若为结核性脓肿，多伴有颈椎结核征象。

CT 表现　在炎症的不同阶段，影像表现不同。咽旁、咽后及椎前软组织弥漫性增厚，脂肪间隙消失，多考虑蜂窝织炎。若病灶内有局限性、类圆形液性低密度区，边界不清，考虑脓肿形成。如果脓肿由结核引起，病灶内往往有钙化、脓肿壁较厚，且常伴有脊柱结核表现。

MRI 表现　蜂窝织炎和脓肿 T_1WI 为低信号，T_2WI 为高信号，增强后脓肿壁强化，其内坏死区无强化（图 3-38）。

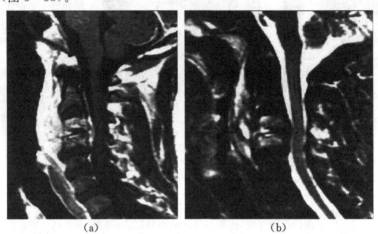

(a)　　　　　　　　　　(b)

图 3-38　第 2 颈椎、第 3 颈椎椎体结核伴咽后壁冷脓肿

(a)增强扫描后 T_1WI 示咽后壁及第 2 颈椎、第 3 颈椎椎体后方软组织
梭形增厚并明显强化；(b)T_2WI 示病变区呈不均匀高信号，相应水平脊
髓受压

【诊断与鉴别诊断要点】

影像学对发现并发症至关重要，本病有急性临床表现时，诊断不难。病程较长者应注意与咽旁间隙的肿瘤鉴别。增强扫描结合临床表现有利于疾病鉴别。

二、咽部良性增生及良性肿瘤

1. 腺样体肥大

【病因病理】

儿童期腺样体体积较大，一般约 5 岁时最明显，10～12 岁时逐渐萎缩、退化，15 岁达成年人状态，部分成年人退缩不完全。

【临床表现】

腺样体堵塞后鼻孔和咽鼓管咽口可引起鼻塞、打鼾、耳鸣或中耳乳突炎、鼻窦炎等。腺样体肥大常与腭扁桃体增大并存，易成为局部感染灶。

【影像学表现】

X 线表现　侧位片鼻咽腔狭小，顶后壁软组织肿胀增厚，表面光滑，局部骨质无改变。

CT 表现　鼻咽顶后壁软组织普遍对称性增厚，密度均匀，平扫呈等密度，增强扫描有强化，与周围结构界限清楚，颅底骨质无破坏，可伴有中耳炎、乳突炎及鼻旁窦炎症等。

MRI 表现 更加清晰地显示腺样体的肥大程度及鼻咽腔的狭窄程度,腺样体肥大 T_1WI 呈等信号,T_2WI 呈高信号(图 3-39)。

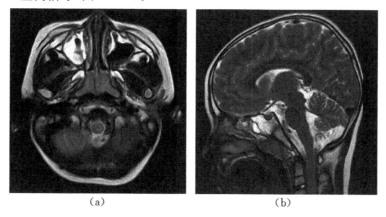

（a） （b）

图 3-39 腺样体肥大

MRI 轴位和矢状位的 T_2WI 显示咽顶后壁软组织增厚,堵塞后鼻孔

【诊断及鉴别诊断要点】

本病需要与鼻咽癌、鼻咽血管纤维瘤相鉴别。本病多表现为鼻咽部软组织对称性肿胀增厚,而鼻咽癌为浸润性生长,常侵犯邻近组织结构。鼻咽血管纤维瘤增强扫描后呈血管样强化及延迟强化,有压迫或侵袭性骨质破坏。

2. 鼻咽血管纤维瘤

【病因病理】

病因不明,肿瘤起源于后鼻孔或鼻咽顶壁颅底筋膜,在后鼻腔、鼻咽部生长,组织学上由复杂血管网与纤维基质构成,根据血管与纤维组织所占比例不同,称为血管纤维瘤或纤维血管瘤。本病属良性肿瘤,但具有侵袭性,肿瘤可向周围间隙扩展、压迫邻近骨质,不易完全切除,易复发。

【临床表现】

本病好发于青少年男性,10~25 岁多见,以反复大量鼻出血为临床表现,肿瘤可引起鼻塞、耳鸣和听力下降,若压迫颅底神经则引起相应症状。

【影像学表现】

X 线表现 肿瘤较小时显示不清,较大者侧位片示突入咽腔的软组织肿块,轮廓光滑,与后鼻孔相接,颅底骨受压变形。

CT 表现 鼻咽部有大小不一的软组织肿块,密度较均匀,较大者可有坏死区。平扫时肿块与邻近肌肉密度相仿,边界不清;增强扫描后肿块有明显强化及延迟强化,肿块边界清晰,瘤体内一般不含有静脉石或钙化灶;可清楚显示肿瘤大小及邻近结构的情况;相邻骨质受压变形,或压迫性骨吸收(图 3-40)。

MRI 表现 肿瘤多为椭圆形,早期位于一侧鼻咽腔内,基底部紧贴翼内板或鼻咽顶,常通过组织间隙向周围扩展。瘤体信号较肌肉为高,以 T_2WI 更为明显,小肿块内血管流空现象不明显,可显著增强。MRI 清楚显示肿瘤范围及向周围结构的蔓延情况,在肿瘤定位、显示颅内侵犯范围及分期的正确率较高。

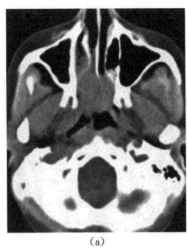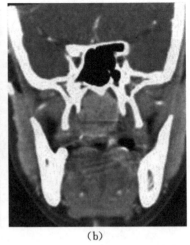

(a)　　　　　　　　　　　　　　　　(b)

图 3 - 40　鼻咽血管纤维瘤

(a)CT 横断位鼻咽部类圆形软组织肿块并阻塞后鼻孔；(b)CT 冠状位显示肿块明显均匀强化

【诊断与鉴别诊断要点】

由于该病变易出血，术前不宜行病理学活检。影像学主要明确肿瘤侵犯范围、骨质破坏情况及肿瘤供血。

三、恶性肿瘤

1. 鼻咽癌

【病因病理】

鼻咽癌多起源于鼻咽部黏膜上皮，多数为鳞癌，极少数为起源于黏膜腺的腺癌，另外还有淋巴瘤等非上皮肿瘤。病变多位于咽隐窝附近，浸润生长，引起鼻咽腔变形缩小，出现鼻塞及涕中带血，向颅底扩展引起骨质破坏，出现头痛及神经损害。鼻咽淋巴组织丰富，早期即发生淋巴结转移。

【临床表现】

中老年男性好发，最常发生于鼻咽顶后壁及侧壁，主要有血涕、鼻出血、鼻塞等症状。颈淋巴转移高达 80%，部分患者往往以颈部肿块就诊。

【影像学表现】

CT 表现　鼻咽腔不对称变形，一侧咽隐窝变平消失为最常见的早期表现。肿瘤逐渐向鼻咽腔及黏膜下生长浸润，形成鼻咽侧后壁的软组织肿块，平扫为等密度，边界不清，增强后见轻、中度强化。肿瘤向下蔓延至口咽部甚至喉部；向前延伸到翼腭窝、后鼻孔；向后累及咽后间隙、椎前间隙、软腭和扁桃体；向两侧累及咽旁间隙、颞下窝；肿块向颅底蔓延，相应骨质破坏，侵入颅内累及海绵窦、颞叶及桥小脑角等处。颈部淋巴结转移，多见于颈深淋巴结，大小不等，呈等密度，中心可有低密度坏死区（图 3 - 41）。

MRI 表现　肿瘤在 T_1WI 为中等信号，T_2WI 信号较肌肉略高，同侧咽旁间隙被侵犯、变形，咽颅底筋膜界面消失，肿瘤与邻近结构分界不清。咽鼓管咽口阻塞、乳突气房积液。肿瘤侵犯颅底骨时，斜坡内骨松质高信号表现为中等信号，冠状位显示较好。T_1WI 增强扫描显示病变侵犯范围较为准确。

MRI 是鼻咽癌放疗后疗效的有效评价方法。

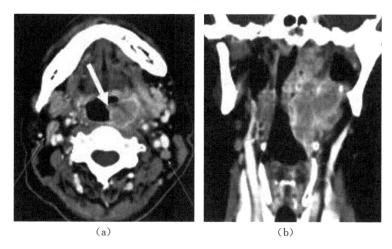

（a）　　　　　　　　　　（b）

图 3-41　左侧鼻咽癌 CT 强化扫描图像

（a）图为横断位显示左侧鼻咽部不均质强化的软组织肿块向周围浸润（粗白箭头）；

（b）图为冠状位显示双侧颈部多发淋巴结转移

【诊断与鉴别诊断要点】

高度怀疑鼻咽癌可通过活检确诊。影像的检查目的包括肿瘤的浸润范围及转移情况。应注意本病应与鼻咽部炎症、纤维血管瘤、脊索瘤和咽旁间隙肿瘤鉴别。脊索瘤常侵犯鼻咽部，也可表现为鼻咽软组织肿块。但常出现斜坡或蝶鞍为中心的广泛性骨质破坏，并且散在钙化。

2. 下咽癌

【病因病理】

下咽癌又称喉咽癌，发病率较喉癌低，以分化程度不等的鳞状细胞癌最为常见，多发生于梨状窝区，下咽后壁区次之，环后区最少。梨状窝癌和下咽后壁癌多见于男性，而环后癌女性较多。下咽癌恶性程度高，局部呈侵袭性生长并沿黏膜下浸润扩散，易发生淋巴结转移。

【临床表现】

本病多见于 40 岁以上患者，表现为有咽部异物感、咽喉部疼痛、吞咽困难、声音嘶哑、颈部包块、呼吸困难。由于位置隐蔽，症状出现较晚。

【影像学表现】

CT 表现　肿瘤较小时，表现为梨状窝变浅、壁增厚，病灶呈等密度，增强扫描呈中等程度强化。肿瘤较大时，向上侵犯杓会厌皱襞、会厌，向前内侵及声带、喉室、声门下区等，向内侵犯杓状软骨（图 3-42）。颈部淋巴结转移多见，并可有部分融合。

MRI 表现　肿瘤在 T_1WI 上与肌肉信号相近或呈略低信号，T_2WI 为较高信号，增强扫描呈中等程度强化。MRI 可弥补 CT 的部分缺陷，较准确地估计声带受侵程度、评价食管上端受累情况，显示轻微的软骨破坏，以及确定正常大小的颈部淋巴结是否转移等。

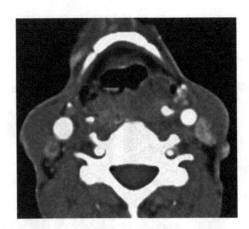

图 3-42　CT 增强扫描图像

喉咽部软组织不均匀增厚，与周围组织分界不清，左侧梨状隐窝变浅、消失

【诊断与鉴别诊断要点】

影像学的作用主要为判断肿瘤的范围及转移情况。下咽癌主要与喉癌相鉴别，喉癌是发生于喉腔黏膜的恶性肿瘤，而下咽癌则是位于喉的两侧及后方。声门上区喉癌位于会厌的侧面；声门癌则位于声带，表现为声带增厚，声门裂不对称。下咽癌则常位于梨状窝，向内侧可侵犯喉旁间隙，一般将声门向对侧推移，声门移位。

3. 喉癌

【病因病理】

绝大多数喉癌为鳞癌，吸烟、饮酒及病毒感染为可能的发病因素。肿瘤起自局部黏膜，早期黏膜局部不均匀增厚，进一步呈结节状或块状生长引起喉腔变形，晚期破坏喉软骨并向喉外发展；淋巴转移至颈部和纵隔淋巴结，血行转移至骨、肺、肝、肾、脑等远处器官。

按解剖部位分为声门上型：发生于会厌、杓会厌皱襞及室带等处；声门型：发生于声带的喉室面；声门下型：发生于声带下缘至环状软骨下缘之间；混合型：侵犯声门和声门上区，为喉癌的晚期表现。

【临床表现】

喉癌多见于中老年男性，咽部不适、异物感、声音嘶哑、吞咽困难及颈部包块。

【影像学表现】

CT 表现　声门上型：①会厌型：发生于会厌喉面，肿瘤向前侵犯会厌前间隙，向上达会厌溪，向下至假声带及喉室，向两侧浸润杓会厌皱襞（图 3-43）。②假声带型：好发于假声带的中前段，游离缘软组织突起。向前侵犯会厌基底部，也可达对侧假声带的前端；向下达喉室及声带；向后达杓会厌皱襞。③喉室型：原发于喉室内，由于假声带的掩盖，早期不易发现，增大后被误认为是发生于假声带或声带。

声门型：声带局限性增厚、隆起和声带固定是声门型喉癌的重要征象。其主要发生于声带膜部，早期表现为膜部局限性增厚和隆起，密度略高，声带活动自如。肿瘤较大时，一侧声带不规则增厚并隆起；向前侵犯前联合，向后累及杓状软骨。若声带固定，提示喉肌和杓状软骨受累。肿瘤向声带深部发展达喉旁间隙表现为脂肪间隙被弥漫或局限性软组织肿块影代替。

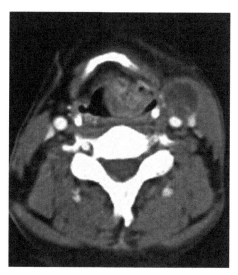

图 3-43　CT 横断位强化扫描
会厌及左侧杓会厌皱襞左侧部分不均质增厚、局部呈肿块状,并可见强化及淋巴结转移

晚期肿瘤侵犯喉室,会厌及声门下区,声带固定、气道变窄。

声门下型:声门下区基底较宽的软组织肿块,增强扫描轻中度强化,边缘不整齐。肿瘤向上累及声带,向后侵犯杓状软骨,向前累及颈部软组织,向下达气管。喉前、气管前及颈深淋巴结转移多见。

混合型:为喉癌晚期表现,病灶范围较大,累及声门区及声门上区,伴有周围软组织、喉软骨浸润和淋巴结转移。

MRI 表现　T_1WI 肿瘤表现为等信号或略低信号,坏死区信号更低;T_2WI 为高信号,坏死区更高。增强后肿瘤不同程度强化。MRI 更清楚显示肿瘤的范围及喉软骨的破坏情况。

【诊断与鉴别诊断要点】

喉镜检查及活检对病灶的定性不难,影像学可对肿瘤范围做准确判断,喉软骨受侵提示患者预后不良,是部分切除的禁忌证,具有重要意义,所以应仔细观察软骨是否受侵。本病需要与声带息肉及乳头状瘤鉴别。声带息肉发生于声带边缘前中 1/3,可单侧或双侧,表现声带游离缘结节样病灶,无喉旁间隙侵犯。喉乳头状瘤是病毒感染喉鳞状上皮引起的良性上皮瘤,症状为声嘶,有自行缓解史,好发年龄为 5~15 岁,也可见于成人,易侵犯部位依次为声带、会厌及室带。

第六节　口腔颌面部疾病

颌面部常见疾病主要包括牙及牙周组织疾病,颌骨骨折,颌骨囊肿、炎症、肿瘤及涎腺疾病等。

一、成釉细胞瘤

【病因病理】

成釉细胞瘤(ameloblastoma)又称造釉细胞瘤或齿釉细胞瘤,是最常见的牙源性良性肿瘤，由成釉器上皮层细胞或齿源性囊肿上皮形成，病理分为实质型、囊肿型和混合型。

【临床表现】

成釉细胞瘤多见于青壮年男性，下颌角磨牙区及下颌支多见，生长缓慢，可恶变；增大时引起颌面部变形，合并感染出现疼痛。

【影像学表现】

X线表现　病变区颌骨呈囊状膨胀性改变，骨皮质变薄，单房或多房、后者多见。单房型呈不规则密度减低区，边缘呈分叶状切迹。多房型呈大小不等的类圆形蜂窝状影，分界清楚，囊腔内缘呈分叶状，常有分隔[图3-44(a)]。

CT表现　膨胀性多房或单房及蜂窝状低或混杂密度区，囊壁边缘常不规整及硬化，呈半月形切迹。肿瘤边缘或瘤内有骨质增生，增强扫描病灶实性部分强化[图3-44(b)]。

MRI表现　肿瘤信号不均，T_1WI呈低信号，T_2WI呈高低混杂信号，增强扫描病灶实性部分强化。

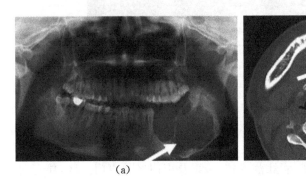

(a)　　　　　　　　　　　(b)

图3-44　左下颌成釉细胞瘤

(a)X线平片示左侧下颌角处见多房样囊状骨质破坏区，骨壁菲薄、部分缺失，内见分隔，牙脱落；(b)CT轴位图像示左下颌骨囊性病灶，内有分隔，骨质破坏（箭头示），病灶向外生长

【诊断与鉴别诊断要点】

含牙的单房成釉细胞瘤需要与含牙囊肿鉴别，前者呈分叶状，边缘有切迹。多囊的成釉细胞瘤与多囊的牙源性囊肿较难鉴别。

二、牙龈癌

【病因病理】

牙龈癌（gingival cancer）是颌骨最常见的恶性肿瘤，多为分化较高的鳞状细胞癌，生长较慢。

【临床表现】

牙龈癌多见于中老年患者，男性多于女性。肿瘤以下颌磨牙区多见，呈菜花样，早期浸润牙槽突及颌骨，引起疼痛，常有颈部淋巴结转移。

【影像学表现】

CT表现　牙周见不规则软组织肿块，向牙槽突浸润，早期呈边界不清的骨质吸收，进一步出现骨质破坏（图3-45），常呈扇形或虫蚀状，自牙槽突向深部进展。分化较好者，边界较整齐。下颌牙龈癌可侵及口底和颊部软组织,上颌牙龈癌破坏硬腭或上颌窦。

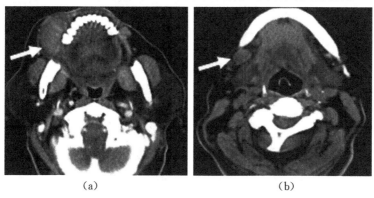

图 3-45 右侧牙龈癌并颌下淋巴结转移
(a)右侧下颌牙龈局部见一软组织肿块;(b)右侧颌下淋巴结增大

MRI 表现 肿块在 T_1WI 呈低信号,T_2WI 呈高信号。低信号的骨皮质信号被长 T_1WI 长 T_2WI 肿瘤组织代替。

【诊断与鉴别诊断要点】

牙龈癌患者早期牙龈局限性增厚且无骨质破坏,易与牙龈良性病变混淆,影像学鉴别较困难,必要时需要病理学检查。

三、涎腺肿瘤

腮腺良性肿瘤多见,约占 75%,其中以良性混合瘤最常见,其次为淋巴瘤性乳头状囊腺瘤(俗称腺淋巴瘤,Warthin 瘤),淋巴瘤、脂肪瘤少见。

1.腮腺混合瘤

【病因病理】

腮腺混合瘤又称多形性腺瘤,是源于上皮的常见良性肿瘤,多为类圆形肿块,包膜完整,边界清晰,其内见软骨样组织、黏液样组织和角化物,可囊变。少数可恶变。

【临床表现】

腮腺混合瘤多见于青壮年患者,生长缓慢,常无意发现,表面光滑,界限清楚。

【影像学表现】

超声表现 类圆形肿块,边界回声清楚,内部回声有三种表现:均质实性低回声、均质实性低回声伴蜂窝样结构、囊实性回声。

CT 表现 圆形或椭圆形软组织密度肿块,较正常腺体密度略高,密度均匀,边界清晰,均匀强化,增强扫描后囊变区不强化(图 3-46)。

MRI 表现 信号均匀,T_1WI 呈等信号,T_2WI 呈略高信号。发生囊变时,其内信号不均匀。

【诊断与鉴别诊断要点】

涎腺肿瘤主要与 Warthin 瘤相鉴别,后者多见于中老年人,通常多发或双侧发病,为光滑无痛性肿块。其影像表现为分叶和多发小囊样改变,其内蛋白成分较多,T_1WI、T_2WI 呈高信号。

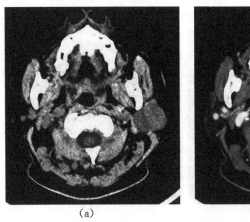

图 3-46　左腮腺混合瘤

CT 平扫示左侧腮腺区见一边界清晰的类圆形等密度肿块；CT 强化扫描示肿块明显强化

2. 涎腺恶性肿瘤

【病因病理】

常见疾病有恶性混合瘤、黏液表皮样癌、腺癌等。

【临床表现】

恶性肿瘤少见。本病多发生于中老年患者，表现为质地较硬的肿块，边界不清，活动度差，因侵犯面神经等结构出现疼痛、面肌痉挛。患者多有病变肿块突然生长、增大的病史。

【影像学表现】

超声表现　肿瘤形态不规则，边界不清，内部回声不均匀。肿瘤中心发生变性坏死呈靶样回声。

CT 表现　边界不清的不规则软组织肿块，浸润性生长，增强后不均质强化。病灶周围脂肪间隙消失，中心坏死出现低密度区。患者颈部及颌下区域多有增大的淋巴结（图 3-47）。

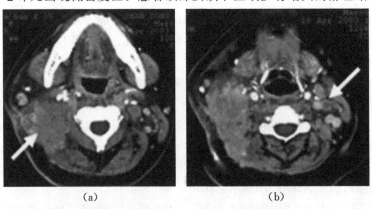

图 3-47　右侧腮腺癌伴左侧颈部淋巴结转移

（a）CT 强化示右腮腺区一强化的软组织肿块，形态不规则；（b）CT 示左颈部血管间隙内多个淋巴结，呈囊性和实性

MRI 表现 肿块 T_1WI 呈略低信号、T_2WI 呈略高的混杂信号。MRI 较 CT 能更好地显示病变范围及面神经受累情况。

【诊断与鉴别诊断要点】

恶性肿瘤需要与良性肿瘤相鉴别,良性肿瘤一般形态规则,边界清晰光滑,肿瘤密度或信号较均匀。恶性肿瘤影像表现正好相反。二者难鉴别时可行活检。

第七节　颈部疾病

颈部疾病包括先天性疾病(腮裂囊肿、甲状舌管囊肿、淋巴管瘤等),肿瘤性疾病(神经源性肿瘤、颈动脉体瘤),甲状腺疾病(甲状腺炎性疾病、甲状腺腺瘤、甲状腺癌等),颈部淋巴结肿大(炎性肿大,转移瘤等)。

一、淋巴管瘤

【病因病理】

本病是一种淋巴管的良性过度增生。临床及病理上可分为单纯性淋巴管瘤、海绵状淋巴管瘤及囊性淋巴管瘤三型。发生在颈部的多为囊性淋巴管瘤,又称水瘤,是一种充满淋巴液的先天囊肿,与周围正常淋巴管不相连,主要来源于胚胎的迷走淋巴组织,好发于颈部后三角区,但可延伸至锁骨后、腋下及纵隔等多部位。

【临床表现】

淋巴管瘤多见于两岁以下儿童,局部为质软的囊性肿块,有波动感,透光试验阳性。肿瘤与皮肤无粘连,生长缓慢,囊内感染者出现感染症状,囊内出血者瘤体骤然增大,张力增高,呈青紫色。其生长于口底、咽喉或纵隔者可压迫气管、食管,引起呼吸窘迫和进食困难,甚至危及生命。

【影像学表现】

超声表现 肿瘤大多位于颈后三角,囊性回声,可单房也可多房,边界清晰,内部回声可均质。

CT 表现 颈部囊性肿物,边界清晰,其内呈水样密度,多为多房,向下可延至纵隔,向上可达口底和面部,增强扫描无强化(图 3-48)。

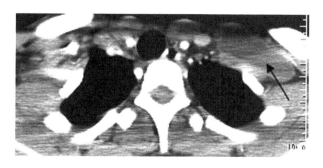

图 3-48　淋巴管瘤
左侧胸廓入口下层面囊样密度肿物

MRI 表现　颈部囊性肿物，可见分隔，T₁WI 呈低信号，T₂WI 呈高信号，边界清晰。

【诊断与鉴别诊断要点】

根据病变部位临床表现及典型影像学表现，较易诊断。鉴别诊断见腮裂囊肿相关内容。

二、颈动脉体瘤

【病因病理】

颈动脉体瘤是一种较为少见的化学感受器肿瘤，属良性肿瘤，生长缓慢，少数可发生恶变。典型颈动脉体瘤位于颈前三角区，甲状软骨上缘，舌骨水平，相当于颈总动脉分叉处。质地中等，呈海绵或分叶状，少数质地坚硬。

【临床表现】

随着肿瘤的生长及向不同方向扩展可发生不同的症状。生长慢而小的肿瘤常无症状，或有痛感、压迫感。较大肿瘤压迫神经可有晕厥感、声嘶、吞咽困难、呼吸困难等症状。

【影像学表现】

超声表现　颈总动脉分叉处有低回声肿块，彩色多普勒显示血流丰富，颈内外动脉间距增宽。

CT 表现　位于颈外侧下颌角后下方圆形椭圆形肿块，平扫呈软组织密度，边界清晰。增强扫描肿瘤呈显著均匀强化。CT 三维血管重建技术可显示肿瘤与颈内外动脉的关系（图3-49）。

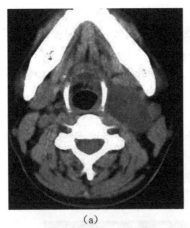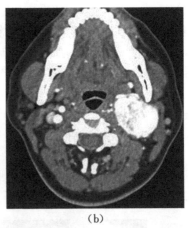

（a）　　　　　　　　　　　　（b）

图 3-49　颈动脉体瘤

左侧颈总动脉分叉处有肿物，(a)平扫 CT 图像；(b)强化 CT 图像，可见肿物明显强化

MRI 表现　T₁WI 呈中等信号，与周围肌肉信号相近。T₂WI 呈高信号或混杂高信号，边界清晰，可见流空效应。增强扫描肿瘤明显强化，肿瘤较大时可呈不均匀强化，其内可见血管流空影，称为"盐胡椒面征"，是化学感受器肿瘤的特征性表现。肿瘤包膜完整时，呈低信号带包绕肿瘤，冠状位可显示颈内外动脉受压移位情况。

【诊断与鉴别诊断要点】

颈动脉分叉处肿瘤，典型 CT、MRI 平扫及增强扫描可作出诊断。鉴别诊断主要有神经鞘瘤、淋巴结肿大等。神经鞘瘤一般较大，内部囊变坏死明显。淋巴结肿大一般多发，增强扫描肿瘤强化较颈动脉体瘤差。

三、单纯性甲状腺肿大

【病因病理】

单纯性甲状腺肿是机体缺碘、存在致甲状腺肿物质,以及甲状激素合成酶缺陷而引起代偿性甲状腺增生肿大,一般无甲状腺功能异常。单纯性甲状腺肿的组织病理改变取决于原发疾病的严重程度与病程的长短。疾病早期,甲状腺滤泡上皮细胞常呈增生、肥大、血管丰富。甲状腺呈均匀、弥漫性增大,但仍维持原来的轮廓。随着病程的延长,病变反复加重与缓解,滤泡充满胶质,滤泡细胞呈扁平状,甲状腺组织出现不规则增生与再生,形成结节,表现为多结节性甲状腺肿,可出现结节内出血或钙化。

【临床表现】

各年龄段均可发病,但以 10～25 岁发病率较高。早期症状不明显,甲状腺呈弥漫性肿大,以后继续发展,逐渐形成结节,可为单个或多个结节。甲状腺功能多数正常或有轻度减低。巨大者可有压迫症状:压迫气管出现呼吸困难,压迫食管可致吞咽困难,压迫喉返神经引起声嘶,压迫上腔静脉则出现上腔静脉综合征而出现面部及上肢浮肿。

【影像学表现】

超声表现 甲状腺呈对称或不对称的弥漫性肿大,回声减低,并可见多发结节,结节回声可均匀,也可因出血、囊变、钙化而回声不均匀(图 3-50)。

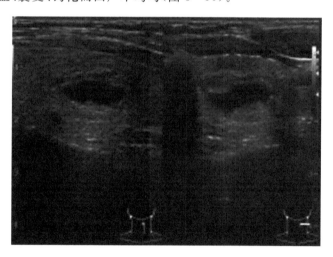

图 3-50 结节性甲状腺肿超声表现
甲状腺肿大,甲状腺左侧叶可见一结节,内见囊性回声

CT 表现 单纯性弥漫性甲状腺肿大表现为对称性增大,均匀性密度减低,增强扫描呈均匀轻度强化。结节性甲状腺肿表现为双侧甲状腺对称性或不对称性肿大,多为非对称性,可见多个低密度区,结节边缘有时可见弧形或斑点状钙化。沙粒样钙化提示有癌变可能(图 3-51)。

MRI 表现 T_1WI 为低信号或等信号,均匀或不均匀,T_2WI 多为不均匀高低混杂信号,以高信号为主,腺瘤样增生结节表现为边界清晰的高信号灶。结节内出血 T_1WI、T_2WI 均为

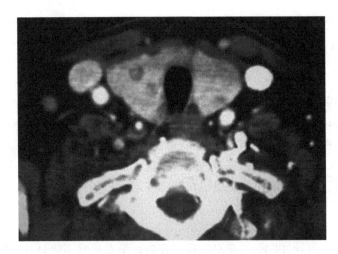

图 3-51　结节性甲状腺肿 CT 表现

增强 CT 图像见双侧甲状腺略肿大,内可见多发结节

高信号。结节囊变表现为 T_1WI 边缘清晰的圆形或类圆形低信号区, T_2WI 为均匀高信号。

【诊断与鉴别诊断要点】

甲状腺弥漫性肿大或结节样肿大,而临床表现轻微,或出现甲状腺功能低下表现是单纯性甲状腺肿的特点。影像上需要鉴别的疾病主要有:弥漫性甲状腺肿伴甲状腺功能亢进(Graves 病)和慢性淋巴细胞性甲状腺炎(桥本甲状腺炎),这两种疾病影像表现上有诸多相似,鉴别诊断主要依靠临床表现及化验检查。

四、甲状腺肿瘤

【病因病理】

甲状腺常见的良性肿瘤为甲状腺腺瘤,恶性肿瘤为甲状腺癌。甲状腺腺瘤一般为单发圆形或类圆形肿块,包膜完整,表面光滑,质韧,多为实质性,部分可囊变。甲状腺癌是甲状腺常见的恶性肿瘤,病理上乳头状腺癌约占 75%;滤泡状癌占 10%～15%;髓样癌占 3%～10%;未分化癌占 5%～10%。肿瘤坚韧也可呈囊性,多无包膜或包膜不完整,与正常甲状腺组织分界不清。

【临床表现】

腺瘤约占甲状腺疾病的 60%。患者以女性为多,发病年龄多在甲状腺功能活跃时期,即 20～40 岁为多,40 岁以后发病率逐渐下降。肿瘤生长缓慢,常于无意中发现,约 10% 可恶变。甲状腺最常见的恶性肿瘤为乳头状腺癌,可发生于任何年龄,男女均可发病,但常见于中青年女性,发病高峰年龄为 20～40 岁。病程进展缓慢,部分患者常发现颈部淋巴结肿大而来就诊,如未及时治疗,癌肿进一步发展可侵犯气管、喉返神经、颈总动脉、颈内静脉等邻近重要脏器,导致呼吸困难、声嘶等症状。

【影像学表现】

超声表现　腺瘤超声表现为单发或多发均质性稍高或略低回声结节,边界清晰,包膜完整,肿瘤周围可见"声晕"征,肿瘤内出现坏死、囊变及钙化时回声不均匀(图 3-52)。甲状腺癌超声表现,肿块形态不规则,与周围组织分界不清,包膜不完整,内部回声不均匀,坏死、出血、囊变及沙粒样钙化常见(图 3 - 53)。

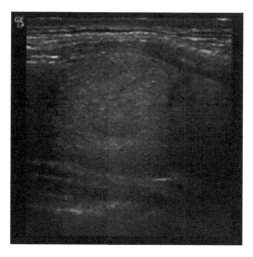

图 3 - 52 甲状腺腺瘤

甲状腺组织内可见一类圆形结节,回声均匀,边界清晰,周围可见"声晕"征

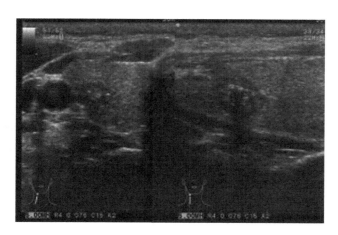

图 3 - 53 甲状腺癌

右侧甲状腺内见不均匀结节回声,边界不清

CT 表现 腺瘤 CT 平扫示甲状腺组织内低密度灶,密度均匀,边缘光滑,瘤内出血及钙化时可见高密度影。肿瘤较小时甲状腺形态无明显变化,肿瘤较大时邻近结构可受压移位。增强扫描病灶可见强化,肿瘤较小时呈均匀强化,肿瘤较大时呈不均质强化,强化程度一般弱于正常甲状腺组织。甲状腺癌 CT 平扫示甲状腺组织内不均匀低密度灶,边界不清,少数病灶可见沙粒样钙化,增强扫描可见病灶不均质增强,但程度弱于正常甲状腺组织,病变晚期可见邻近器官受侵以及局部淋巴结转移(图 3 - 54)。气管可受侵或受推压移位。

MRI 表现 腺瘤 T_1WI 呈边界清晰的等低或高信号结节,T_2WI 呈均匀高信号,如有出血,则 T_1WI、T_2WI 均表现为高信号。腺癌 T_1WI 为边界不规则的等低信号,T_2WI 肿块呈不均质高信号,增强扫描病灶可见强化。

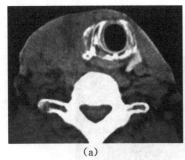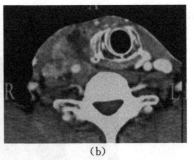

　　　　　　　　　　　(a)　　　　　　　　　　　　　　　(b)

图3－54　甲状腺癌CT表现

右侧甲状腺肿大形态不规则，内可见不规则肿块。(a)为平扫图像；(b)为强化图像，可见肿块不均质强化

　　核医学表现　甲状腺良恶性结节在放射性核素扫描时呈以下表现形式：①热结节，甲状腺结节区核素浓度高于周围组织，多见于滤泡型腺瘤或腺癌。②温结节，多见于腺瘤、结节性甲状腺肿、桥本氏病、亚急性甲状腺炎的恢复期。③凉结节，多见于甲状腺未分化癌、髓样癌、甲状腺囊性变及亚急性甲状腺炎急性期。④冷结节，常为甲状腺癌。以上分类及常见疾病并非绝对。

　　【诊断与鉴别诊断要点】

　　边界清晰、质地均匀者多为良性，反之则多为恶性。同时甲状腺肿瘤还应与结节性甲状腺肿、慢性淋巴性甲状腺炎等疾病相鉴别，结节性甲状腺肿见于地方性甲状腺肿地区，两侧甲状腺肿大并出现结节。慢性淋巴性甲状腺炎表现为两侧甲状腺对称性肿大，无钙化，激素治疗有效。总之，鉴别诊断应结合临床表现、化验检查及影像学检查综合作出判断。

【参考文献】

　　[1] 兰宝森.中华影像医学 头颈部卷[M].北京：人民卫生出版社，2002.

　　[2] 刘凯，柳澄，陈青华，等.颞骨高分辨率CT各向同性的研究[J].中华放射学杂志，2005，1：96－100.

　　[3] 柳澄，陈青华，刘凯，等.多向调整MPR在听小骨及其关节显示中的作用评价[J].中华放射学杂志，2006，6：709－712.

　　[4] 陈青华，柳澄，刘凯，等.多层CT面神经管MPR双斜位成像方法[J].医学影像学杂志，2006，6：541－544.

　　[5] 王道才，柳澄，刘凯，等.多层螺旋CT双斜位MPR对骨半规管的全程显示研究[J].医学影像学杂志，2005，7：532－534.

　　[6] 孔维佳.耳鼻咽喉头颈外科学[M].北京：人民卫生出版社，2005.

第四章 肺与纵隔

第一节 检查技术的应用

呼吸系统和纵隔疾病的检查主要有普通 X 线、CT 和纤维支气管镜等方法。胸部组织具有良好的自然对比，普通 X 线和 CT 检查方便快捷并可提供丰富的诊断信息，是目前首选和最重要的检查方法。

常用影像学检查方法有以下几种。

1.X 线检查

X 线检查可提供较准确的定位诊断，但由于结构重叠和对病变细节的显示不足，提供的诊断信息较少，目前主要用于胸部病变筛查。

2.CT 检查

CT 由于具有比 X 线更高的密度分辨率和断面成像的特点，无论从病变的检出、定位还是定性诊断上都可提供丰富的信息，是目前胸部尤其是呼吸系统疾病的首选检查方法。

3.MRI 检查

MRI 成像对于胸壁软组织、纵隔血管和较大的肺血管和支气管显示较好，但对于肺部病变细节显示不足。

4.PET 及 PET-CT

其通过组织对葡萄糖的摄取了解组织代谢的情况，多用于对组织良恶性的评价提供参考，以及呼吸系统肿瘤的临床分期、疗效评价和检测复发等。

第二节 呼吸系统正常影像学表现

一、正常 X 线表现

(1)正常胸部 X 线影像是胸腔内、外各种组织和器官重叠的总和投影(图 4-1)。

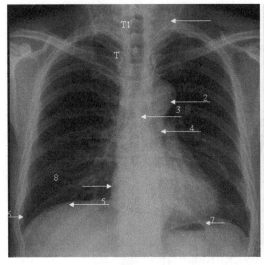 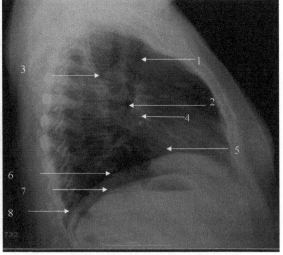

(a)　　　　　　　　　　　　　　　　(b)

T₁—第一胸椎；T—气管；1—第一肋；2—主动
脉弓；3—气管杈；4—左主支气管；5—膈；6—
肋膈角；7—胃泡；8—心膈。

1—气管；2—左主支气管；3—降主动脉；
4—右肺动脉；5—斜裂；6—右膈；7—左膈；
8—后肋膈角。

图 4-1　胸部 X 线影像

（2）胸廓是软组织及骨骼在胸片上形成的影像。

（3）胸锁乳突肌及锁骨上皮肤皱褶：胸锁乳突肌在两肺尖内侧形成外缘锐利、均匀致密的影像。

（4）肋骨：起于胸椎两侧，后段呈水平向外走行，前段自外上向内下倾斜走行形成肋弓。肋骨前后端不在同一水平，一般第 6 肋骨前端相当于第 10 肋骨后端的高度。前段扁薄，不如后端影像清晰。肋骨及肋间隙常被用作胸部病变的定位标志。

（5）肩胛骨：内缘可与肺野外带重叠，勿误信为胸膜增厚。青春期肩胛骨下角可出现二次骨化中心，诊断时勿误认为骨折。

（6）锁骨：在后前位片上两侧胸锁关节到中线距离应相等，否则为投照位置不正。锁骨的内下缘有半月凹陷，为菱形韧带附着处，有时边缘不规则，诊断时勿认为骨质破坏。

（7）胸骨：胸骨在后前位片上与纵隔影重叠，只有胸骨柄两侧外上角可突出于纵隔影之外，诊断时勿误认为纵隔病变。

（8）胸椎的横突可突出于纵隔影之外，诊断时勿误认为是增大的淋巴结。

（9）纵隔：纵隔位于胸骨之后，胸椎之前，界于两肺之间。其中有心、大血管、气管、食管、主支气管、淋巴组织、胸腺、神经及脂肪等器官和组织。除气管及主支气管可以分辨外，其余结构间无明显对比，只能观察其与肺部邻接的轮廓。

（10）膈：呈圆顶状。膈在外侧及前、后方与胸壁相交形成肋膈角，内侧与心形成心膈角。膈的圆顶偏内前方，因而外、后肋膈角深而锐。右膈顶较左膈顶高 1～2cm，一般位于第 9 或第 10 后肋水平，相当于第 6 前肋间隙。

（11）胸膜：衬于胸壁内面、膈面与纵隔面的壁层胸膜和包绕于肺表面的脏层胸膜，正常时不显影，只有在胸膜反褶处 X 线与胸膜走行方向平行时才在 X 线片上显示为薄层状或线状致密影。其见于肺尖胸膜反褶及叶间裂反褶。

(12)肺的各解剖部分的投影在 X 线上表现为肺野、肺门及肺纹理。

肺野是肺在胸片上显示的含有空气的透明区域。两侧肺野的透明度相同,深吸气时肺内气量多,透明度高,呼气时则透明度低,以两肺中下野表现明显。肺尖部含气量较少,故较不透明。为便于标明病变位置,人为地将一侧肺野纵行分为三等分,称为内、中、外三带,又分别在第 2、4 肋骨前端下缘画一水平线将肺野分为上、中、下三野。

肺门及肺纹理:肺门影是肺动、静脉、支气管及淋巴组织的总和投影。右肺有上、中、下三叶,左肺有上、下两叶。各肺叶由叶间裂分隔。右肺有斜裂与水平裂两个叶间裂。侧位片上右肺斜裂上起第 4 胸椎水平,向前下斜行达膈前部距前肋膈角 2～3 cm 处。水平裂起自斜裂的中部,向前稍向下达前胸壁。水平裂上方为上叶,下方为中叶,后下方为下叶。左肺上叶相当右肺上、中两叶。

肺段:肺叶由 2～5 个肺段组成,各有其单独的支气管。正常时 X 线片不能显示肺段的界限,只有在病理情况下单独肺段受累,才能看到肺段的轮廓。肺段的名称与相应的支气管一致。

肺小叶:每一肺段由许多肺小叶组成。肺小叶的直径约 1 cm,有一小叶支气管及伴随的小叶动脉进入。小叶之间有疏松的结缔组织间隔,称小叶间隔,其中有小叶静脉及淋巴管。每支小叶支气管分出 3～5 支末梢细支气管,每支末梢细支气管所支配的范围称为腺泡。呼吸小叶为肺部病理改变的基本单位,其直径约为 6 mm。末梢细支气管继续分出呼吸细支气管,以后再分为肺泡管、肺泡囊,最后为肺泡。

肺实质与间质:肺组织由肺实质与肺间质组成。肺实质为肺部具有气体交换功能的含气间隙及结构,包括肺泡与肺泡壁。肺间质是支气管和血管周围、肺泡间隔及脏层胸膜下由结缔组织所组成的支架和间隙。

二、正常 CT 表现

(一)胸壁

胸壁浅层的肌肉为胸部上肢肌、项背肌和腹肌所覆盖。胸壁深层结构有位于肋间隙和胸前壁内侧面的胸部固有肌及覆于其内面的筋膜、走行于肋间隙内的肋间血管、神经及胸廓内血管等。

(二)胸膜

胸膜分壁层胸膜、脏层胸膜。正常胸膜菲薄,CT 上无法显示,但叶间胸膜可显示(图 4-2),是 CT 上划分肺叶的主要标志。

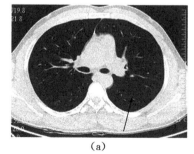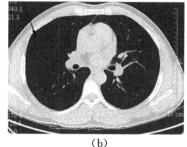

(a)   (b)

图 4-2 叶间胸膜 CT 表现

两斜裂及水平裂表现为无肺纹理的"透明带",或两侧斜裂为高密度"线状影"

（三）肺

左、右肺由斜裂分为上、下两叶。右肺又由水平裂分为上、中、下三个叶。按支气管的分支、分布,通常将右肺分为 10 个肺段,即上叶分 3 段,中叶分 2 段,下叶分 5 段(图 4 - 3)。左肺分为 8 个肺段,上叶的尖段和后段合为尖后段;上、下舌段与右肺中叶的外侧段和内侧段相当;左肺下叶的内侧底段和前底段也合为一个支气管肺段,称为内前底段,其余与右肺相同。

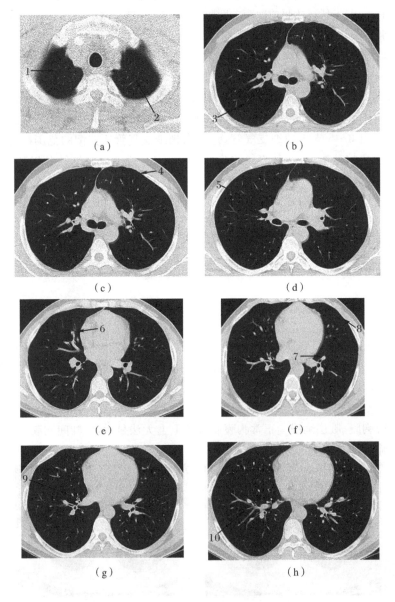

（a）　　　　　　　　（b）

（c）　　　　　　　　（d）

（e）　　　　　　　　（f）

（g）　　　　　　　　（h）

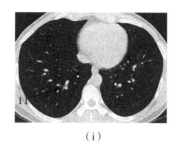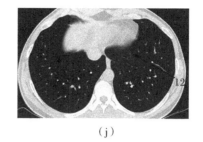

（i）　　　　　　　　　　　　（j）

1—尖段；2—尖后段；3—后段；4—前段；5—外侧段(上舌段)；6—内侧段(下舌段)；7—上段；
8—内基底段；9—前基底段；10—外基底段；11—后基底段；12—左前内基底段。

图 4-3　肺分段

（a)胸腔入口层面；(b)主动脉弓层面；(c)主-肺动脉窗层面；(d)气管分叉层面；(e)主动脉根部层面；
(f)左心房层面；(g)左、右下肺静脉层面；(h)四腔心层面；(i)三腔心；(j)经膈腔静脉孔层面

（四）气管和支气管

　　支气管指由气管分出的各级分支,由气管分出的一级支气管,即左、右主支气管。右主支气管短而粗(直径平均约男 15 mm,女 14 mm),左主支气管细而长(直径平均约男 14 mm,女 13 mm)。左、右主支气管分为次级支气管和再次级支气管,分别称为肺叶支气管和肺段支气管(图 4-4)。

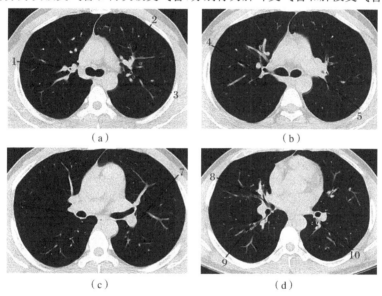

1—右上叶尖段支气管；2—左上叶前段支气管；3—左上叶尖后段支气管；4—右上叶支气管；
5—左上叶尖后段支气管；6—右中间段支气管；7—左舌叶支气管；8—右中叶支气管；
9—右下叶支气管；10—左下叶支气管。

图 4-4　正常支气管 CT 表现

（五）纵　隔

纵隔分为前纵隔、中纵隔和后纵隔(图 4-5)。
(1)前纵隔:位于胸骨后方,心脏大血管之前,主要有胸腺组织、淋巴组织、脂肪组织和结缔组织。
(2)中纵隔:为心脏、主动脉、气管所占据的部位。

（3）后纵隔：为食管前缘之后，胸椎前及椎旁沟的范围。

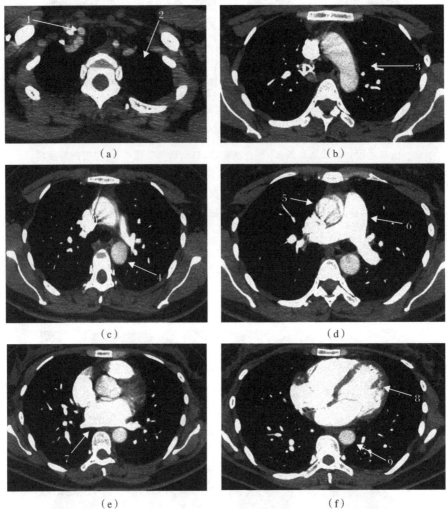

1—右颈总动脉；2—左锁骨下动脉；3—主动脉弓；4—降主动脉；

5—升主动脉；6—肺动脉干；7—左心房；8—左心室；9—胸主动脉。

图 4-5 纵隔内结构

（a）胸腔入口层面；（b）主动脉弓层面；（c）主动脉窗层面；（d）肺动脉层面；（e）左心房层面；

（f）四心腔层面

第三节 呼吸系统基本病变的影像学表现

一、肺部病变

1. 间质病变

气管、支气管病变表现为位置和形态的改变。

血管病变和淋巴管病变表现为支气管血管束增粗、小叶间隔增厚、胸膜下结节影和胸腔积液等。

肺间质内的渗出液、漏出液积聚,炎细胞浸润,肉芽组织、纤维结缔组织增生,以及肿瘤细胞浸润转移可引起肺内间质的改变。病变主要表现为网格状、线状、蜂窝状及条索状阴影。较大支气管和血管周围间质病变表现为肺纹理的增粗、边缘模糊;小支气管、血管周围间质、小叶间隔、肺泡间隔的病变可表现为点状、网状、蜂窝状或条索状影。HRCT 是目前观察肺间质和小气道病变最好的影像学检查方法,主要表现如下。

小叶间隔及小叶中心结构增厚:小叶间隔增厚多见于肺周边部,尤以两肺下叶为著,HRCT 表现为近垂直于胸膜的线状影;小叶中心结构增厚表现为小叶中心的点状或"Y"形影,为小叶中心细支气管及小叶动脉周围炎症浸润。

胸膜下线:为胸膜下 1 cm 内与胸膜平行的线状影,一般长 2～5 cm,病理基础为支气管周围纤维性病变及肺泡萎陷。

长瘢痕线:为向胸膜下延伸的长 2～5 mm 的线状影,走行方向不定,无逐渐变细及分支,病理基础为较大的纤维瘢痕。

小结节影:结节大小为 5～10 cm,间质性结节常分布于肺门周围支气管血管束、小叶间隔、胸膜下及叶间裂处;实质性结节多位于小叶实质内,边界较为模糊。

蜂窝状改变:为多个聚集的大小不等的囊腔,囊壁厚 0.8～1 mm,多为 6～10 mm 大小,为折叠破坏的肺泡壁及呼吸细支气管壁和纤维性病变,系肺间质纤维化后期重建表现。

磨玻璃密度影:为肺实质内片状略高密度影,似磨玻璃密度,但肺纹理不被掩盖。病理基础为肺泡腔内少量渗出、肺泡壁水肿或肺泡间隔炎症。肺间质纤维化基础上出现磨玻璃改变则代表活动性病变。

支气管血管束异常:支气管血管束增粗、变细或成串珠状改变,为支气管血管束周围间质性改变。漏出、渗出、纤维化、肉芽肿、肿瘤均可引起。

肺结构扭曲变形及牵拉性支气管扩张:为肺组织不同程度的扭曲变形和病变区内的不规则管状影,由肺间质广泛纤维化牵拉扭曲所致。

2. 肺泡腔病变

肺泡腔内渗出性病变系机体对于急性炎症的反应,可见于各种肺实质的急性炎症、肺出血、肺水肿及渗出性肺结核。早期可仅局限于腺泡或小叶范围内,呈磨玻璃密度影,渗出液迅速蔓延,肺泡内的气体被渗出的液体、蛋白或细胞替代,可在短期内发展为肺实变。

3. 增殖性病变

增殖性病变系以成纤维细胞、血管内皮细胞和组织细胞增生为主,并有淋巴细胞和浆细胞形成的浸润病灶的慢性炎症的病理改变。此型见于增生性炎症和肉芽肿性病变,表现为结节状、肿块状、肺段或肺叶阴影,边缘较渗出性病变清楚,多个邻近病变无融合倾向。

增殖性病变的细胞成分逐渐被纤维组织取代称纤维化,可致呼吸细支气管以下的气道扩张。肺纤维化分为弥漫性纤维化和局限性纤维化。

4. 肿块

肺部良恶性肿瘤、肿瘤样病变均表现为肿块影。尤其是周围性肺肿块,鉴别困难。良性肿瘤多表现为边缘光滑的圆形或类圆形肿块影;周围性肺癌由于多中心生长和肺间质浸润,多呈分叶状肿块,边缘呈短毛刺影像,可见空泡征、脐凹征和胸膜凹陷征等征象。

5. 空洞与空腔

肺内病变坏死后,经引流支气管排出,形成空洞。坏死物未完全排出时空洞内可见液平。

空洞的X线表现有三种：虫蚀样空洞为大片阴影区内多发性边缘不规则的虫蚀状透明区，常见于干酪性肺炎；薄壁空洞的洞壁小于3 mm，内外光滑，病理基础位纤维组织、肉芽组织和干酪性坏死，可见于肺脓肿、肺转移癌；厚壁空洞洞壁超过3 mm，多见于结核、肺脓肿和肺癌。结核性空洞壁内略显模糊不规则，壁外整齐清楚，周围可见卫星灶；肺脓肿形成的空洞壁外由于炎症边缘多模糊，壁内略不整，腔内多有液平。癌性空洞边缘多清楚，壁内凹凸不平，可见壁结节。

空腔为肺内含气囊腔扩大、融合而成，见于肺大疱、含气肺囊肿和肺气囊。肺大疱和肺气囊的壁为肺泡壁，肺囊肿的壁则为发育不良的支气管壁。空腔的X线表现为壁薄均匀（一般小于1 mm）、大小不等的气腔，周围无病变，合并感染时，腔内可有液平，周围可见片状阴影。

6. 钙化

钙化（calcification）多发生于退行性病变或坏死组织内，多见于肺内或淋巴结结核，提示为陈旧结核或愈合期病灶。肺癌和错构瘤内也可见钙化。双肺多发钙化还可见于硅肺、肺泡微石症和骨肉瘤肺转移。

二、胸膜病变

胸腔积液：积液可以是渗出液、漏出液、血液和乳糜液等，其性质与引起积液的原因有关。结核性胸膜炎多产生渗出液；心肾疾病、充血性心力衰竭或血浆白蛋白过低可产生漏出液；恶性肿瘤侵犯胸膜或胸膜转移多产生血性积液。

气胸和液气胸：为脏胸膜损伤所引起，但以诊疗为目的的人工气胸则应避免脏胸膜的损伤。X线表现为肺组织压缩、患侧肺野密度增高、可见压缩的肺边缘和其外侧无肺纹理分布的气胸区。大量气胸可致纵隔、气管向健侧移位，膈下移。液气胸表现为气胸征象与液平共存。

胸膜增厚、粘连和钙化：轻度胸膜粘连表现为肋膈角变钝，透视下膈肌运动轻度受限；广泛粘连可见患侧胸廓塌陷、肋间隙变窄、肺野密度增高，沿肺野外侧缘及后缘可见窄带状密度增高影，患侧肋膈角平直或消失，膈肌运动微弱或消失。

胸膜肿块：平片与包裹性积液不易区分，CT检查对于胸膜增厚或肿块尤为敏感，表现为胸膜结节状、半球形、扁丘状或不规则肿块影。

第四节　疾病诊断

一、先天性肺疾病

（一）先天性支气管囊肿

【病因病理】

先天性支气管囊肿多见于儿童和青年人，系胚胎时期气管支气管树分支发育异常的一种畸形，因不能形成贯通的管状结构，使远端支气管内的分泌物不能排出而聚集增多形成囊肿。囊肿为单房或多房，壁薄，内覆假复层纤毛上皮，囊壁可含黏液腺、软骨和平滑肌。囊内充满黏液样物质，除感染后可充满脓液或空气，一般不与支气管相通。囊肿约85%位于纵隔内，15%位于肺内，即肺囊肿。

【临床表现】

婴幼儿囊肿较小时多无症状，较大时可有压迫症状，如呼吸困难或喘鸣，甚至上腔静脉综合征。囊内出血或感染时,肿块可突然增大,出现压迫或感染症状。

【影像表现】

X 线表现　为纵隔增宽变形或肺部肿块影,不具有特异性。纵隔支气管囊肿多位于气管旁、隆突下偏右侧;肺囊肿多位于下叶。

CT 表现　囊肿呈圆形或椭圆形,边缘锐利,张力较高,与气管、支气管关系密切。平扫CT 值变化较大,典型者呈水样密度,部分呈软组织密度,甚至高于软组织密度,提示有出血或蛋白含量较高,少数囊壁有钙化。增强扫描后信号无强化(图 4-6)。合并感染时可与支气管相通,出现气液平面,囊壁可出现强化(图 4-7)。

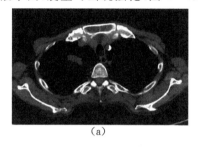
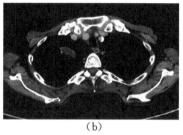

(a)　　　　　　　　　　　　(b)

图 4-6　先天性支气管囊肿

右肺上叶椭圆形肿块,密度均匀,边界清晰,与气管关系密切,增强后无强化

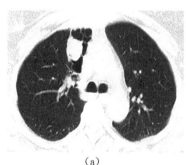
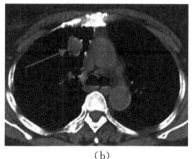

(a)　　　　　　　　　　　　(b)

图 4-7　支气管肺囊肿

右肺上叶多发囊状病灶,壁薄光整,内有液平,周围肺组织内无异常改变

MRI 表现　T_1WI 呈低信号,T_2WI 呈高信号,随回波时间延长信号逐渐增强。当有出血或蛋白含量较高时 T_1WI 可呈高信号。感染性囊肿 T_1WI 和 T_2WI 均呈中等信号。

【诊断与鉴别诊断】

囊肿若位于气管、支气管与食管之间,与食管囊肿较难鉴别。表现为软组织密度者需与淋巴结和实体肿瘤相鉴别。合并感染时与肺脓肿鉴别困难。

(二)肺隔离症

【病因病理】

肺隔离症(pulmonary sequestration)为起源于原始前肠的肺芽远端副肺芽发育异常所致,系胚胎时期部分肺组织得不到肺动脉系统供血,转而由主动脉分支供血,丧失了正常的气体交换功能，而与正常肺组织隔离。根据隔离肺组织有无单独的脏胸膜包被，肺隔离症可分为肺叶外型与肺叶内型。叶内型隔离肺与正常肺在同一脏胸膜内者为肺叶内型，占75％～86％，其中约75％由胸主动脉分支供血，并引流至肺静脉。病理上隔离肺多为大小不等的囊状结构，囊内充满黏液，囊壁为扩张的支气管或囊性退行性病变，也有少数表现为实性肿块。叶外型占13％～25％，多为实性改变，较少为囊性，多由腹主动脉供血，通过奇静脉回流。

【临床表现】

患者临床表现为慢性咳嗽、喘息、反复肺部感染病史，如反复发热、咳嗽咳痰、胸闷或咯血等，也可无任何症状。

【影像学表现】

X线表现　肺叶内型好发于两肺下叶后基底段，肺叶外型好发于肺底脊柱旁或与膈肌之间，均多见于左侧。病灶可呈圆形、椭圆形肿块或囊状影，边缘多光滑，合并感染时边缘可变模糊，反复感染可致周围支气管扩张，密度均匀；囊性病变可为单房或多房，或为蜂窝状，可见液平；偶可见病灶后方有条带状影，系异常供血血管的影像，此征称"尾征"，为诊断本病重要的特征征象。

CT表现　病灶显示为实性肿块影、囊性或囊实性病灶，增强扫描可见实性部分明显强化，增强扫描可显示异常供血动脉，表现为病灶内侧与主动脉密度相似且强化峰值时间接近的血管影（图4-8）。CTA可立体直观显示异常血管的起源和走行。

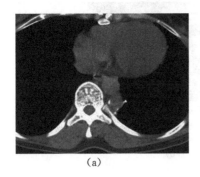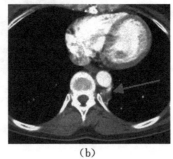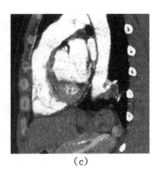

(a)　　　　　　　　　　(b)　　　　　　　　　　(c)

图4-8　肺隔离症

左肺下叶脊柱旁软组织密度肿块影，其内可见血管样强钙化，增强扫描可见主动脉分支进入，MPR图像清晰显示主动脉分支供血

MRI表现　实性部分和囊性分隔呈中等信号，囊液可呈长 T_1 长 T_2 信号，蛋白渗出也可呈短 T_1 信号。血管流空和对比增强磁共振血管成像有助于显示异常供血血管。

血管造影　主动脉造影对于显示异常的供血动脉和引流静脉最佳。

【诊断与鉴别诊断要点】

青年无症状或反复发作的肺炎，X线示左下肺脊柱旁囊性或实性阴影应考虑本病。本病需与肺炎、肺部肿瘤、支气管囊肿相鉴别，结合临床表现，明确发现肺外供血血管可确诊。主动脉造影对本病确诊有价值，但X线结合强化CT/CTA检查一般可明确诊断。

（三）肺动静脉瘘

【病因病理】

肺动静脉瘘系肺内动、静脉之间的异常交通,可分为先天性肺动静脉瘘与后天性肺动静脉瘘。其病理类型多见于肺循环动静脉之间的直接交通,少数可见肺循环与体循环之间的交通。先天性肺动静脉瘘主要分为3型:I型也称单纯型,为单支短路,一条供血动脉和一条引流静脉,最为常见;Ⅱ型也称复杂型,多个供血动脉和引流静脉,分流量较大;Ⅲ型为非毛细血管扩张型或弥漫性肺小动静脉漏型,为肺内多发弥漫性细小动静脉漏,右向左分流量最大,此型可为遗传性出血性毛细血管扩张症(Rendu-Olser-Weber 综合征)的肺部表现,可同时伴发肺外毛细血管扩张。

【临床表现】

肺动静脉漏的临床表现取决于其右向左分流量的大小,分流量小可无症状,分流量大可出现呼吸困难、发绀、杵状指、心悸和咯血等症状。胸部听诊于病变区可闻及连续性杂音。

【影像学检查】

X 表现　病灶为单发或多发的结节状影,大小不等,多数为单发,下叶多见。密度均匀,边缘光滑或可见分叶,较大者形态可不规则。常可见一支或数支粗大扭曲的条带状影引向肺门。透视下暂停呼吸可见搏动,Mueller 或 Valsalva 试验可见病灶大小发生变化。弥漫性动静脉漏可见多发、多个叶段的葡萄状或粟粒状影,或仅为肺纹理扭曲增粗。

CT 表现　病灶呈圆形结节或分叶形、匍行状肿块影,多近肺门,与血管相连,密度均匀,边缘光滑,增强扫描呈血管性强化,持续时间较短,与肺动脉保持一致。CTA 可显示供血动脉和引流静脉的形态和走向,具有确诊价值,并可细致评价畸形结构(图 4-9)。

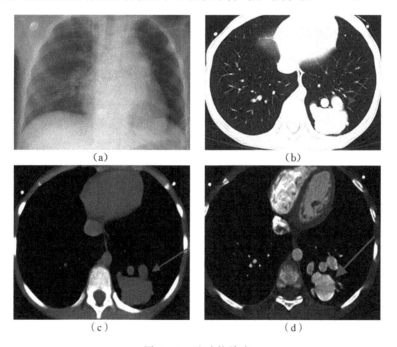

(a)　(b)

(c)　(d)

图 4-9　肺动静脉瘘

X 线示左肺门肿块影,边缘光滑,CT 为软组织密度,周围可见粗大迂曲的血管,增强扫描病灶血管样强化

血管造影表现 肺动脉造影可显示病灶及供血动脉和引流静脉,弥漫性表现为双肺多发迂曲扩张的血管影。

【诊断与鉴别诊断要点】

胸部X线检查发现肺部结节伴条带状影与肺门相连应考虑本病可能,需与肺肿瘤、结核球相鉴别。病灶的血管性强化与供血动脉和引流静脉显示是诊断的要点。目前CT增强扫描或CTA基本取代造影检查作为确诊本病的检查方法。本病为穿刺活检的禁忌证。

二、肺部炎症

(一)支气管扩张

【病因病理】

支气管扩张(bronchiectasis)是指部分支气管树管壁组织破坏造成的局限性的、不可逆性扩张。其主要病因为支气管的反复感染与阻塞。发病机制为支气管阻塞、管壁损伤和肺纤维化牵张。

【临床表现】

典型症状为慢性咳嗽伴大量脓痰和反复咯血。咯血可反复发生,程度不等,咯血量与病情严重程度有时不一致。炎症扩展到病变周围的肺组织,可出现高热、纳差、盗汗、消瘦、贫血等症状,约1/3患者伴有杵状指。查体可于病灶部位闻及大小不等、持久存在的湿性啰音。

【影像学表现】

X线表现 好发于右下叶、右中叶、左下叶及舌段。轻症多无异常发现,重症病变区肺纹理增多、增粗、排列紊乱,有时可见支气管壁增厚,呈柱状增粗或"轨道征",典型呈蜂窝状或卷发状阴影(卷发征),其间夹有液平面的囊区(图4-10)。胸片对支扩的诊断敏感性不高,不能作出可靠诊断。

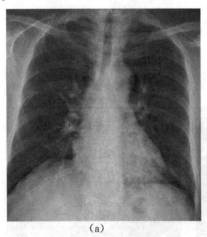
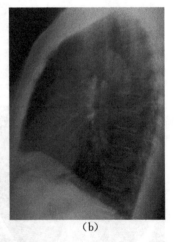

(a) (b)

图4-10 支气管扩张

CT表现 高分辨CT(HRCT)目前已经取代支气管造影作为支气管扩张的首选检查方法,诊断敏感性为96%,特异性为93%,同时有助于观察周围肺组织改变。诊断标准为:①某一支气管远端大于或等于近端;②胸壁下1cm内见到支气管;③支气管内径(以短径为准)超过伴行肺动脉的 1.5 倍(印戒征)。支气管扩张的 CT 表现主要有囊状扩张、柱状扩张和混合性扩张。由于扫描层面与扩张的支气管的角度不同可呈双轨状、椭圆形、圆形和囊状透光区(图4-11)。除上述典型表现外还可表现为支气管壁增厚,支气管内黏液嵌顿,支气管周围纤维化瘢痕和肺炎性实变等。

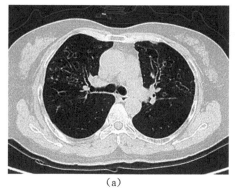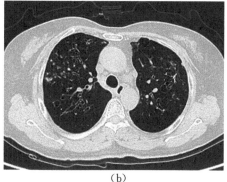

(a)　　　　　　　　　　(b)

图 4-11　支气管扩张 CT 表现

(a)、(b)双肺上叶多发支气管扩张

【诊断与鉴别诊断要点】

(1)弥漫性肺纤维化引起的可致牵张性改变支气管扩张,但无相似症状。

(2)组织细胞增生症 X 线片有时可见类似支扩的囊状改变,多代表空洞性肉芽肿,多位于上叶和中叶,伴有结节。

(3)肺泡癌和肺孢子菌肺炎也可呈多囊性改变,但无连续性,有助于鉴别。

(二)肺炎

肺炎可由多种病原体感染引起,根据影像表现不同可分为大叶性肺炎、支气管肺炎(小叶性肺炎)和间质性肺炎。

1. 大叶性肺炎

【病因病理】

大叶性肺炎是细菌性肺炎中最常见的。90％以上的大叶性肺炎由肺炎链球菌引起,以3 型肺炎链球菌毒力最强。金黄色葡萄球菌、肺炎克雷伯菌、溶血性链球菌和流感嗜血杆菌引起的肺炎也可呈大叶性肺炎的表现。

病理改变以纤维素渗出为主,一般为单侧肺,以左肺下叶多见。大叶性肺炎分期按发展过程分为充血水肿期(病变早期)、红色肝样变期(1～2 天后)、灰色肝样变期(3～4 天后)和溶解消散期(5～10 天后)。

【临床表现】

大叶性肺炎多为青壮年急性起病,患者突发高热、寒战、咳嗽和咯铁锈色痰。病变早期可有高热、咳嗽等症状。听诊出现捻发音和湿啰音,实变期肺泡腔内的红细胞被破坏、崩解,形成变性的血红蛋白而使痰呈铁锈色。消散期由于渗出物液化,听诊可闻及湿啰音。病变多于两周内吸收,临床表现的减轻多较病变吸收早。少数病变可延迟至 1～2 月吸收,也可迁延不愈,演变为机化性肺炎。

【影像学表现】

大叶性肺炎的影像表现可一定程度反映其病理变化。

X 线表现 充血期 X 线检查呈肺纹理增强、透明度减低或可见淡薄而均匀的阴影,也可无异常表现。实变期可见大片致密阴影（肺实变）累及整个或大部分肺叶,可见空气支气管征。病变的形状与所在肺叶的解剖形状有关（图 4－12）。消散期病变区阴影密度逐渐减低,透亮度增加,病变吸收的不均匀致此期多表现为散在斑片状阴影。

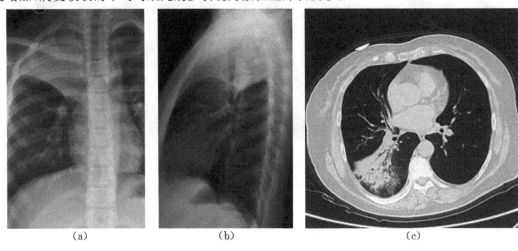

(a)　　　　　　　　　(b)　　　　　　　　　(c)

图 4－12　大叶性肺炎

(a)、(b)右肺上叶大叶性肺炎;(c)右肺下叶大叶性肺炎

CT 表现 充血期可见边缘模糊的片状磨玻璃密度阴影;实变期可见叶、段分布的大片致密阴影,空气支气管征较胸片更明显;消散期病变吸收,呈散在、大小不等的斑片状阴影。

【诊断与鉴别诊断要点】

青壮年急性起病,患者突发高热、寒战,咳嗽和咯铁锈色痰,胸片或 CT 示病变累及整个肺叶或肺段提示可能为本病。大叶性肺炎实变期需与肺结核、中央型肺癌所致阻塞性肺不张及肺炎型肺癌相鉴别。消散期应与浸润型肺结核相鉴别。依据临床表现和 X 线检查可确诊,CT 检查多用于鉴别诊断。

2.支气管肺炎

【病因病理】

支气管肺炎（bronchopneumonia）又称小叶性肺炎,可由细菌或病毒感染引起,以葡萄球菌、肺炎双球菌和肺炎链球菌感染多见。病毒感染以呼吸道合胞病毒、腺病毒、流感病毒和副流感病毒为多见。按病理形态的改变分为一般支气管肺炎和间质性支气管肺炎两类。前者多由细菌所致,后者则以病毒为主。多数支气管肺炎在病毒感染的基础上可发生细菌感染,为混合感染。

病理改变以肺泡炎症为主,支气管壁与肺泡间质炎性病变较轻。病理基础为小支气管壁充血水肿、肺间质内炎性浸润和肺小叶渗出和实变的混合病变。病变可通过肺泡间通道和细支气管向邻近组织蔓延,呈小片状的灶性炎症,可互相融合扩大。

【临床表现】

支气管肺炎多见于婴幼儿,为小儿最常见的肺炎,此外还多见于老年和体弱者,大多起病较急。典型的支气管肺炎常有发热、咳嗽、咳泡沫黏液脓性痰、气促、呼吸困难,病变部位可闻及固定的细湿啰音。

【影像学表现】

X 线表现　病变多发生在两肺中下野的内带、中带。支气管及周围间质的病变表现为肺纹理增多、增粗和模糊。小叶性渗出与实变则表现为沿肺纹理分布的斑片状模糊致密影,密度不均(图 4-13)。密集的病变可融合成较大的片状。病变广泛,可累及多个肺叶。小儿患者常见肺门影增大、模糊,并常伴有局限性肺气肿。

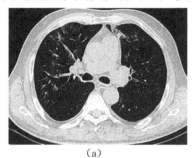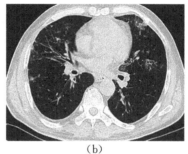

(a)　　　　　　　　　　　　　(b)

图 4-13　支气管肺炎
双肺散在斑片状高密度影

CT 表现　两肺中部和下部支气管血管束增粗、模糊,周边散在大小不等的斑片状、结节状阴影,边缘模糊,有时可见其周围由小叶支气管阻塞所致的局限性过度充气,呈 1~2 cm 大小的泡状透亮影。

【诊断与鉴别诊断要点】

婴幼儿或年老体弱者,急性发病,出现高热、咳嗽、咯泡沫或脓性痰;胸片示两肺中野和下野内带、中带多发小斑片状阴影,应考虑本病。一般胸片即可诊断。年老者、症状不典型者应与肺癌引起的阻塞性肺炎相鉴别。CT 检查多用于鉴别诊断。

3.支原体肺炎

【病因病理】

支原体肺炎(mycoplasma pneumonia)由肺炎支原体感染引起。肺炎支原体感染为社区获得性肺炎常见的病原体之一。病理基础为细小支气管壁、肺泡壁与其周围的浆液性渗出和炎细胞浸润,由于细小支气管黏膜的充血和水肿致狭窄阻塞,导致肺气肿或肺不张。炎症可沿淋巴管扩展引起淋巴管炎和淋巴结炎。

【临床表现】

本病秋冬时期多见,儿童和青壮年发病率高,潜伏期为 1~2 周,起病缓慢。患者有时有咳嗽,多为干咳,伴有黏痰,或为顽固而剧烈的咳嗽,偶有血痰、胸痛;有时表现为肌肉酸痛或恶心、呕吐、食欲不振等消化道症状。约 1/3 患者无明显症状。

【影像学表现】

X 线表现　早期病变呈间质炎性改变,表现为肺纹理增粗及网状阴影。病变发展可于数日后出现片絮状阴影，密度较淡，边缘模糊，多发于中下肺野（图 4 - 14）。

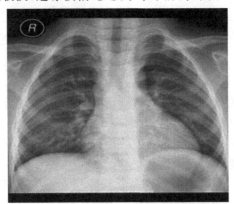

图 4 - 14 支原体肺炎
右肺下叶边界不清的模糊片状影

CT 表现 为网状阴影、支气管血管束增粗，可见小斑片状模糊影沿增粗的支气管血管束分布，边缘模糊，雾状或磨玻璃状。较小的腺泡阴影和小叶阴影可逐渐融合成片状阴影。病变于 1～2 周开始吸收，一般为 2～4 周最迟 6 周可完全吸收，不留痕迹。

【诊断及鉴别诊断要点】

本病应注意与细菌性肺炎、过敏性肺炎和浸润性肺结核相鉴别。支原体肺炎以间质病变为主，一般不伴有白细胞计数增高。细菌性肺炎以实质病变为主，伴有高热和白细胞计数增高。发生于上叶的支原体肺炎不易与浸润性肺结核相鉴别，可于治疗后动态观察，肺结核在数周内一般无明显变化。过敏性肺炎的阴影更为淡薄，吸收更快，可伴有嗜酸性粒细胞升高。

（三）肺脓肿

【病因病理】

由肺部化脓菌感染引起的化脓性肺炎致细支气管阻塞，小血管炎性栓塞，继发肺组织坏死液化形成。急性肺脓肿常呈空洞表现，急性期空洞壁由坏死肺组织和肺实变组成，内有较多脓液；亚急性期主要由增生的肉芽组织构成，周围伴有一定程度的肺实变或肺泡水肿；慢性期洞壁肉芽组织逐渐被纤维组织替代，变薄，内容物排出，边界清晰。若支气管引流不畅，坏死组织残留在脓腔内，炎症持续存在，则转为慢性肺脓肿。脓腔周围纤维组织增生，脓腔壁增厚，周围的细支气管受累，致变形或扩张。

【临床表现】

特征性表现为高热寒战，胸痛，咳大量脓臭痰。痰的性状对判断病原菌类型有一定帮助。一般急性肺脓肿伴有中性粒细胞显著升高，慢性肺脓肿可有咳嗽，咳脓痰或血痰，不规律发热，贫血，消瘦和杵状指等。

【影像学表现】

X 线表现 根据类型、病期、支气管的引流是否通畅以及有无胸膜并发症而有所不同。原发吸入性肺脓肿起病后短期内即可在肺内出现炎性浸润，呈密度高、边缘模糊的云絮状影。病变范围可以是小叶、肺段或大叶，并可在一日内扩展为两肺广泛的炎性浸润。在病变区无一般肺炎所能见到的空气支气管征。病变发展，可在炎性浸润中出现脓肿，表现为含有液面的空洞。同时也可在不同部位出现大小不等的类圆形薄壁空腔,即肺气囊。一般肺气囊内无液平,但也可有少量液体。肺气囊变化快,一日内可变大或变小,一般随炎症的吸收而消散,偶可迟至数月后消失。本病易发生胸腔积液及脓胸,近胸膜的肺气囊穿破后可形成脓气胸。

继发血源性化脓性肺炎,由细菌栓子形成的腐败性肺梗死多分布在两肺的外围部分,X线表现为大小不一的球形病变,小者直径为数毫米,大者可为1~4cm,边缘较清楚,也可呈大小不一的片状致密影。病变中心可出现空洞及液气平面。并发脓胸者,患侧胸部呈大片浓密阴影;若伴发气胸则可见液平面。

CT表现　多呈类圆形的厚壁脓腔,脓腔内可有液气平面出现,脓腔内壁常表现为不规则状,周围有模糊炎性影。脓腔壁为软组织密度,增强扫描明显强化(图4-15)。

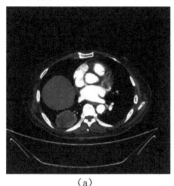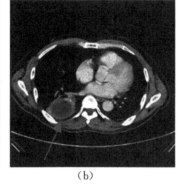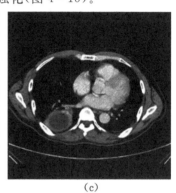

　　　　(a)　　　　　　　　　　(b)　　　　　　　　　　(c)

图4-15　肺脓肿

CT增强扫描示右肺下叶不规则形异常密度灶,中央有坏死,周围肺组织内可见片状高密度及磨玻璃密度,增强后明显强化,中心呈环状强化

【诊断与鉴别诊断要点】

急性起病,高热伴咯脓臭痰患者肺部表现为厚壁空洞,含有液平应首先考虑本病。

(1)细菌性肺炎:早期肺脓肿与细菌性肺炎在症状及X线表现上很相似。细菌性肺炎中大叶性肺炎最常见,常有口唇疱疹、铁锈色痰而无大量黄脓痰。胸部X线片示肺叶或肺段实变或呈片状淡薄炎性病变,边缘模糊不清,但无脓腔形成。

(2)空洞性肺结核:发病缓慢,病程长,常伴有结核毒性症状,如午后低热、乏力、盗汗、长期咳嗽、咯血等。胸部X线片示空洞壁较厚,其周围可见结核浸润病灶,或伴有斑点、结节状病变,空洞内一般无液平面,有时伴有同侧或对侧的结核播散病灶。

(3)支气管癌:远端阻塞性肺炎呈肺叶、段分布。癌灶坏死液化形成癌性空洞。发病较慢,常无或仅有低度毒性症状。胸部X线片示空洞常呈偏心、壁较厚、内壁凹凸不平,一般无液平面,空洞周围无炎症反应。由于肿瘤经常发生转移,故常见到肺门淋巴结肿大。

(4)肺囊肿继发感染:肺囊肿呈圆形、腔壁薄而光滑,囊内常伴有液平面,周围无炎性反应。患者常无明显的毒性症状。

(四)肺部真菌感染

【病因病理】

肺部真菌感染较少见,通常发生于免疫功能低下、长期应用激素和抗生素或经常接触发霉物质者。常见的致病菌有放线菌、奴卡菌、白色念珠菌、隐球菌和组织胞浆菌。感染途径有内源性，如白色念珠菌；外源性，如奴卡菌和隐球菌；继发性，如放线菌。病理基础为炎性渗出、坏死、化脓、结节性肉芽肿和真菌球形成。

【临床表现】

临床表现为发热、咳嗽、咳痰、咯血、胸痛和呼吸困难等症状。

【影像学表现】

真菌感染的影像表现具有多样性，可表现为支气管炎、支气管肺炎、大叶性肺炎甚至肿块和空洞影，形态多变且可互相转化。不同菌种所致感染表现各异，同一菌种在不同条件下及感染的不同时期表现也不同。

CT 表现　急性期多以斑片状阴影为主，以中下肺野多见，边缘模糊。病变进展可呈肺脓肿样改变，形成厚壁空洞。病灶周围可伴有条索状影、胸膜肥厚粘连、肺门淋巴结肿大和胸腔积液等(图4-16)。慢性期呈慢性炎症或肺内结节改变。

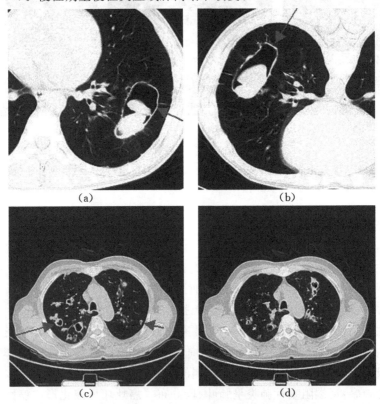

(a)　　　　　　　　　　　　　(b)

(c)　　　　　　　　　　　　　(d)

图4-16　肺曲菌感染

(a)、(b)：CT示病灶呈长椭圆形，壁薄光整，其内含两个椭圆形高密度灶(曲菌球)，周围肺组织可见条索状影，卧位扫描时，空洞内容物移动；(c)、(d)：双肺多发囊状影，斑片状高密度影，部分囊内见点状高密度灶。

【诊断与鉴别诊断要点】

肺真菌感染需反复多次培养出致病菌方可确诊，但由于正常情况下呼吸道内即可存在真菌，所以真菌培养诊断亦很困难，需通过临床表现、实验室检查、影像学检查和疗效等作出综合诊断。

（五）肺结核

【病因病理】

结核病（tuberculosis）是由结核杆菌引起的慢性传染病，主要通过呼吸道传播，可累及全身多个器官，但以肺结核最常见。传染源是排菌的肺结核患者，也可通过消化道、皮肤等途径传播。结核病变过程复杂，基本病变有渗出、增生、变质。

（1）增殖性病变：机体感染结核杆菌菌量少、毒力低，机体具有一定的免疫力。典型表现为结核结节，由类上皮细胞、朗汉斯巨细胞和淋巴细胞浸润构成。主要成分是类上皮细胞，在诊断上具有特异性。

（2）渗出性病变：机体遇到菌量大、毒力强的感染时，处于变态反应状态或病变在急性发展阶段，血管通透性增高，形成渗出性病变，表现为组织充血，浆液、中性粒细胞、淋巴细胞和单核细胞渗出。继之巨噬细胞出现，并可有纤维蛋白渗出。有时还可见到大量淋巴细胞堆集成淋巴细胞结节，但并非结核的特异性改变。

（3）变质性病变：渗出性和增殖性病变均可发生坏死。结核性坏死为干酪性坏死，仅见残留的原器官的组织支架及无结构的颗粒状物。干酪坏死物质在一定条件下亦可液化，坏死物质就沿支气管排出或播散到其他肺叶，造成支气管播散，或经支气管引流排出形成空洞，此时空洞内壁含有大量生长旺盛、代谢活跃的结核杆菌，成为结核病的传染源。

当机体抵抗力低或未经及时、恰当的治疗后，病灶可恶化：①原发病灶扩大，干酪样坏死或液化，产生空洞；②局部或沿淋巴引流蔓延致支气管淋巴结周围炎，形成淋巴结支气管瘘，导致支气管内膜结核或干酪性肺炎；结核性胸膜炎；③支气管淋巴结肿大，造成肺不张或阻塞性肺气肿；④血行播散，导致急性粟粒性肺结核、肺外结核或全身性粟粒性结核病。

【临床表现】

呼吸系统症状：咳嗽、咳痰，尤以空洞形成者排痰量多，可伴有咯血、胸痛、呼吸困难等症状。1/3～1/2 的患者有不同程度的咯血，咯血后持续高热常提示支气管播散。胸壁刺痛提示炎症波及相应壁层胸膜，一般不剧烈，随呼吸和咳嗽而加重。

全身症状：发热，以长期午后低热为主，病变进展播散时可出现高热，此外还有盗汗、乏力、食欲降低、体重减轻，女性可有月经失调。

结核菌素试验：以强阳性作为临床诊断结核病的参考指征。阳性对接种卡介苗者意义不大，但对未接种儿童则提示已受结核杆菌感染或体内有活动性结核。

【影像学表现】

1. 原发性肺结核

原发性肺结核多见于儿童，也可见于成人，婴幼儿发病较急，可伴有高热。原发肺结核感染所引起的病症，包括原发综合征和胸内淋巴结结核。肺部原发病灶、淋巴管炎和肺门淋巴结结核称为原发综合征，X 线呈哑铃状阴影。

X 线表现　原发病灶多为急性渗出性病变，位于肺中部近胸膜处，表现为边缘模糊的片絮状阴影。肺内原发病灶大小不一，病变沿淋巴管引流至肺门，可引起淋巴管和肺门、纵隔淋巴结炎，淋巴管结核表现为肺部原发灶和肺门肿大的淋巴结之间条索状阴影（图 4 - 17）。局部炎性淋巴结相对较大而肺部的病灶相对较小是原发性肺结核的特征。婴幼儿原发病灶范围较广，可占据一肺段甚至一肺叶。年长儿或成人病灶周围炎症较轻，阴影范围不大，多呈小圆形或小片状影。小儿原发型肺结核在 X 线胸片上呈现典型哑铃状者已少见。

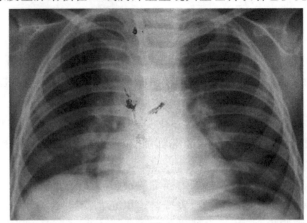

图 4-17　原发综合征
右肺上野见边界模糊的云絮状影,病灶与肺门相连,右肺门增大

CT 表现　可以更为清晰地显示原发病灶和淋巴管炎,尤其是肺门和纵隔淋巴结肿大。原发病灶表现为片状致密影,边缘模糊,如有干酪样坏死则表现为相对低密度,增强扫描无强化。

2. 血行播散型肺结核

根据结核杆菌进入血液循环的数量、次数和机体的反应,血行播散型肺结核分为急性粟粒型肺结核和慢性血行播散型肺结核。急性粟粒型肺结核为大量结核杆菌一次或短期内多次入血,播散至肺部所致。慢性血行播散型肺结核为少量结核杆菌较长时间内分多次入血,播散至肺部所致。

X 线表现　急性粟粒型肺结核表现为满布肺野的 1.5～2 mm 大小的密度一致、随机分布的粟粒形病灶,正常肺纹理多不能显示(图 4-18)。病灶治疗后可吸收,偶尔以纤维化或钙化愈合,病变进展可增大融合成大小不等的片状阴影,并可形成空洞。

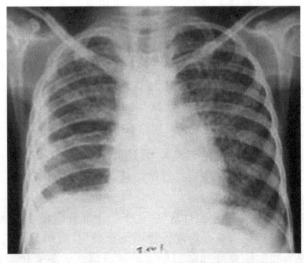

图 4-18　肺野内均匀分布、大小一致、密度相同的粟粒状影(三均匀)
CT 显示与肺血管无关的小点状影

　　亚急性或慢性血行播散型肺结核表现为大小不等、密度不同和分布不均的粟粒状或结节状影(图 4 - 19),主要分布于两肺中野和上野,下野较少。由于病程较长,病灶新旧不一,纤维化或钙化的旧病灶可与增殖性新病灶共存,旧病灶一般在上,新病灶在下。治疗后新病灶可吸收,旧病灶多以纤维化或钙化愈合。

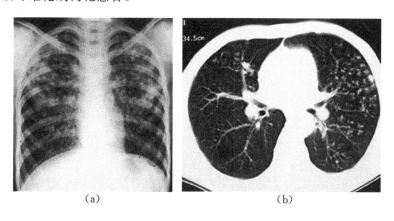

(a)　　　　　　　　　　　(b)

图 4 - 19　分布不均的多种性质的病灶

上多下少、上旧下新、上重下轻(三不均匀)

　　CT 表现　可早于胸片作出诊断。急性粟粒型肺结核表现为两肺随机分布的 1～2 mm 大小的点状阴影,密度一致,边界清晰、分布均匀,与支气管走行无关。亚急性或慢性血行播散型肺结核表现为大小不等的点状、结节状影,上部多于下部,部分病灶可有钙化。

3.继发性肺结核

　　继发性肺结核为成年人结核最多见的类型。病变多从肺尖开始,一般局限在肺内,以支气管播散为主;病程长,病变复杂。以往的局灶型肺结核、浸润型肺结核、慢性纤维空洞型肺结核、结核球和干酪样肺炎都被归为此类。按病灶有无活动性可将继发性肺结核分为活动性肺结核和非活动性(陈旧性)肺结核。浸润型肺结核、慢性纤维空洞型肺结核和干酪样肺炎属活动性肺结核。

　　X 线表现　局灶型肺结核表现为肺尖部单个或多个边界清晰的结节状阴影。病灶多数经纤维化、钙化而痊愈。浸润型肺结核是继发性肺结核最常见的类型,多位于肺上叶尖后段和下叶背段,病灶呈边缘模糊的云雾状阴影,也可伴有纤维化、钙化或表现为空洞、结核球。浸润型肺结核恶化进展可形成干酪性肺炎,表现为片状阴影,可累及整个肺叶,伴有无壁空洞形成。慢性纤维空洞型肺结核为晚期大量纤维化形成,伴有纤维空洞及支气管播散。

　　CT 表现　对于结核活动性的评估有重要意义。磨玻璃影、小叶中心结节、小叶实变、小叶间隔增厚和空洞形成等均为判定结核具有活动性的重要征象(图 4 - 20,图 4 - 21);纤维化、支气管血管变形、支气管扩张、肺气肿和淋巴结钙化则为非活动性结核的重要征象。CT 对于支气管内膜结核的显示较好,表现为支气管狭窄、梗阻与管壁增厚,管腔内息肉样隆起。

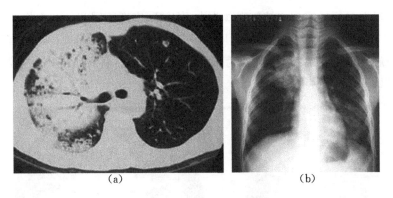

（a）　　　　　　　　　　　　（b）

图4-20　干酪性肺炎

CT示右肺上叶斑片状致密影，呈叶段分布，周围可见磨玻璃密度影

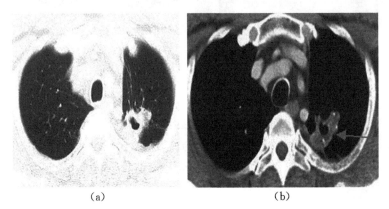

（a）　　　　　　　　　　　　（b）

图4-21　继发性肺结核

左肺空洞，壁厚，可见钙化灶，内壁较光滑。周围肺组织内可见卫星、纤
维灶，局部胸膜增厚

4. 结核性胸膜炎

结核性胸膜炎是由结核杆菌感染而引起的胸膜炎症。临床上常分为干性胸膜炎、渗出性胸膜炎、结核性脓胸三种类型。

X线表现　干性胸膜炎患侧仅肋膈角变钝，渗出性胸膜炎中等量以上胸腔积液，可见大片均匀致密影，其上缘呈从外上向内下的弧形，肋膈角消失，膈影及心影不清。大量积液时纵隔向健侧移位，肋间隙变宽，膈肌下降。

CT表现　为胸膜增厚、结节，胸腔积液。

【诊断与鉴别诊断要点】

肺结核的胸部X线表现：多发生在上叶尖后段、下叶背段或后基底段。病变可局限也可多肺段侵犯。X线影像可同时呈现渗出、增殖、纤维化、干酪性病变和钙化等多形态表现。病灶易形成空洞，可伴有支气管播散灶、胸腔积液、胸膜增厚与粘连。呈球形病灶时（结核球）直径多在3cm以内，周围可有卫星病灶，内侧端可有引流支气管征（图4-22）。病变吸收慢。

CT可充分显示病灶空洞、钙化、支气管狭窄或扩张、卫星灶、支气管播散灶等结核的病理

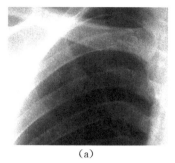
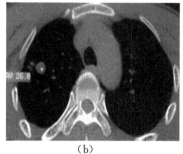
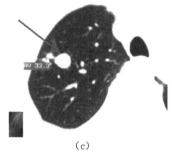

（a）　　　　　　　　　　　（b）　　　　　　　　　　（c）

图 4-22　周围有"卫星病灶"

肺内类圆形致密影，2～3 cm，边界清晰光滑，密度较高，有钙化

特点，有助于与肺癌及炎症相鉴别。但对部分不典型肺结核的定性诊断较局限，需结合痰检、穿刺活检、纤维支气管镜检查。

三、肺肿瘤

（一）肺癌

案例引入▶

右肺下叶周围型肺癌案例

赵＊＊，男，71 岁。患者于一个月前无明显诱因出现咳嗽、咳痰，咳白色黏液痰，晨起明显，无咳血，无发热、寒战，无皮肤发黄，无恶心呕吐，无腹胀腹泻，无胸闷憋喘，无心慌气短，无血尿及腰背部疼痛，未做特殊治疗。患者 1 月余来症状逐渐加重，遂来院就诊。

查体：体温 36.3 ℃，血压 126/73 mmHg，脉搏 108 次/分，呼吸 20 次/分，发育正常，营养中等。呼吸运动正常，双肺呼吸音清晰，未闻及干、湿啰音。

辅助检查：X 线胸片示右肺占位。

CT 扫描示：右肺下叶见一不规则状软组织密度影，边界清晰，可见分叶，密度欠均匀，边缘可见浅分叶及细毛刺，大小约 3.7 cm×4.0 cm。增强扫描病灶轻度不均质强化，CT 值 19～49 HU。CT 可见血管集束征。

CT 诊断：右肺下叶占位，考虑右下肺周围型肺癌。

【病因病理】

肺癌是最常见的肺原发恶性肿瘤，确切病因还不明确。肺癌大多起源于支气管黏膜上皮，包括细支气管和肺泡上皮，少数起源于大支气管的腺体上皮。病理学可分为鳞状细胞癌、腺癌、小细胞癌和大细胞癌。

1.鳞状细胞癌

鳞状细胞癌占肺癌的 1/3 以上，与吸烟关系密切。长期烟雾刺激可导致支气管黏膜上皮鳞状化生，细胞极性消失，异常分裂，形成原位癌，并逐渐破坏基底膜，发展成为侵犯性癌。多数肺浸润性鳞癌为中到低分化，高分化者不常见，多起源于段支气管或亚段支气管分叉部。50％以上的鳞状细胞癌发生于大支气管，肿瘤在管腔内生长并向支气管周围肺实质和附近淋巴结浸润性生长。

2. 腺癌

腺癌占肺癌的 25％～30％，男女比例约为 2：1。就诊患者年龄普遍低于鳞状细胞癌。病因尚不完全清楚，有小部分来自黏膜或黏膜下的支气管黏液腺，也有人认为与 K-ras 突变有关。病灶多发生于肺周围部，镜下可见滤泡样或腺管样结构，可有腔内乳头状结构或见黏液分泌，基质纤维组织增生，多数源于周围肺组织，少数来源于支气管黏膜或其下方的黏膜腺。低分化性腺癌常穿透胸膜，引起胸腔积液，肺内转移是各型肺癌中最高的。

3. 大细胞癌

此型占肺癌的 15％，发病男女比例介于腺癌与鳞状细胞癌之间，为 4：1～5：1。大细胞癌好发于肺周围部分。

4. 小细胞癌

目前认为癌细胞来源于支气管黏膜的基底细胞或储备细胞。长期大量吸烟亦与本病有关。此型占肺癌的 20％～30％，男女比例为 3：1～5：1。大支气管及肺周边部均可发生，主要为主支气管和叶、段支气管。小细胞癌生长快，转移发生早。

【临床表现】

肺癌早期多无症状。症状与肿瘤的部位、类型、大小、病程阶段、有无并发症或转移等密切相关。局部症状有咳嗽、咯血或血痰、胸闷、喘鸣、胸痛及气急等。全身症状可有发热、消瘦和恶病质。胸膜侵犯或转移表现为胸痛，伴有或不伴胸腔积液，胸腔积液常为血性。

【影像学表现】

影像学无法确定肺癌的病理类型，仅按病变的部位分为中央型肺癌和周围型肺癌。

1. 中央型肺癌

X 线表现　肺门增大、肿块影或肺门结构不清，远端肺不张或阻塞性肺炎、肺气肿。

CT 表现　支气管改变表现为管壁增厚，管腔狭窄或闭塞，管壁破坏或管腔内软组织密度影（图 4-23）。肺门肿块表现为肺门部软组织密度肿块，边缘不规则，可有分叶；增强扫描可

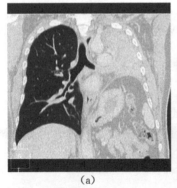
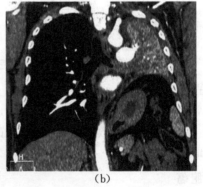

(a)　　　　　　　　　　　　　(b)

图 4-23　左侧中央型肺癌支气管改变

左肺不张，MPR 示左主支气管阻塞，内结节状肿物向腔内凸出

有强化,强化后观察肿块密度一般较实变高,而较肺不张低(图4-24)。

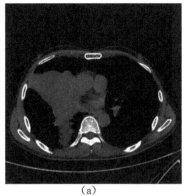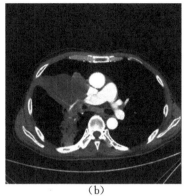

(a)　　　　　　　　　　　　　　　(b)

图4-24　中央型肺癌

右肺门肿块,包绕肺动脉,右肺动脉变形

受累支气管阻塞可伴有远端肺组织的继发改变,如阻塞性肺炎,阻塞性肺不张,阻塞性肺气肿,阻塞性支扩等。淋巴转移可见纵隔内肿大的淋巴结;血行转移可见肺内及远隔部位的病灶;胸膜转移可有胸腔积液。

2.周围型肺癌

X线表现　肺周围部肿块影,分叶状,可有坏死空洞形成,肿块周围有短细的毛刺。

CT表现　肺周边部位可见结节或肿块影,边界清晰,常有分叶,密度均匀。较大者可发生坏死、液化,经支气管引流后形成空洞,空洞壁厚薄不均,有壁结节(图4-25)。瘤内可见钙化,多呈细沙砾状。增强扫描有强化(坏死区无强化)。病变及与肺实质交界部的一些征象有助于周围型肺癌的诊断。比较重要的有棘突征、毛刺征、胸膜凹陷征、空泡征、脐凹征、血管集束征等(图4-26)。

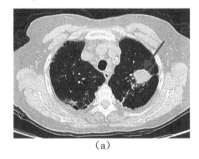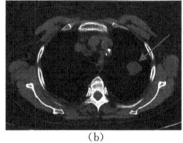

(a)　　　　　　　　　　　　　　　(b)

图4-25　左肺上叶周围型肺癌

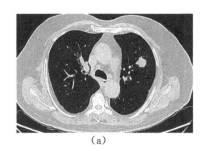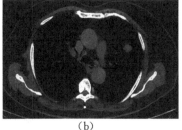

(a)　　　　　　　　　　　　　　　(b)

图4-26　周围型肺癌

【诊断与鉴别诊断要点】

以往强调的"分叶征""毛刺征""胸膜凹陷征"等在诊断肺癌上无绝对特异性,而空气支气管征等也并非仅见于良性病变,需根据各方面的表现综合判断。

(1)肺门型肺癌与发生于大支气管的良性肿瘤相鉴别。良性肿瘤一般无管壁破坏、浸润性生长和转移。

(2)空洞型肺癌应与空洞型肺结核、肺脓肿、肺曲球菌病相鉴别。良性肺空洞一般壁薄均匀;空洞型肺结核一般壁薄光滑,可单发或多发,可有钙化,病灶周围可见卫星灶;新月形空洞、薄层状钙化有助于肺曲球菌病的诊断。

(3)与结核球相鉴别。结核球常发生于上叶尖后段或下叶背段,轮廓光滑整齐,密度均匀,内有钙化,病灶附近常有散在卫星灶,局部胸膜多增厚。

(4)与炎性假瘤相鉴别。炎性假瘤呈圆形,椭圆形肿块,边缘光滑,密度均匀,轮廓清楚,周围多有假性包膜和炎性渗出。

(二)转移瘤

【病因病理】

肺是恶性肿瘤最常见的转移部位之一,主要由于:①肺是体循环血流必经的脏器;②肺循环是低压系统,血流比较缓慢;③肺血的凝固纤维溶解活性高,利于瘤细胞停滞和着床;④肺血来源丰富,接受肺动脉和支气管动脉的双重血液供应。

原发于消化系统和女性生殖器官恶性肿瘤的转移概率最高,可占一半以上。其次为呼吸系统本身恶性肿瘤、原发于骨关节及软组织恶性肿瘤、男性泌尿生殖系统恶性肿瘤和内分泌系统恶性肿瘤。转移途径有血行转移、淋巴转移、支气管播散和直接蔓延。

【临床表现】

大部分肺转移病灶常不引起明显临床表现,一般表现为咳嗽、咳痰、咳血和胸痛等症状。绝大多数患者有原发肿瘤病史,极少数以肺转移癌为首发。

【影像表现】

X线表现 肺周边部单发或多发结节影或肿块影,边缘光滑,密度均匀。

CT表现 血行转移表现为肺内单发或多发的软组织密度结节或肿块影。结节或肿块多为多发,以中、下肺野常见,大小不等,多为球形,边缘光滑,呈棉团状。有时可见"晕轮征",其表现为略高密度影环绕结节,使病变边缘模糊,由肿瘤出血或浸润所致(图4-27)。淋巴转移表现为两肺弥漫分布或局限性支气管血管束增粗,并有结节,小叶间隔呈串珠状改变,小叶中

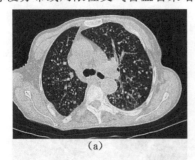
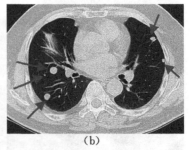

(a)　　　　　　　　　　(b)

图4-27　肺癌肺转移和肝癌肺转移
双肺多发弥漫性结节

心结节灶,并有胸膜下结节。局限型以中下肺多见。常合并胸腔积液,可伴有纵隔及肺门淋巴结肿大。

【诊断及鉴别诊断要点】

有明确病史的多发血行转移和淋巴转移一般容易诊断,对于单发或先于原发病灶发现的转移瘤,诊断较困难,需与肺原发良性及恶性肿瘤、肺结核等相鉴别,必要时应行穿刺活检。

（三）肺良性肿瘤——肺错构瘤

【病因病理】

肺错构瘤的发病率在肺部良性肿瘤中占第一位。一般为单发,多发者极为罕见。肺错构瘤多呈圆形或椭圆形肿块,有完整的薄层纤维包膜,边界清楚,有时可见浅分叶,直径以 2～4 cm居多。肿块常位于肺的周边部近胸膜或叶间胸膜处。肿瘤成分以软骨为主,此外可以含有腺腔、脂肪、平滑肌、纤维及上皮组织,钙化和骨化也较常见。

【临床表现】

患者多无症状,常在体检时偶然发现。若肿瘤位于支气管或气管内,可引起阻塞症状。

【影像表现】

X 线表现　肺内孤立结节影,圆形或椭圆形,病灶直径多数小于 2.5 cm,边界清晰,轮廓光滑,分叶少见,爆米花样钙化为特征性征象。

CT 表现　中央型错构瘤 CT 表现为主支气管或叶支气管内软组织样密度结节,边缘光滑,结节附着处的支气管壁无增厚,肺段支气管的错构瘤仅表现为支气管截断。病变支气管远端肺组织内有阻塞性肺炎或肺不张形成的肺组织实变影。周围型多位于段以下支气管,肺内孤立结节,肿块呈圆形或椭圆形,病灶直径多数小于 2.5 cm。病灶边界清晰,轮廓光滑,很少分叶,也可有轻度凹凸不平状或不规则状。瘤内可见点状、斑片状钙化和/或脂肪密度(图 4 - 28)。

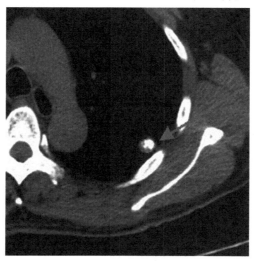

图 4 - 28　肺错构瘤

CT 示左肺上叶类圆形结节,边缘较为光滑整齐,邻近胸膜无明显改变,其内可见多发斑片状钙化

【诊断与鉴别诊断要点】

错构瘤的特征表现为单发肿块，边缘光滑，以软骨成分为主，多种组织成分并存。对于既无钙化又无脂肪组织的错构瘤，鉴别诊断较为困难。

四、纵隔肿瘤

（一）胸腺瘤

【病因病理】

起源于胸腺上皮细胞或淋巴细胞的胸腺肿瘤最为常见，占胸腺肿瘤的 95％，在整个纵隔肿瘤中占第 1～3 位。病理学上胸腺瘤可分为上皮细胞型和上皮细胞淋巴细胞混合型，难以区分其良性和恶性；仅根据临床表现，手术所见和病理形态特点，分为侵袭性胸腺瘤和非侵袭性胸腺瘤。肿瘤有完整的纤维包膜，肿瘤在包膜内生长，与周围脏器无粘连浸润，手术容易摘除的，为良性或非侵袭性胸腺瘤；侵犯周围脏器或组织（心包、胸膜、肺和血管等），外科手术不能或不能完全切除，或术时发现已有胸内种植或胸膜转移者，则为恶性或侵袭性胸腺瘤。

【临床表现】

小的胸腺瘤多无症状，肿瘤生长到一定体积时，患者常有胸痛、胸闷、咳嗽及前胸部不适。胸痛一般较轻，无特征性，程度不等，部位也不具体。病灶压迫无名静脉或上腔静脉产生梗阻综合征的表现。剧烈胸痛，短期内症状迅速加重，严重刺激性咳嗽，胸腔积液所致呼吸困难，心包积液引起的心慌气短，周身关节骨骼疼痛等均提示恶性胸腺瘤或胸腺癌的可能。

胸腺瘤特有的表现是合并某些综合征，如重症肌无力（MG）、单纯红细胞再生障碍性贫血（PRCA）、低球蛋白血症、肾炎肾病综合征、类风湿性关节炎、皮肌炎、红斑狼疮、巨食管症等。

【影像学表现】

X 线表现　多表现为一侧纵隔增宽或突向一侧胸腔的圆形或椭圆形致密影，右侧多于左侧，也可见突向双侧胸腔。突向左侧常被主动脉球掩盖，突向右侧可与上腔静脉重叠。肿物影边缘清晰锐利，有的呈分叶状。侧位像可见位于胸骨后心脏大血管前的实质性肿块影密度均匀。少数胸腺瘤可见条状、点状、块状和不成形的钙化，其钙化程度较畸胎瘤低。有的胸腺瘤呈扁片状伏于心脏大血管之上，此种类型在 X 线检查中最难诊断。

CT 表现　非侵袭性胸腺瘤为圆形、卵圆形或分叶状肿块，边缘清晰，小于 2 cm 的胸腺瘤可仅表现为边缘局部隆起，密度与正常胸腺相似，但可囊变而至密度不均；约 1/4 可见钙化，点状、弧形和环形钙化是良性的特征。增强扫描病灶可有轻度强化，囊变区不强化，占位效应多不显著（图 4 - 29）。侵袭性胸腺瘤呈边缘不清晰且不规则的软组织肿块，密度不均匀，可有局部钙化，少数呈小的弧形钙化（图 4 - 30）。其侵袭性主要表现为以下几点。①纵隔胸膜侵犯：表现为纵隔胸膜增厚，胸膜种植者临床可表现为血性胸腔积液；②肺侵犯：肿瘤突向邻近肺野，瘤肺界面可见毛刺和小片影；③心血管侵犯：肿块与心脏大血管分界不清，增强扫描后可见挤压、推移、包绕；④心膈角和腹腔侵犯：可有心膈角肿块并可经膈裂孔（主动脉裂孔和食管裂孔）进入腹腔，但均较少见；⑤可有纵隔淋巴结转移和肺、胸膜血行、淋巴转移，以及肝血行转移。

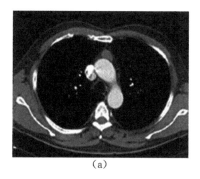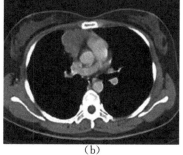

(a)　　　　　　　　　　　　(b)

图 4-29　胸腺瘤

前纵隔主动脉前软组织密度影,密度均匀,边缘清楚;右前纵隔不规则
软组织肿块,边缘分叶,密度欠均匀,与周围结构分界尚清楚

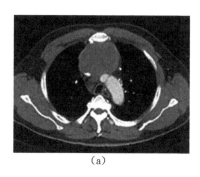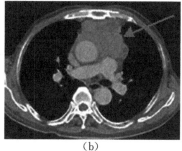

(a)　　　　　　　　　　　　(b)

图 4-30　侵袭性胸腺瘤

前纵隔边缘不清且不规则的软组织肿块,边缘呈分叶征,肿块与大血管
分界欠清楚,上腔静脉受压变窄

MRI 表现　T_1WI 呈中等或略低信号,T_2WI 多为中等信号,也可为略高信号。

【诊断与鉴别诊断要点】

常见的需要与胸腺瘤相鉴别的病变包括畸胎瘤和升主动脉动脉瘤。畸胎瘤常发生在中青年,可无症状,或有反复发作的肺部感染,有时有咳出毛发或油脂样物的病史,X 线检查肿块内可有牙齿或骨骼钙化影。胸部 CT 像可显示升主动脉局限性瘤样扩张,诊断有困难时可行升主动脉造影。近年来磁共振检查(MRI)在临床上应用逐渐增多,对于心脏大血管畸形及血管瘤的诊断有特殊的价值,是区分纵隔肿瘤与升(降)主动脉动脉瘤敏感而有效的检查方法。

(二)淋巴瘤

【病因病理】

淋巴瘤是一组起源于淋巴结或其他淋巴组织的恶性肿瘤,可分为霍奇金病(HD)和非霍奇金淋巴瘤(NHL)两大类,国内以 NHL 多见。淋巴瘤为全身性疾病,几乎可侵犯全身所有脏器,但以颈部、腋下、腹股沟、纵隔、腹膜后淋巴结最常受累。HD 特征性表现为可找到 R-S 细胞,组织学上分为结节硬化型、混合细胞型、淋巴细胞减少型和淋巴细胞为主型四种类型,其中以混合细胞型最常见。结节硬化型和混合细胞型预后较好,淋巴细胞减少型多发生在年长者,进展快,预后最差。现在常用修正的欧美淋巴瘤(REAL)分类法,将淋巴样肿瘤分为前体细胞和外周（成熟）细胞两大类，每一大类分为 B 细胞性和 T 细胞性两大系列。

【临床表现】

1. 霍奇金病

霍奇金病多见于青年，儿童少见。首见症状常是无痛性的颈部或锁骨上的淋巴结肿大（占 60%～80%），左侧多于右侧，其次为腋下淋巴结肿大。肿大的淋巴结可以活动，也可互相粘连，融合成块，触诊有软骨样感觉，如果淋巴结压迫神经，可引起疼痛。部分患者可有局部及全身皮肤瘙痒，多为年轻患者，特别是女性。全身瘙痒可为 HD 的唯一全身症状。HD 尚可侵犯各系统或器官，例如肺实质浸润、胸腔积液、骨髓引起的骨痛、腰椎或胸椎破坏，以及脊髓压迫症等。

2. 非霍奇金淋巴瘤

非霍奇金淋巴瘤可见于各种年龄组，但随年龄增长而发病率增高。男性较女性为多。大多数患者以无痛性颈和锁骨上淋巴结肿大为首先表现，但较 HD 为少。分化不良性淋巴细胞易侵犯纵隔。发热、消瘦、盗汗等全身症状仅见于 24% 的患者。大多数患者为晚期或病变较弥散者。NHL 一般发展迅速，易发生远处扩散。

【影像表现】

CT 表现　肿大的淋巴结多非对称分布于中纵隔和上纵隔，以气管前组和前纵隔最常见，其次为气管支气管组和隆突下组，很少单独侵犯肺门淋巴结。病变可融合成块，也可分散存在，常累及相邻的多组淋巴结，淋巴结边界清楚，但有结外浸润者则边缘模糊。融合成团的淋巴结常包绕或侵及血管，增强扫描呈轻到中度强化。侵犯胸膜和心包者可表现为结节状增厚，胸腔积液和心包积液，肺部受侵犯者较少见（图 4-31）。

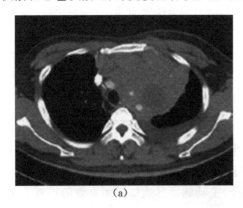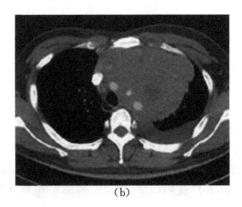

(a)　　　　　　　　　　　　　　　　(b)

图 4-31　淋巴瘤

CT 片前纵隔有巨大软组织肿块，突入左侧胸腔，包绕邻近大血管，内可见液性坏死，左侧胸腔积液

MRI 表现　T_1WI 呈中等信号，T_2WI 呈高信号。利用血管的流空效应能较好地区分淋巴结和大血管。

【诊断与鉴别诊断要点】

结节病　常以双侧肺门、隆突下和气管旁淋巴结增大为其特征，且较对称，淋巴结可融合成块。本病症状轻微，有自愈倾向。鉴别困难时，依赖纤维支气管镜或穿刺活检。

淋巴结结核　多以单侧肺门或纵隔分布，常伴颈部淋巴结肿大。增强扫描典型者呈环状强化。

(三)神经源性肿瘤

【病因病理】

神经源性肿瘤为最常见的原发性后纵隔肿瘤,绝大多数发生于后纵隔脊柱旁沟处,少数肿瘤可部分发生在椎间孔内,使肿瘤呈哑铃状生长。组织学上根据肿瘤细胞的起源神经源性肿瘤可大致分成 3 类:①起源于外周神经的肿瘤,包括神经鞘瘤和神经纤维瘤;②起源于交感神经节的肿瘤,包括神经节细胞瘤、神经节母细胞瘤、神经母细胞瘤;③起源于副神经节的肿瘤,包括副神经节瘤(嗜铬细胞瘤)、化学感受器瘤(非嗜铬副神经节瘤)。临床上神经纤维瘤最为常见。

【临床表现】

成人最常见的为神经纤维瘤和神经鞘瘤,以 20～30 岁年龄组患者最多见。儿童中最常见的为神经母细胞瘤,其通常发生在 10 岁以内,特别是 1 岁以内的婴儿。大多数患者无明显症状,偶在体检时发现。患者也可因肿瘤压迫邻近器官而出现相应症状。

【影像表现】

CT 表现　肿瘤大都位于脊柱旁沟区,呈圆形或椭圆形,可有前分叶。其多为软组织密度,CT 值为 30～50 HU,密度均匀,略低于邻近肌肉密度。肿瘤发生坏死液化、含脂肪或钙化时,则密度可不均匀。增强扫描病灶呈均匀或不均匀中度强化。良性肿瘤边缘光滑、界限清晰,恶性肿瘤往往体积较大、密度不均、边缘毛糙,与周围组织界限不清。肋骨和胸椎的压迫性侵蚀主要见于良性肿瘤,不规则溶骨性破坏均见于恶性肿瘤。相邻椎间孔的扩大表明肿瘤已伸入椎管内,为神经源性肿瘤的特征性表现(图 4-32)。恶性神经源性肿瘤可侵犯胸膜,还可血行肺转移,淋巴转移少见。

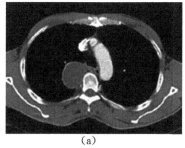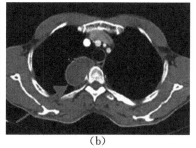

(a)　　　　　　　　　　　　　(b)

图 4-32　神经源性肿瘤 CT 表现

CT 示后纵隔脊柱右前方类圆形软组织肿块,边界清晰,与相邻胸壁宽基底相连

MRI 表现　可多方位成像,不需要造影剂就可区分肿瘤与大血管,对于肿块的大小和范围,尤其是椎管内的侵犯情况及脊髓受压程度等,可提供更多的信息(图 4-33)。

【诊断与鉴别诊断要点】

神经源性肿瘤主要与食管外生性肿瘤相鉴别,后者除见软组织肿块外,食管壁呈环形增厚,上方管腔扩张,结合钡餐透视诊断不难。

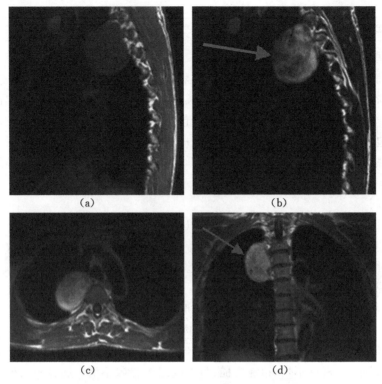

图 4-33　神经源性肿瘤 MRI 表现

MRI 示病灶呈长 T_1 长 T_2 异常信号，信号欠均匀，增强后呈不均质强化

五、胸膜疾病

（一）胸膜炎

胸膜腔受化脓性病原体感染，产生脓性渗出液积聚，称为脓胸。按病变范围分为全脓胸和局限性脓胸。全脓胸是指脓液占据整个胸膜腔，局限脓胸是指脓液积存于肺与胸壁、横膈或纵隔之间，或肺叶与肺叶之间，也称包裹性脓胸。胸膜炎按病原体不同可分为非特异性脓胸和特异性脓胸。一般性细菌感染为非特异性脓胸、结核菌或阿米巴原虫感染为特异性脓胸，亦可直接称之为结核性脓胸或阿米巴脓胸。包含厌氧菌在内的混合菌种感染引起的脓胸，其脓液呈暗灰色、较稠、有恶臭，称为腐败性脓胸。病程在 3～6 周以内的为急性脓胸。

【病因病理】

在广泛使用抗生素以前，脓胸的致病菌多为肺炎球菌及链球菌，现则以金黄色葡萄球菌为主。脓胸多为继发性，由胸腔内或胸腔附近脏器或组织间隙感染蔓延而来，多继发于肺部感染如细菌性肺炎、支气管扩张感染、肺脓肿破溃等，也可由邻近组织的化脓性病灶如肝脓肿、膈下脓肿、纵隔脓肿、肾脓肿破溃穿入胸腔所致；血源感染较少见，主要为婴幼儿和年老体弱、免疫缺陷者；手术和胸外伤引起的胸腔感染也是脓胸的发病原因。

脓胸的病理过程表现为三期：渗出期、纤维脓性期和纤维化期。渗出期胸膜毛细血管通透性增高，大量渗出液积聚于胸膜腔内；如在渗出期清除渗液，控制感染，脓胸可获得治愈，肺可获良好复张。若渗出液未能清除，病变进展，胸腔积液内白细胞和细菌增多，转为脓性，继之脏壁胸膜间纤维蛋白沉着，肉芽组织增生则进入到纤维脓性期；病变继续进展，纤维素膜机化形成纤维板并钙化，则进入纤维化期，即为慢性脓胸。慢性脓胸的胸膜高度增厚形成纤维板、机化固定、胸廓塌陷、肋间隙变窄、肺活动受限，严重影响肺功能。大量脓液形成及持续发热的消耗，使患者呈现消耗状况，重者表现为恶病质。

【临床表现】

急性期胸膜炎患者可有发热、胸痛、呼吸困难、咳嗽、咳痰等症状，白细胞计数增高，中性粒细胞增至 80% 以上。

【影像学表现】

X 线表现 胸部 X 线检查因胸膜腔积液的量、部位不同及病程不同表现各异。渗出期表现可不明显或仅见少量胸腔积液，患侧肋膈窦消失；积液量多时可见肺组织受压萎陷，积液呈外高内低的弧形阴影；大量积液使患侧胸部呈一片均匀模糊阴影，纵隔向健侧移位；脓液局限于肺叶间，或位于肺与纵隔、横膈或胸壁之间时，局限性阴影不随体位改变而变动，边缘光滑，有时与肺不张不易鉴别。有支气管胸膜瘘或食管吻合口瘘者可见气液平面。

CT 表现 可显示胸膜增厚，但一般不超过 5 mm，可伴有胸膜钙化，如出现气体影形成脓气胸则多为产气杆菌感染或并发支气管或食管胸膜瘘。增强扫描邻近的壁层胸膜可呈紧贴胸壁边缘的弧形线状强化，脓液不强化。约 60% 可见胸膜外组织增厚，近 1/3 可见胸膜外脂肪组织密度增高。

【诊断与鉴别诊断要点】

脓胸的确诊，须依靠胸腔穿刺病原学检查，影像检查主要用于明确病变范围，随访观察疗效和鉴别诊断。

（二）胸膜间皮瘤

【病因病理】

胸膜间皮瘤是最常见的胸膜原发肿瘤，起源于胸膜间质及间皮下层细胞，恶性多于良性，分为局限型和弥漫型。其中弥漫型恶性间皮瘤是胸部预后较差的肿瘤之一。目前已知本病的发生与石棉接触有关，据统计，70% 以上的弥漫性间皮瘤患者有石棉接触史，长期接触石棉者，其发患者数比一般人群高 100～300 倍。

【临床表现】

首发症状以胸痛、气促和咳嗽最为常见，疼痛甚至可是本病的唯一症状，也有以发热、出汗或关节痛为主诉症状者。约一半以上的患者有大量胸腔积液伴严重气短。无大量胸腔积液者胸痛常较为剧烈，体重减轻常见。局限型者可无明显不适或仅有胸痛、活动后气促；弥漫型者有较剧烈胸痛、气促、消瘦等。

【影像学表现】

X 线表现 以胸腔积液和胸膜改变为主。晚期病例可有心包渗液引起的心影扩大及软组织影和肋骨破坏等。局限型间皮瘤在胸片上显示密度均匀的，边缘比较清楚的球形或椭圆形肿物阴影，与胸膜关系密切并成钝角。弥漫型间皮瘤可以显示胸膜广泛不规则增厚或结节影突向肺野。约 75% 的患者伴有胸腔积液，呈大片浓密阴影。纵隔向对侧移位。

CT 表现 局限型间皮瘤常呈半球形及扁平状肿块，边缘清楚（图 4-34）；弥散型常呈广泛不均匀增厚或结节。合并胸腔积液可有相应征象。

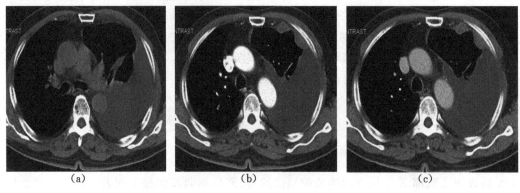

(a)　　　　　　　　　(b)　　　　　　　　　(c)

图 4 - 34　胸膜间皮瘤

CT 示左侧胸膜结节状增厚，边缘清楚，轻度强化，左侧胸腔积液

【诊断与鉴别诊断要点】

对患有持续胸痛、气促和消瘦等症状的中老年人，对于可疑恶性胸膜间皮瘤的患者，X 线检查对诊断有提示作用；CT 为最有价值的影像检查方法，表现为胸腔积液及胸膜增厚、胸膜结节影。

胸腔镜检查是诊断间皮瘤最好的方法，能观察间皮瘤的形态、分布及邻近组织累及情况，可在直视下多部位取到足够的活检标本，因此诊断率高。

【参考文献】

[1] Kauczor H U, Kreitne K F. Contrast-enhanced MRI of the lung[J]. EJR, 2000, 34 (3): 196 - 207.

[2] Berthezene Y, Vexler V, Clement O, et al. Contrast-enhanced MR imaging of the lung : assessments of ventilation and perfusion[J]. Radiology, 1992, 183 (3): 667 - 672.

[3] Donald A E, Hans L R, Thuridur A, et al. Management of Tuberculo sis, A Guide for Low Income Count ries [M]. 5th ed. Paris: Union A gainst Tuberculosis and Lung Disease. 2000.

[4] 全国结核病流行病学抽样调查技术指导组. 第四次全国结核病流行病学抽样调查报告[J]. 中华结核和呼吸杂志，2002，25：3.

[5] 陈炽贤. 实用放射学[M]. 2 版. 北京：人民卫生出版社，2005.

第五章　心脏与大血管

医学影像检查对心脏大血管病变的诊治具有非常重要的价值。它不仅能显示心脏大血管外部轮廓和腔内解剖结构，而且能观察心脏的运动、准确地评价心脏的功能，同时还能测量心脏和大血管的血流。

第一节　检查技术的应用

各种心脏与大血管疾病的诊断常需应用多种影像学检查，熟悉并正确应用各种影像学检查方法在各种心血管疾病诊断中起着重要作用。

一、X 线检查

1. 心脏 X 线检查

心脏 X 线检查包括胸部透视和常规心脏摄片。

（1）胸部透视：胸部透视方法简便，可以多体位、动态观察心脏和大血管形态及搏动情况。

（2）常规心脏摄片：应按照要求在立位下进行，必须采取半卧位或卧位时，应考虑体位对影像表现的影响。常规投照体位为后前位、左前斜位、右前斜位或/和左侧位服钡餐。

2. 大血管 X 线检查

大血管 X 线检查包括胸部平片、主动脉造影和肺动脉造影。

（1）胸部平片：常规摄取立式后前位与侧位，如为先天性大血管疾病可选择按心脏三维像方法投照。

（2）主动脉造影：经皮穿刺股或肱动脉逆行插管，亦可经右心经室间隔或粗大未闭动脉导管插管，正侧位或左前斜位 $45°\sim60°$ 投照。造影主要显示胸主动脉及其分支、肺动脉重度狭窄或闭锁时的侧支循环及主动脉瓣病变。

（3）肺动脉造影：自右心插管，如肺动脉闭锁可经未闭的动脉导管，粗大的体肺动脉交通支造影。特殊情况下，亦可按照肺静脉逆行造影。多取正位投照，主要显示肺动、静脉及分支的解剖形态和连接异常。

二、超声检查

超声检查主要包括二维超声检查和多普勒超声检查。前者主要用于观察心脏大血管的位置、形态结构及心肌、瓣膜的运动情况,后者主要用于观察心腔、血管内的血流情况,可以测量流速、流量,并计算心功能。

三、CT 检查

1. 电子束 CT(EBCT)

EBCT 能观察心脏大血管形态,显示心脏和大血管壁、房室间隔和瓣膜运动,计算心功能,分析血流动力学改变,而且对冠状动脉小片状钙化亦有很高发现能力。

2. 多层螺旋 CT(MSCT)

与 EBCT 血管成像相比,MSCT 图像质量高,检查时间短,费用较低。MSCT 具备 EBCT 在心血管疾病应用的全部功能,在冠心病的预防、诊断和术后随访中起着十分重要的作用。

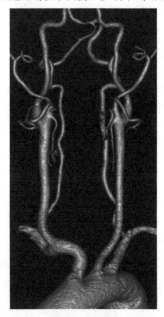

图 5－1　CT 血管成像(颈部 CTA)

3.CT 血管成像

该方法在兴趣区血管内对比剂充盈的高峰期进行连续容积采集,而后再利用计算机的后处理功能,重建出血管的立体影像(图 5－1)。

四、MRI 检查

目前心血管 MRI 扫描速度可达到 20 ms 一帧图像,可用于心脏大血管的实时动态成像。时间分辨力提高,图像质量更好。

1. 心血管 MRI 主要优点

（1）具有良好的组织对比，能够清楚显示心脏解剖形态，检查心脏肿瘤、脂肪浸润、组织变性、囊肿和积液。

（2）可迅速获得三维图像，实现心脏大血管的实时动态成像。

（3）无射线损伤，无须含碘对比剂。

（4）对血流具有特殊敏感性，能够评价流量、流速，甚至血流方向。

（5）能够准确显示心脏功能、心肌灌注及心肌活性。因此一次心脏 MRI 检查，可得到心脏全部信息。对冠状动脉的成像目前仍在开发中。

（6）利用对血流的"流空效应"和"流入增强效应"可进行血管成像（MRA），也可采用对比增强 MRA，既可以得到高质量血管图像，又可以有效避免流动伪影。

2. MRI 检查技术

（1）心电门控技术：将 MRI 扫描固定在每个心动周期的某一时相，获取心脏该时相的信息，避免心脏搏动干扰，称之为心电门控。一般以心电图 R 波作为 MRI 测量的触发点。

（2）心肌灌注成像：经静脉注射对比剂，分析对比剂通过心肌不同时期的信号强度改变，判断心肌血流灌注及心肌活性异常。

（3）对比增强磁共振血管成像（contrast enhanced MRA，CEMRA）：此技术能在对比剂首次通过血管时成像，在软组织和静脉尚未增强的情况下，快速扫描只获得显示动脉的图像，由于分辨力高，图像质量好，检查费用低于血管造影而且无损伤，所以在许多部位临床应用上已经替代传统插管血管造影。

五、心血管造影检查

心血管造影是将对比剂经导管快速注入心脏大血管腔，观察其内部解剖结构、运动及血流状态的影像学检查方法，分为常规造影和选择性造影。前者包括心腔、主动脉和主肺动脉造影，后者指冠状动脉、外周动脉造影等。当前大都应用 DSA。心血管造影由于其创伤性，应用较少。

六、核医学检查

核医学检查主要是心肌灌注显像（mycardial perfusion imaging，MPI）。核素 [201]Tl、[99]mTc-MIBI、[99]mTc-tetrofosmin。MPI 是无创性检查心肌缺血的首选方法，可提供患者心肌缺血的部位、程度和范围，以及心脏功能等多种信息，其诊断冠心病的灵敏度、特异度和准确性在 80% 以上。

第二节　正常影像学表现

一、心脏和心包正常影像学表现

1. X 线检查

（1）正常投影：心脏的四个心腔和大血管在 X 线上的投影，彼此重叠，平片上仅能显示各房室和大血管的轮廓，不能显示心内结构和分界。心表面有脏层和壁层心包膜覆盖，正常情况下心包缺乏对比,不会显影(图 5 - 2)。

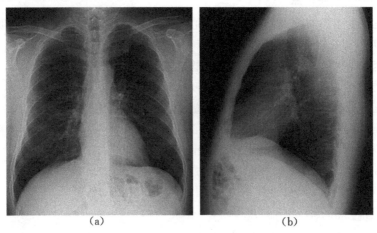

(a) (b)

图 5 - 2　胸部正、侧位片心脏投影
(a)、(b)分别是正位及侧位

(2)心脏大血管的形态:在后前位上,正常心脏大血管形态可分为横位心、斜位心和垂位心。

横位心见于短胖体形,胸廓宽短,膈位置高,心膈接触面大,心胸比略大于 0.5,主动脉结明显,心腰部凹陷。

斜位心见于适中体形,胸廓介于另两型之间,心膈接触面适中,心胸比 0.5,心腰平直。

垂位心见于瘦长体形,胸廓狭长,膈位置低,心膈接触面小,心胸比小于 0.5。

(3)心脏大血管大小:测量心胸比是确定心脏有无增大最简单的方法。心胸比是心影最大横径与胸廓最大横径之比。心影最大横径是心影左右缘最突一点至胸廓中线垂直距离之和。胸廓最大横径是在右膈顶平面两侧胸廓肋骨内缘间连线的长度。正常成人心胸比小于0.5。正常心脏大血管影像的形态和大小受年龄、呼吸、体位等诸多因素的影响。婴幼儿心影接近球形,横径较大,左、右半心大致对称。由于胸腺较大,心底部较宽,心胸比可达 0.55,7～12 岁为 0.5。

2.CT 检查

(1)横轴位:横轴位是常用的标准体位。它可以清楚地显示心脏和大血管的结构,各房室间的解剖关系及心脏房室的大小。

(2)短轴位:主要用于观察左室壁心肌,特别是结合电影可动态了解心肌收缩运动和各心室壁增厚、变薄情况。左室体部层面是心短轴位一个重要层面,左室占据纵隔左缘大部,呈椭圆形,可显示左室前间隔壁、侧壁、侧后壁、后壁及室间隔。左室腔内类圆形充盈缺损为前、后乳头肌影。

(3)长轴位:主要用于观察瓣膜(主动脉瓣及二尖瓣),左室流出道及心尖部。左室流出道层面可清楚显示左室流出道、主动脉瓣及升主动脉根部。左室腔内可见乳头肌影,并可见左房、室间的二尖瓣。左室前缘相当接近于心尖部。常借助此层面了解心尖部病变(图 5 - 3)。

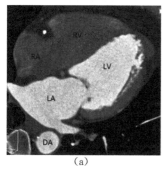 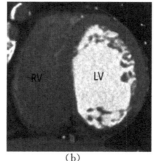 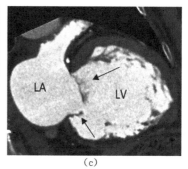

(a)　　　　　　　　　　(b)　　　　　　　　　　(c)

RA—右心房；LA—左心房；RV—右心室；LV—左心室；DA—降主动脉。

图 5-3　心脏正常 CT 表现

(a)横轴位；(b)短轴位；(c)长轴位(黑箭头示二尖瓣)

3. MRI 检查

横轴位、长轴位、短轴位上心房、心室和大血管解剖所见与 CT 正常所见相同。

二、大血管正常影像表现

1. X 线检查

平片可观察大血管的轮廓、位置、走行、粗细等，一般情况下，心脏正、侧位像可观察主动脉及肺动脉的表现。此法观察肺门及肺血管较其他检查方法简单、清楚。

2. 超声检查

动脉的横断面呈圆形，纵行扫查时呈两条平行光带。血管壁可见三层回声反射。内膜回声较低，纤细光滑，连续性好，呈线状光带，中层为暗带，外层回声呈明亮的光带。内膜和中膜有时难以区分。故统称为内中膜复合体。颈总动脉的内中膜复合体厚度不超过 1 mm。正常动脉中的血流为层流。

3. CT 检查

采用注射对比剂后的 CTA 可清楚显示血管腔结构和大小，在不同的层面可分别观察主动脉，肺动脉及其分支，上、下腔静脉的位置、走行及连接情况(图 5-4)。

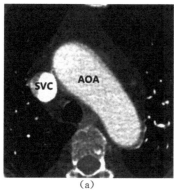 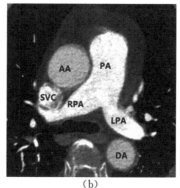

(a)　　　　　　　　　　　(b)

SVC—上腔静脉；AOA—主动脉弓；AA—升主动脉；PA—主肺动脉；RPA—右肺动脉；

LPA—左肺动脉；DA—降主动脉。

图 5-4　大血管正常 CT 表现

(a)主动脉弓层面；(b)主肺动脉及其分叉层面

4. MRI 检查

MRI 在各方位上扫描,均可以清楚地显示主动脉升部、弓部、降部、肺动脉及他们与心室的连接关系。在磁共振肺动脉成像上,甚至可以观察到段或亚段一级分支,位于纵隔内的肺静脉和腔静脉亦显示很清楚。

第三节 基本病变的影像学表现

一、心脏和心包异常

1. 形态和大小异常

(1)整体形态异常:心脏疾病导致的各房室大小的改变并不一致,心脏失去正常形态,可分为下列三型:二尖瓣型、主动脉型和普大型。

心脏增大包括心壁肥厚和心腔扩大,或两者并存。

左室增大常见的原因为高血压病、主动脉瓣关闭不全或狭窄、二尖瓣关闭不全、某些先心病如动脉导管未闭等。

右室增大常见病因为二尖瓣狭窄、慢性肺源性心脏病、肺动脉高压,以及某些先心病,如法洛氏四联症等。

左房增大常见病因有二尖瓣病变、左室衰竭,以及某些先心病,如动脉导管未闭。

右房增大常见病因是右心衰竭、先心病,如房间隔缺损等,以心房黏液瘤。

全心增大常见病因为心衰、心肌病、贫血性心脏病、心包炎等。

(2)内部结构异常:最常用的手段是超声检查,此外 MSCT 和 MRI 也非常适合内部结构异常的显示。①间隔异常:主要表现为间隔位置、形态、厚度和连续性的异常。正常成人室间隔厚度<12 mm。肥厚性心肌病呈非对称性增厚。左室扩张型心肌病时,室间隔呈弧形突向右室。右室扩张型心肌病时,室间隔呈弧形突向左室。房、室间隔缺损时可显示间隔连续性中断。②瓣膜异常:主要表现为位置、形态、厚度、活动等异常。风湿性心脏病二尖瓣狭窄时,可见二尖瓣瓣口狭窄,瓣叶增厚变形;主动脉瓣狭窄时亦可见类似的征象。三尖瓣下移畸形时可见三尖瓣环下移及三尖瓣前叶过长。三尖瓣闭锁时可见在三尖瓣位置有带状组织将右房室分开。肺动脉瓣狭窄,可见收缩期瓣膜呈圆顶样凸向肺动脉。当瓣膜关闭不全时,则出现相应心腔内血液返流的征象。③心壁异常:主要表现为厚度、形态、运动、信号的异常。心壁厚度增加主要见于肥厚型心肌病和高血压性心脏病。心壁厚度减小,可见于扩张型心肌病、心室容量负荷增加或心力衰竭时。心功能不全时心室壁增厚率减低,运动幅度减弱。心肌梗死合并室壁瘤时可出现节段性室壁运动减低乃至心壁外突、变薄和矛盾运动。心肌梗死时 MRI 检查可出现室壁延迟期增强的斑点状或条带状高信号。局部心肌缺血时,MRI 的心肌灌注检查可出现心内膜下缺血区心肌灌注延迟或缺损。④心腔异常:指心腔大小异常,心腔正常测量标准可参考超声心动检查。最常见的心脏占位改变为附壁血栓和黏液瘤。

2. 运动异常

(1)运动增强:可见收缩幅度增强,可同时有心肌收缩速度加快,此为高动力状态。

(2)运动减弱:可见收缩幅度减低,为低动力状态,依据范围分为普遍减弱和节段性减弱。

MRI 冠状动脉成像能够显示大的心外膜下冠脉起源和近中段,有望成为诊断冠脉病变的一种无创而有效的手段。MRI 冠状动脉成像特别适合于某些先天异常冠状动脉的无创检查,如较大分支的冠状动脉瘘,这一点优于 X 线冠状动脉造影。MRI 对判断冠状动脉搭桥血管是否开通亦是一种很可靠的方法。

3. 血流异常

超声心动图检查能实时显示心内及大血管腔内的血流状况。血流异常表现有以下几点。

(1)血流速度的异常:指所测流速高于或低于正常范围。大多数心脏疾患都会产生血流速度异常。

(2)血流时相的异常:指血流的持续时间长于或短于正常,或者出现于正常情况下不应出现的时相。

(3)血流性质的异常:指血流失去正常的层流状态而变为湍流状态。

(4)运动消失:可见室壁的节段性或区域性消失,为区域性无动力状态。

(5)局部矛盾运动:表现为节段性或区域性的室壁膨凸变形,可出现在心室的收缩期或和舒张期,为运动功能失调的状态。

(6)冠状动脉异常:迄今为止选择性冠状动脉造影仍是诊断冠状动脉病变最可靠的方法,被称为"金标准"。冠状动脉造影可显示病变发生的部位、形态分布及程度。MSCT 可用于检测冠状动脉管腔中度或中度以下狭窄,有助于避免冠状动脉正常或不需介入治疗的患者做导管法造影检查,可以满足冠心病介入治疗筛选的需要。此外 MSCT 对冠状动脉血运重建,包括支架和搭桥术后随访工作亦具有重要价值。

4. 血流途径的异常

血流流经正常心脏中不存在的血流通道,称血流途径的异常。

5. 心包病变

心包病变包括心包炎和心包肿瘤两大类。心包炎是最常见的心包病变。而心包炎的病理改变又包括心包积液和缩窄性心包炎。

(1)心包积液:正常情况下,心包腔内有少量液体,如液体量超过 50 mL,即为心包积液。超声检查、CT 和 MRI 对于心包积液的诊断有很高的精确度。一般将心包积液分为三度,Ⅰ度为少量积液,积液量小于 100 mL,舒张期心包脏、壁层间距 10~16 mm;Ⅱ度为中等量积液,积液量 100~500 mL,心包脏、壁层间距 16~24 mm;Ⅲ度为大量积液,积液量大于 500 mL,心包脏、壁层间距大于 24 mm。

(2)缩窄性心包炎:X 线检查,可见心缘异常,一侧或两侧心缘变直、各弓界限不清、局部异常膨突或成角,左房增大,心脏搏动减弱或消失,上腔静脉增宽和肺瘀血等征象,心包可见钙化。

二、大血管形态异常

(1)主动脉异常:主动脉扩张、迂曲表现为主动脉结上升达到或超过胸锁关节水平并向左侧肺野凸出、主动脉弓增宽、降主动脉迂曲牵引食管向背侧弯曲。升主动脉弓降部呈局限性梭形或一侧性膨突,见于主动脉真性和假性动脉瘤,弥漫性主动脉扩张见于主动脉瓣关闭不全、高血压、动脉粥样硬化及主动脉夹层。

（2）肺动脉异常：包括一侧肺动脉缺如、肺动脉起源异常、肺动脉及分支狭窄、先天性肺动脉静脉瘘等。肺动脉内瘤栓或血栓在 CTA 或 MRA 上表现为腔内充盈缺损。

（3）上腔静脉异常：腔静脉周围淋巴结增大或肿块压迫，表现为上腔静脉受压变形和移位。上腔静脉内瘤栓或血栓形成，表现为腔内充盈缺损。

（4）管壁异常：可以是先天性或获得性的，前者如主动脉缩窄，在增强 CT 和 MRI 上可发现局部管壁增厚，呈脊状突向主动脉腔。后者如主动脉夹层，可见动脉内膜破口，内膜片移位，假腔形成。动脉粥样硬化管壁可出现斑块或溃疡。

（5）管腔异常：①主动脉管腔局部异常扩张：当直径超过 4 cm 或超过邻近主动脉管径 1/2 以上即可诊断为真性主动脉瘤，CT 可见主动脉局限性扩张及主动脉内膜上的钙化。增强扫描可显示主动脉壁下低密度的血栓。②附壁血栓：新鲜的附壁血栓在 T_1WI 上呈较高信号。陈旧的附壁血栓在 T_1WI 上呈中等强度信号。

三、肺门及肺血管异常

（1）肺门异常：双侧肺门增大，见于肺充血和肺瘀血。前者常见搏动增强，血管边缘清楚；后者无搏动增强，血管边缘模糊。肺动脉狭窄时双侧肺门大小及搏动不一致，表现为左肺门动脉扩张、搏动增强，右肺门动脉变细，无搏动。肺门动脉扩张的标准为右下肺动脉直径成人超过 1.5 cm，儿童超过胸锁关节水平气管横径。

（2）肺动脉异常：①肺充血：常见于左向右分流的先天性心脏病，主要表现为肺动脉分支成比例地增粗且向外周伸展，边缘清晰锐利，肺野透明度正常。长期肺充血，可导致肺小动脉痉挛、收缩、血管内膜增生、管腔变窄，最后引起肺动脉高压。②肺动脉高压：主要表现为肺动脉段突出，肺门肺动脉大分支扩张而外周分支变细，与肺动脉大分支间有一突然分界，即肺门截断现象或残根样表现。只有在高流量性肺动脉高压时，肺动脉各级分支均增粗，仍保持大小比例；主肺动脉及肺门动脉搏动增强；右室增大。③肺少血：由右心排血受阻引起，主要表现为肺野透明度增加，肺门动脉变细，肺动脉血管纹理稀疏、变细。严重者可出现粗乱的网状纹理，系来自体动脉的侧支循环。

（3）肺静脉高压：病因主要有：①左房压力增高，如二尖瓣狭窄和左房内肿瘤。②左室阻力增加，如主动脉瓣狭窄、高血压或其他原因引起左心功能不全。③肺静脉阻力增加，如肺静脉狭窄阻塞等。

主要征象为：①肺淤血：上肺静脉扩张和小静脉、下肺静脉正常或缩窄；肺血管纹理普遍增多、增粗且边缘模糊；肺门增大且边缘模糊；肺野透明度降低。②间质性肺水肿：出现各种间隔线即 Kerley 线。B 线最常见，为肋膈角区长 2～3 cm、宽 1～3 mm 的水平线；A 线多见于上叶，为长 5～6 cm、宽 0.5～1 mm 的斜行线状影，自肺野外带引向肺门，常见于急性左心衰竭；C 线多见于下肺野，呈网格状，常见于重度肺静脉高压，可伴有胸膜下和胸腔积液。③肺泡性肺水肿：亦称实质性肺水肿，表现为两肺广泛分布的边缘模糊的斑片状阴影，重者两肺大片影聚集在肺门区形成"蝶翼状"阴影。短期内变化较大是肺泡性肺水肿的重要特征。上述三种征象可同时出现，亦可相互演变。

第四节 疾病诊断

一、先天畸形

(一)房间隔缺损

【病因病理】

除先天性的原因外,目前认为遗传和环境等复杂因素相互作用也可致房间隔缺损。房间隔缺损存在时,血液自左向右分路流,右心血容量增加,发生右心房、右心室扩大,室壁增厚,肺动脉不同程度扩张,肺循环血量增多,肺动脉压升高。随病情发展,肺小动脉壁发生内膜增生、中层增厚、管腔变窄。病程晚期右房压力超过左房,出现右至左的分流,出现严重症状。

【临床表现】

临床表现出现的迟早和轻重决定于缺损的大小。缺损小者终身可无症状,缺损较大者症状出现早,活动后可出现心悸、气短、乏力,并可有咳嗽、咯血,易患呼吸道感染等,晚期因肺动脉高压加重出现右向左分流时,可出现发绀、晕厥等症状。

【影像学表现】

X 线表现 婴幼儿患者心脏可正常或稍有增大,肺血增多亦不明显,缺损较大的患者可表现为右房、右室、肺动脉干及其分支均扩张。

超声表现 直观显示房间隔连续性中断,彩色多普勒显示通过房缺的异常血流。

CT 表现 增强 CT 可清晰地显示房间隔缺损部位、大小及扩张的右房、右室、肺动脉干及其分支等。此外,还可明确或排除肺动静脉、主动脉、腔静脉等的合并畸形。

MRI 表现 房间隔的连续性中断,左、右心房间有对比剂连通,可以显示缺损部位及大小,可出现右心房、右心室增大,肺动脉扩张。

(二)室间隔缺损

【病因病理】

室间隔缺损是由于胚胎期心脏发育不全造成两个心室之间的异常交通。室缺致左向右分流,致肺循环流量增加,而体循环流量不足,左心室因肺循环增多而血容量增加,致左心室心肌肥厚,左室舒张末压升高。左室舒张末压升高使左房充盈左室受限,因此导致肺淤血及肺动脉高压,晚期可引起左心衰竭。

【临床表现】

缺损口径较小、分流量较少者,一般无明显症状。缺损较大、分流量较多者,可有发育障碍,活动后心悸、气急,反复出现肺部感染。严重时可出现呼吸窘迫和左心衰竭等症状。

【影像学表现】

X 线表现 室缺较小时 X 线可无异常;室间隔缺损较大时,左心扩大,肺动脉圆锥隆突,肺血管纹理增粗,肺充血;大型室缺时,双心室增大,肺门血管粗大,但血管远端变细,呈"鼠尾"状,而肺野血管纹理稀疏,肺血减少。

超声表现 M 型超声可间接显示室间隔连续中断,左房、左室内径扩大等。彩色多普勒可显示通过室缺的异常血流，及室缺的部位、大小等。

CT 和 MRI 表现　增强 CT 及 MRI 可清晰地显示室间隔缺损部位、大小及扩张的左房、右室、肺动脉干及其分支等，此外还可明确或排除肺动静脉、主动脉、腔静脉等的合并畸形。

【诊断与鉴别诊断要点】

室间隔缺损是最常见的先天性心脏畸形，常合并其他类型畸形，据缺损的部位可分为膜周部缺损、漏斗部缺损和肌部缺损。膜周部缺损最常见，漏斗部缺损次之，肌部缺损最少见。主要体征为胸骨左缘第三、四肋间响亮的收缩期杂音，影像学上以左心房、左心室增大为主。超声心动图是诊断该病的首选方法。

（三）动脉导管未闭

【病因病理】

动脉导管未闭具体病因不明，目前认为与早产和缺氧、感染和遗传及高原环境有关。动脉导管未闭导致左向右分流，使肺循环回流增多；左房左室容量增大使左室肥厚；由于分流使脉压增宽引起一系列周围血管体征；左心室扩大使舒张末压增高致左心房扩大且肺淤血引起肺水肿等。

【临床表现】

患者多属瘦长体型，平素可无症状，于体检时发现响亮的杂音，并伴震颤，脉压增宽；自幼分流量大者心衰缓解后可留有鸡胸、心前区凸出和郝氏沟；偶有患儿有乏力或胸痛。

【影像学表现】

超声表现　M 型超声可探得左房左室因超容而扩大；二维超声可见到导管的主动脉端，并追踪向肺动脉端；彩色多普勒可清晰显示导管的分流及其大小和形态。

CT 和 MRI 表现　轴位显示左肺动脉与降主动脉间相连通的管道。矢状位 MPR 及三维重组可更清晰立体显示肺动脉与主动脉间的异常交通；可显示合并的心脏大血管畸形，如室间隔缺损、主动脉缩窄、主动脉弓离断等（图 5 - 5）。

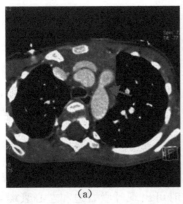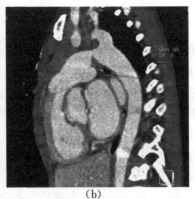

(a)　　　　　　　　　　　(b)

图 5 - 5　动脉导管未闭

(a)、(b)分别是轴位及斜冠状位，CT 示降主动脉起始处与肺动脉主干间管样结构相连

心血管造影表现　右心导管由右室出肺动脉，通过导管入降主动脉证明未闭动脉导管的存在；对比剂注射至降主动脉的导管口稍下方，舒张期对比剂可回入导管内。

【诊断与鉴别诊断要点】

动脉导管为胎儿肺动脉与主动脉之间的正常通道,出生后即自行关闭。动脉导管未闭是指降主动脉在锁骨下动脉的下段与左肺动脉间相交通,最突出体征为胸骨左缘第2~3肋间可闻及双期连续性杂音,未闭的动脉导管常分为漏斗型、管型及窗型等。影像学上以左心房、左心室增大为主,降主动脉与左肺动脉间由管道结构相连,CT和MRI可清晰显示动脉导管未闭的部位、形状及心脏、肺血管的变化情况。

（四）法洛四联症

【病因病理】

其基本的病理解剖表现为肺动脉狭窄、主动脉骑跨、室间隔缺损和右心室肥厚。常伴发其他心血管畸形。肺动脉狭窄程度决定通过室间隔血流的流量及方向,随着肺动脉狭窄程度增加,肺阻力增大,分流逐渐由左向右变为右向左,肺循环量减少,而骑跨的主动脉血大都来自右心室,故造成较明显青紫。

【临床表现】

患者均有不同程度的发绀,缺氧发作及活动耐力降低,发绀常表现在唇、指(趾)甲、耳垂、口腔黏膜等毛细血管丰富的部位。患儿发育迟缓,喜欢蹲踞,常有杵状指(趾)。

【影像学表现】

X线表现 典型者一般心影正常,右房可增大,左房、左室不增大,上纵隔血管影增宽,少数可见右位主动脉弓,肺门阴影小,搏动不明显,肺野清晰,中、外侧带肺血管影较细小,中度及重度患者由于右心室肥厚,使心尖上翘、圆钝,而肺动脉段内凹,使心影呈靴型轮廓。

超声表现 左室长轴切面:主动脉根部增宽,骑跨于室间隔上,室间隔与主动脉前壁连续中断。心底大血管短轴切面:右室流出道狭窄的部位、程度及肺动脉主干及其左、右分支的发育情况。四腔位切面:可显示左、右心室大小及室壁厚度。胸骨上切面:可显示扩张的主动脉根部及弓降部和异常血管。

CT表现 肺动脉狭窄:肺动脉瓣水平可显示瓣环发育、瓣叶数目、增厚及狭窄程度;肺动脉水平可观察主肺动脉、左肺动脉及右肺动脉发育情况及有无狭窄。室间隔缺损:室间隔的连续性中断,左、右心室间有对比剂连通。主动脉骑跨:主动脉根部骑跨在室间隔之上。右室肥厚:右室增大,右室壁增厚,右室内的肌小梁明显增粗。其他合并畸形:CT可发现合并的其他畸形。

MRI表现 自旋回波序列TWI横断面、矢状面和冠状面可显示室间隔缺损、肺动脉狭窄、右心室肥厚及主动脉骑跨等。心脏电影成像可显示快速血流通过狭窄漏斗部及肺动脉瓣口而在肺动脉根部产生无信号影。造影增强MRI血管造影可同时显示肺动脉、主动脉等外周血管的发育情况。

心血管造影表现 左室造影:显示室间隔位置、大小及有无多发缺损,左室发育情况,主动脉骑跨程度、主动脉、冠状动脉有无变异等。右室造影:显示肺动脉及其周围肺动脉和右室流出道的解剖形态及狭窄程度。

【诊断与鉴别诊断要点】

法洛四联症是一种最常见的青紫型先天性心脏病,法洛四联症患者均伴有不同程度的青紫,常伴杵状指;基本的病理解剖表现为肺动脉狭窄、主动脉骑跨、室间隔缺损和右心室肥厚;影像学上超声可清晰显示心内畸形结构,而CT或MRI能同时显示心内、外畸形结构。鉴别诊断有以下几点。

室间隔缺损：单纯室缺通常伴有左房左室增大，临床上无发绀、蹲踞及杵状指等体征；肺动脉狭窄；影像学上右心室肥厚及心室腔变小，肺动脉狭窄特征为狭窄后肺动脉总干扩张。

二、获得性心脏病

（一）风湿性心脏病

【病因病理】

病因和发病原理目前还没有完全明了，但一般认为是溶血性链球菌感染后，人体发生变态反应和免疫反应的结果，而非链球菌直接侵袭导致。基本病变是瓣膜炎症粘连，瓣叶增厚，使瓣膜不能正常开放与关闭，形成瓣膜口的狭窄或关闭不全，出现血流受阻或血液反流，导致心脏结构发生一系列器质性改变。

【临床表现】

风湿性心脏病临床主要有 6 种类型。①二尖瓣狭窄：心功能代偿期患者可无症状，失代偿后，出现活动后气短、心悸，阵发性呼吸困难。严重时端坐呼吸，咯血等。晚期出现右心衰。②二尖瓣关闭不全：心功能代偿期患者可无症状，一般可心悸、活动后喘促、疲劳，乏力，咯血等左心功能不全症状，后期出现右心功能不全症状。③主动脉瓣关闭不全：早期无症状，或仅有面色苍白、心悸，劳累时气促，晚期可出现呼吸困难、咯血、咳嗽，少数患者有心绞痛，重症者出现头昏，甚者晕厥、心绞痛、心律失常，甚至猝死。④主动脉瓣狭窄：轻者无症状，重者可以见到疲乏无力，呼吸困难。晚期患者可出现呼吸困难、咳嗽、咯血等左心功能不全症状。⑤三尖瓣狭窄和三尖瓣关闭不全的临床表现从略。

【影像学表现】

X 线表现　二尖瓣狭窄：左房、右室扩大伴肺淤血及肺循环高压；二尖瓣关闭不全：左房、左室扩大，偶见瓣叶瓣环钙化影；主动脉瓣狭窄：左心室扩大，升主动脉根部常呈狭窄后扩张；主动脉瓣关闭不全：左室扩大伴升主动脉扩张、屈曲、延长；三尖瓣狭窄和三尖瓣关闭不全出现相应表现。

超声表现　二尖瓣狭窄：M 型心动图示二尖瓣前叶呈"城垛样"，瓣口面积减小且开口受限，左房、右室增大；二尖瓣关闭不全：瓣叶增厚，左房、左室扩大，左房内可见收缩期血液返流引起的湍流回声；主动脉瓣狭窄：主动脉瓣瓣叶增厚，左室壁增厚；主动脉瓣关闭不全：左室腔及其流出道、升主动脉根部扩大，主动脉瓣下见舒张期湍流回声；三尖瓣狭窄和三尖瓣关闭不全出现相应表现。

CT 表现　瓣叶的钙化，电子束 CT 的心电门控电影扫描，可显示瓣膜的运动受限及瓣口的狭窄计算，评估瓣膜面积及返流量，但不能直接显示瓣膜的关闭不全；心房、心室增大，并可显示左房血栓。

MRI 表现　MRI 梯度回波序列电影可显示血流通过狭窄及关闭不全的瓣口后形成的低信号涡流。SE 序列可显示心房、心室的大小及心腔内的血栓。

【诊断与鉴别诊断要点】

风湿性心脏病：风湿性心脏病是急性风湿热引起心肌炎后遗留下来的以瓣膜病变为主的心脏病；风心病最易累及二尖瓣，主动脉瓣次之，三尖瓣较少见，肺动脉瓣受累极为罕见。临床表现为病变瓣膜区出现相应的心脏杂音，心室、心房增大，后期出现心功能不全。影像学表现以心房、心室增大为主。超声心动图是诊断风湿性瓣膜病的最佳检查方法。

（二）冠状动脉粥样硬化性心脏病

案例引入

冠状动脉粥样硬化性心脏病案例

患者，男，62岁，退休人员。其因"发作性胸闷，加重伴心前区不适5天"入院。患者1年前无明显诱因出现胸闷，心前区不适，持续数分钟至十几分钟，多夜间发作，休息后缓解，近5天来上述症状加重，伴心前区不适，范围手掌大小，边界不清。查体：血压155/97 mmHg，脉搏54次/分，呼吸18次/分。查体：神志清楚，精神尚可，心前区无隆起，叩诊心界无扩大，心律齐，各瓣膜未及病理杂音，医生考虑其为冠状动脉粥样硬化性心脏病，下医嘱行CT检查。

冠状动脉CTA：左冠状动脉主干及前降支见多发钙化斑块，管腔狭窄。

【病因病理】

本病病因至今尚未完全清楚，与高血压、高脂血症、高黏血症、糖尿病等因素有关。当动脉粥样硬化时，冠状动脉壁内皮细胞受损致血浆脂质浸入，使动脉内膜形成数毫米大小的黄色脂点或长度可达数厘米的黄色脂肪条纹，其可能发展为斑块。纤维斑块发生出血、坏死、溃疡、钙化和附壁血栓则形成复合病变。受累动脉弹性减弱，脆性增加，易于破裂，管腔逐渐变窄，甚至完全闭塞。

【临床表现】

心绞痛型：表现为胸骨后的压榨感、闷胀感，伴随明显的焦虑，持续3～5分钟，口服硝酸甘油缓解。心肌梗死型：有前驱症状，梗死时表现为胸骨后持续性剧烈压迫感、闷塞感，甚至刀割样疼痛。疼痛部位与以前心绞痛部位一致，但持续更久，疼痛更重，休息和含化硝酸甘油不能缓解。无症状性心肌缺血型：多伴有广泛的冠状动脉阻塞却无任何症状。心力衰竭和心律失常型：出现心力衰竭的表现，如气急、水肿、乏力等，还有各种心律失常。猝死型：突发心搏骤停而死亡。

【影像学表现】

X线表现　大部分冠心病X线平片可完全正常。心肌梗死并发症：形成室壁瘤者，左心缘局限性膨突，并局部室壁搏动减弱、消失，反向搏动，可有钙化及纵隔-心包粘连；室间隔穿孔者，表现为心腔增大、肺淤血、肺水肿及肺充血并存；乳头肌断裂或功能不全者表现为左房、左室增大及肺淤血、肺水肿。

超声表现　心脏超声可以对心脏形态、室壁运动及左心室功能进行检查，是目前最常用的检查手段之一。心肌缺血：表现为局限性室壁运动异常和室壁收缩期增厚率减低。心肌梗死：梗死部心肌变薄、收缩期增厚率低下和室壁运动异常，非梗部位心肌出现代偿性活动幅度增强。心肌梗死并发症：具有很强的敏感性和特异性。血管内超声可以明确冠状动脉内的管壁形态及狭窄程度，是一项很有前景的新技术。

CT表现　增强扫描：CTA结合三维重组技术可观察冠脉主要分支有无狭窄及其部位、范围和形态(图 5 − 6)。

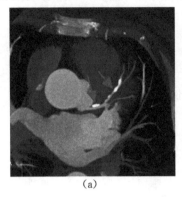 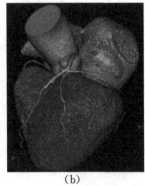 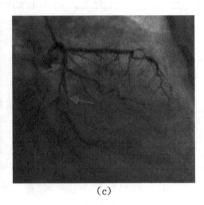

(a)　　　　　　　　　(b)　　　　　　　　　(c)

图 5 − 6　冠状动脉粥样硬化性心脏病

(a)、(b)分别为 CT 横轴位 MIP 及 VR 图像,可清晰地显示左冠主干及前降支多发狭窄;(c)为 DSA 图像显示左冠前降支多发狭窄

MRI 表现　　MRI 对冠心病可从形态、功能、心肌灌注及延迟期心肌存活方向进行综合评价。

心绞痛时:心脏形态、大小多属正常,电影 MRI 表现为节段性运动减弱,心肌灌注动脉期成像,缺血区心肌信号低于正常供血区,即灌注减低;延迟期成像无异常。急性心肌梗死时:梗死心肌信号强度增高,尤其在 T_2WI 上更明显,梗死心肌壁变薄,节段性室壁运动减弱、消失,收缩期室壁增厚减低或消失,心肌灌注成像显示灌注减低或缺损;延迟期成像显示梗死心肌明显高信号。陈旧性心肌梗死时:梗死心肌信号强度减弱,尤其是 T_2WI,其病理基础为梗死心肌纤维化。梗死处心肌室壁变薄,室壁运动、心肌灌注成像和延迟期成像异常,大体同急性期。心肌梗死并发症的 MRI 表现:室壁瘤时左室扩大,室壁显著变薄,局部室壁向心脏轮廓外膨突;室壁运动消失或反向运动,收缩期室壁增厚率消失;室壁瘤内附壁血栓形成时,表现为血栓在 T_1WI 中等信号,与心肌相似,T_2WI 信号强度较心肌高;室间隔穿孔时,MRI 示室间隔连续性中断,电影 MRI 显示心室水平左向右分流信号;左室乳头肌断裂和功能不全时,电影 MRI 显示心室收缩期左房内有起自二尖瓣口低信号血流束,为二尖瓣关闭不全,并发左房扩大。

【诊断与鉴别诊断要点】

冠心病是一种因单支或多支冠状动脉部分或完全阻塞,引起心肌供血障碍的缺血性心脏病。其主要临床表现为劳力性心绞痛;典型影像学表现为冠状动脉不同程度狭窄。冠状动脉造影目前被称为诊断冠心病的金标准。

(三)肺源性心脏病

【病因病理】

病因:①慢性阻塞性肺疾病:80%的肺心病是由此引起;②其他肺疾病:如慢性弥漫性肺部疾病;③严重的胸廓畸形。

发病机理和病理生理:肺动脉高压;功能性因素:缺氧和高碳酸血症引起肺血管收缩、痉挛;解剖性因素:肺小动脉血管炎、肺毛细血管床减少、肺血管重构等,血容量和血液黏稠度增加;心脏改变:主要为右室肥厚致右心扩大、右心衰竭,以及其他脏器功能损害。

【临床表现】

肺心功能代偿期：临床表现主要有咳嗽、咯痰、活动后心悸、气短、发绀、乏力等症状，即以原发肺疾患的表现及肺动脉高压、右心室肥大的体征为主。肺心功能失代偿期：患者常出现呼吸性酸中毒及呼吸衰竭，还有心悸气促、恶心呕吐、腹胀纳差、下肢水肿、心率增快等。重者可有明显发绀、呼吸困难等症状，甚至出现嗜睡、抽搐、昏迷等肺性脑病表现。

【影像学表现】

X 线表现 肺血轻度增多，主动脉结正常，肺动脉段突出，右下肺动脉增宽，肺门"舞蹈"及肺周围动脉变细等肺动脉高压的征象；右心室扩大，还可显示慢性支气管炎、肺气肿、弥漫性肺间质纤维化等肺原发病变。

超声表现 可测量右心室内径（≥30 mm），左心室内径（≥20 mm），右室前壁的厚度，左、右心室内径的比值（<2），右肺动脉内径或肺动脉干及右心房增大。

CT 表现 直接征象：右心室和或右心房肥大，主肺动脉及左、右肺动脉增粗，肺门动脉粗细与外周不成比例。间接征象：肺内原有疾病影像学表现。

【诊断与鉴别诊断要点】

肺心病主要是由于支气管-肺组织或肺动脉血管病变所致肺动脉高压引起的心脏病。根据起病缓急和病程长短，肺心病分为急性和慢性，临床上以后者多见。影像表现以右室肥大为主，通常伴有肺部疾病。

（四）心肌病

【病因病理】

扩张型心肌病：可能和某些因素如病毒、细菌、药物中毒、代谢异常所致的心肌损伤有关。心脏呈球形增大，心肌松弛无力，主要侵犯左心室，以心腔扩张为主，心室收缩（泵）功能降低，舒张期血量和压力升高，心排血量降低。

肥厚型心肌病：可能与常染色体显性遗传有关。约 1/3 的患者有明显家族史，儿茶酚胺代谢异常、高血压、高强度运动为其诱发因素；患者出现心肌肥厚、心腔不扩张且多缩小变形，病变最常累及肌部室间隔，引起非对称性室间隔肥厚。

限制型心肌病：本病的病因未明，可能与病毒或寄生虫感染侵及心内膜、心内膜下心肌，形成纤维化有关。心内膜和内层心肌的纤维化和附壁血栓形成，导致心内膜明显增厚、心壁变硬。病变主要侵犯心室流入道和心尖，引起收缩变形以至闭塞。心室充盈舒张受限。

【临床表现】

①扩张型心肌病。早期：起病缓慢，部分患者先被发现有心脏扩大，可多年无自觉不适或只有轻微症状；中晚期：患者出现乏力、活动后气短、夜间阵发性呼吸困难，出现浮肿、腹水及肝大等症状，可有各种心律失常。②肥厚型心肌病。早期：起病缓慢，早期表现为劳累后呼吸困难、乏力和心悸；中晚期：昏厥是病情严重的信号，晚期患者可出现心力衰竭，且常合并房颤。③限制型心肌病。以左心室受累为主者表现为呼吸困难、咳嗽、乏力、双肺啰音，尚有心悸、心前区不适；以右心室受累为主者表现为下肢水肿、肝大、腹水、颈静脉怒张等。

【影像学表现】

X 线表现 扩张型心肌病：心脏增大，以左室增大最为显著，心影呈"普大"型或"主动脉型"；两心缘搏动普遍减弱；可有肺淤血、间质肺水肿等左心功能不全的征象。肥厚型心肌病：

无特异征象,仅可见左室轻度增大。限制型心肌病:心脏轻至中度增大,有时可发现胸腔或心包积液。

超声表现 扩张型心肌病:二维心脏超声检查示心脏各腔室扩大,室间隔、左室后壁运动减弱,射血分数降低,左、右心室流出道扩大(图5-7)。肥厚型心肌病:左心室肥厚,左室后壁和室间隔厚度比值超过1.5,左室流出道狭窄(<20 mm)。限制型心肌病:心腔狭小、心尖部闭塞、心内膜增厚和心室舒张功能严重受损。

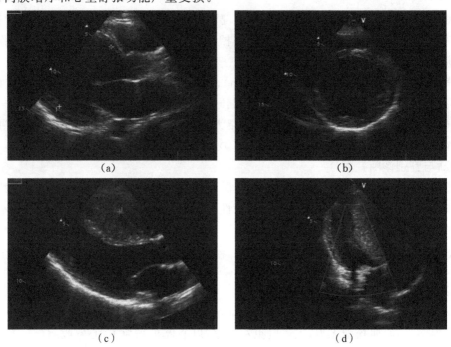

(a)　　　　　　　　　　　　　　　(b)

(c)　　　　　　　　　　　　　　　(d)

图5-7　扩张型心肌病

(a)、(b)均为扩张性心肌病图像:(a)超声胸骨旁左心长轴切面示左心室腔呈球形扩大;(b)超声胸骨旁左心室短轴二尖瓣水平切面示左心室壁均匀性变薄,动度减低。(c)、(d)均为肥厚性心肌病图像(非梗阻型):(c)超声胸骨旁左心长轴切面示室间隔中下段明显增厚,室间隔中下段与左室后壁值超过1.5;(d)心尖部左心长轴切面示室间隔中下段肥厚,左室流出道未见明显狭窄,二尖瓣区探及反流信号

CT表现 扩张型心肌病:心脏呈球形增大,以心腔扩张为主;CT电影能直接观察心室整体收缩功能降低。肥厚型心肌病:以左心室、左心房增大为主,非对称性室间隔肥厚。限制型心肌病:心脏体积增大,心室壁增厚为主,心室腔缩小,甚至闭塞;CT电影显示心室舒张受限。

MRI表现 扩张型心肌病:心脏增大以左室腔的球形扩张为主,左室壁及室间隔厚度正常;收缩期增厚率普遍下降。肥厚型心肌病:以左心室、左心房增大为主,同时伴有非对称性室间隔肥厚;MRI显示心室收缩功能降低。限制型心肌病:心脏体积增大,以心室壁增厚为主,心室腔缩小。

【诊断与鉴别诊断要点】

心肌病是指以心肌损害为主而导致心功能异常的一组疾病。心肌病病因未明,诊断心肌病时必须排除由其他原因引起的心肌疾病。心肌病可分为三种:扩张型性心肌病、肥厚型心肌病和限制型心肌病,其中以扩张型心肌病和肥厚型心肌病较为常见。

三、心包疾病

（一）心包积液

【病因病理】

常见病因及性质有：结核性、化脓性、病毒性及非特异性，也可伴随全身疾病发生，如风湿热、结缔组织病、尿毒症、黏液性水肿、低蛋白血症、心肌梗死后综合征、胸导管损伤、出血性疾病、放射损伤、穿透性损伤和心包的原发或继发肿瘤等。按积液性质可分为浆液性、浆液血性、血性、化脓性、浆液纤维蛋白性、乳糜性等。

【临床表现】

少量心包积液可无任何症状；中、大量心包积液可引起心前区疼痛、呼吸困难、乏力和心包填塞的症状，如面色苍白、发绀、端坐呼吸和腹胀等。

【影像学表现】

X 线表现　心包积液在 $300\sim500$ mL 以上者 X 线平片才有异常改变。大量积液为心影短期内迅速增大而肺野清晰，心脏向两侧扩大，呈烧瓶样或球状，心脏搏动明显减弱而主动脉搏动正常。上腔静脉增宽，主动脉变短[图 5-8(a)]。

超声表现　可清晰准确判断积液的多少，积液表现为不同厚度的液性暗区。

CT 和 MRI 表现　CT 示心包脏、壁层间距增宽，内见环形低密度带，强化扫描更加明显，还可显示腔静脉扩张等变化[图 5-8(b)]。MRI 应用 SE 序列即可准确判断心包内液体的量，并可推测液体的性质。

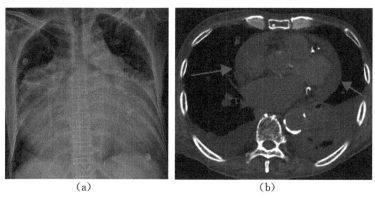

(a)　　　　　　　　　　(b)

图 5-8　心包积液

(a)X 正位平片示心脏呈烧瓶状；(b)轴位 CT 示心脏周围心包腔内积液

【诊断与鉴别诊断要点】

心包腔内的液体量超过 50 mL，称心包积液。大量心包积液可引起心前区疼痛、呼吸困难、乏力和心包填塞的症状。超声心动图是诊断心包积液最敏感、最精确且首选的方法。

（二）缩窄性心包炎

【病因病理】

缩窄性心包炎以结核性、化脓性、病毒性和非特异性感染常见，此外也可见于创伤、尿毒症、心包恶性肿瘤放射治疗术后。心包脏壁两层粘连增厚，以心室和膈面的增厚粘连更为显著，部分病例心包瘢痕继发钙盐沉着，出现大片状或环带状心包钙化。本病主要引起心室舒张功能受限，累及右心室者，体循环淤血，引起静脉压升高；若左心室受压，舒张期进入左心室血量减少，导致心排血量低下，脉压下降；左侧房室环部位受压，造成肺循环淤血。

【临床表现】

呼吸困难、腹胀、咳嗽、疲乏、纳差、心悸，上腹疼痛等为主要临床表现。患者有端坐呼吸、奇脉、脉压减小、静脉压升高、颈静脉怒张、肝脏肿大、腹水、下肢浮肿等体征。

【影像学表现】

X线表现　心脏大小正常或轻度增大，心缘不规则、僵直、可见钙化，搏动减弱或消失；上腔静脉影增宽，肺淤血等；蛋壳样、带状、斑片状钙化，多分布于右室前缘、膈面和房室沟区；常伴胸膜增厚粘连（图5-9）。

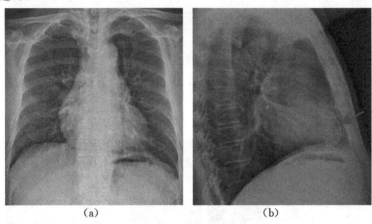

(a)　　　　　　　　　　　(b)

图5-9　缩窄性心包炎
(a)正位；(b)侧位，X线显示心包呈蛋壳样钙化

超声表现　M型超声心动图表现为增厚心包为两层平行的曲线，回声增强；二维超声示心包运动减低及回声增强，舒张早期充盈期室间隔突然移位，快速的舒张早期充盈等。

CT和MRI表现　心包增厚和钙化，下腔静脉扩张、心室变形和室间隔僵直等征象，MRI可反映其血流动力学改变。

【诊断与鉴别诊断要点】

心包发生纤维化增厚及粘连造成心脏舒张充盈受限称之为缩窄性心包炎；蛋壳样钙化为本病的特征性表现，多分布于右室前缘、膈面和房室沟区；超声心动图是诊断该病的重要方法，CT对检测钙化更敏感。

四、大血管疾病

（一）主动脉瘤

【病因病理】

最常见的主动脉瘤为动脉硬化性动脉瘤。囊性中层坏死或退行性变性动脉瘤，多见于青、中年，可有细菌性、霉菌性、梅毒性、外伤性。其在组织学上引起主动脉壁内弹力结缔组织的裂解,动脉壁变薄,成为动脉瘤形成的基础。其在病理上分为真性动脉瘤和假性动脉瘤。真性动脉瘤是指动脉壁的三层结构构成瘤壁,假性动脉瘤是指动脉壁破裂后形成血肿,周围包绕结缔组织。

【临床表现】

早期可不呈现任何症状;动脉瘤长大后常有疼痛、压迫症状等。动脉瘤压迫上腔静脉或无名静脉则颈部和上肢静脉怒张、扩大;压迫左主支气管可引致呼吸困难;穿破入肺或支气管则产生咯血;压迫左侧喉返神经则呈现声音嘶哑等。

【影像学表现】

X 线表现 纵隔影增宽或形成局限性肿块;上述增宽影或肿块扩张性搏动;瘤壁可见钙化;瘤体可压迫侵蚀周围器官。

CT 和 MRI 表现 主动脉局部瘤样扩张,可伴或不伴主动脉内腔附壁血栓;CT 或 MRI 二维及三维重组可立体地显示主动脉瘤的形态、大小、范围、瘤壁情况及病变与主动脉分支的关系等(图 5 - 10)。

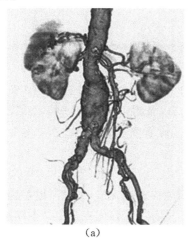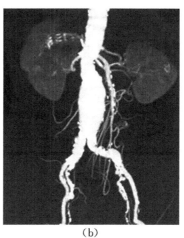

(a) (b)

图 5 - 10 腹主动脉瘤

(a)VR 像显示腹主动脉明显局限性扩张;(b)MIP 像显示腹主动脉明显梭形扩张,管壁上可见钙化灶

心血管造影表现 主动脉显影时,瘤囊内对比剂充盈,或主动脉梭形扩张;应注意观察瘤口;主动脉异常扩张,大于相邻近心端正常管腔的 30%。混合性动脉瘤:梭形扩张基础上有囊状膨凸。升主动脉根部的动脉瘤,应注意主动脉瓣、冠状窦及冠脉情况。另外,还应注意附壁血栓的判定。

【诊断与鉴别诊断要点】

主动脉瘤是指动脉局部病理性扩张。影像表现为主动脉局部扩张,直径>4 mm 或比邻近管腔大 1/3。CT 和 MRI 对主动脉瘤的诊断和鉴别诊断具有重要的价值。其与主动脉夹层鉴别诊断:绝大多数患者主动脉夹层出现时突然感觉刀割样或撕裂样剧烈疼痛,影像学表现有"双腔征"。

（二）主动脉夹层

案例引入

主动脉夹层案例

　　患者，男，66 岁，退休人员，因"突发胸痛约 2 小时"入院。患者 2 小时前抬重物后突感胸痛，痛处位于前胸，胸痛持续不缓解，逐渐向后背放射，持续性进行性加剧，呈刀割样或撕裂样剧烈疼痛。查体：血压 127/70 mmHg，脉搏 69 次/分，呼吸 19 次/分。查体：神志清，表情痛苦，急性面容，心前区无隆起，叩诊心界无扩大，心律齐，心音低钝，各瓣膜未及病理杂音。急诊心电图：T 波低平。医生查体怀疑急性主动脉夹层，下医嘱行主动脉 CTA 检查。

　　主动脉 CTA 示：主动脉自左锁骨下动脉起始部至腹主动脉管腔呈双腔改变，真假两腔被一个薄的间隔隔开。

【病因病理】

　　病因包括动脉硬化、高血压、动脉中层囊性坏死、马方综合征、主动脉缩窄、主动脉瓣双瓣畸形、Turner 综合征、巨细胞主动脉炎、妊娠、外伤以及梅毒等，其病理基础都是主动脉中层或称弹力纤维层和平滑肌的病变。动脉内膜撕裂，动脉管壁剥离和血肿在动脉壁中间蔓延扩大，是夹层动脉瘤的基本病理发展过程。

【临床表现】

　　主动脉夹层出现时患者突然感觉刀割样或撕裂样剧烈疼痛，胸痛可放射到颈、臂部。疼痛为持续性，直到主动脉夹层穿破后才自行缓解，严重者常出现休克征象。主动脉壁剥离病变累及升主动脉者可呈现主动脉瓣关闭不全的舒张期心脏杂音。累及锁骨下动脉、颈总动脉和髂股动脉者可出现局部血管杂音，同侧脉搏和血压减弱或消失。

【影像学表现】

　　X 线表现　　病灶累及升主动脉显示纵隔阴影向右侧增宽，累及降主动脉者则向左侧增宽，边缘较模糊；主动脉壁增厚，致内膜钙化斑与主动脉外缘间距增宽（内膜钙化斑内移，间距 4 mm）；心影增大以左室大为主，胸腔及心包积液。

　　超声表现　　可显示内膜片和主动脉双腔等夹层的直接征象，对主动脉游离内膜片的探查较为敏感。

　　CT 和 MRI 表现　　显示主动脉真假腔和内膜片。CT 平扫显示主动脉扩张或各段管腔大小不成比例；增强扫描真假两腔被一个薄的间隔隔开，假腔增强与排泄较真腔延迟。MRI：假腔内缓慢血流呈中等或高信号；假腔内血栓呈中等或高信号，不同心动周期和体位，信号强度恒定；可显示分支受累情况，比如肾动脉及腹腔干等（图 5 - 11）。

　　主动脉血管造影表现　　可看到双腔主动脉，一般假腔扩张；可显示内膜片及内膜破口；假腔内血栓；假腔内部分不充盈；显示主动脉各分支与真假腔的关系，及主动脉瓣功能。

【诊断与鉴别诊断要点】

主动脉壁内膜系指由各种原因造成的主动脉壁内膜破裂,在内膜与中、外层之间,由于血液流体力学的压力纵行剥离而形成的壁内血肿;"双腔征"是主动脉夹层动脉瘤特有征象,钙化内膜内移是其典型表现之一。DeBakey分型法:Ⅰ型:内膜撕裂位于升主动脉且延伸至降主动脉;Ⅱ型:内膜撕裂位于且仅限于升主动脉者,Ⅲ型:内膜撕裂位于主动脉峡部至降主动脉。骤发剧烈撕裂、割切样疼痛是其临床上突出特征;由于主动脉夹层症状、体征多变,易误诊而致死亡率高;CT或MRI最具优势,可明确病变的部位、范围、程度及与周围组织的关系,有利于制定治疗方案。

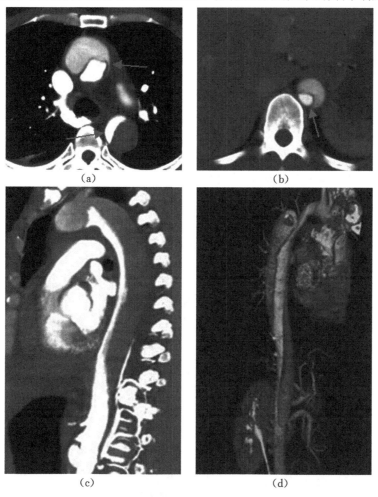

(a)　　　　　　　　　　　(b)

(c)　　　　　　　　　　　(d)

图5-11　主动脉夹层DeBakeyⅢ型(CTA)

(a)、(b)轴位像:显示主动脉夹层的"双腔征";(c)轴MPR像:显示主动脉夹层的部位、范围;(d)VR像:立体显示主动脉夹层的部位、范围

（三）大动脉炎

【病因病理】

大动脉炎是一种慢性进行性的非特异性血管炎,目前一般认为可能是与感染有关的自身免疫性疾病,并与遗传因素明显相关。多发性大动脉炎病理改变以动脉中层受累为主,继之出

现内外膜广泛纤维增生的全层性动脉炎。大动脉炎是主动脉及其主要分支的一种以中膜损害为主的非特异性炎性疾病。动脉全层呈弥漫性不规则增厚和纤维化,增厚的内膜向腔内增生引起动脉的狭窄和阻塞,致使局部组织或器官供血不足等一系列症状。

【临床表现】

绝大多数大动脉炎好发于30岁以下的青年女性。急性期可出现非特异性的全身症状,如发热、盗汗、软弱、肌肉关节痛等;慢性期表现为血管狭窄或闭塞所造成的一系列相应部位缺血的综合征象。

【影像学表现】

X线表现 降主动脉中下段或全段普遍内收,内收段常伴有搏动减弱以至消失;降主动脉边缘不规则,明显者呈波纹状,或见于内收段或单独存在。主动脉弓降部扩张,边缘不规则。病变部位钙化,见于青少年者意义大。心脏可有不同程度的增大,多为以左室为主的轻至中度增大。大动脉炎累及肺动脉及分支者,患肺可见一侧或区域性肺缺血征象。

超声表现 可探查主动脉及其主要分支狭窄或闭塞,但对其远端分支探查较困难。

CT和MRI表现 主动脉和/或主要分支呈向心性狭窄,多累及血管开口处或近心段。二维或三维重组不仅能够全面、多方位地显示受累血管的程度和范围,而且能够显示出受累血管壁的水肿情况,以助判断疾病是否活动(图5-12)。

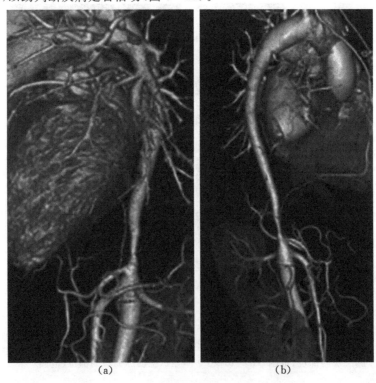

(a)　　　　　　　　　　(b)

图5-12　腹主动脉大动脉炎(CTA)

(a)、(b)是VR像,显示腹主动脉管腔粗细不均,向心性狭窄,立体、直
观显示腹主动脉大动脉炎的范围和程度

主动脉血管造影表现 管腔粗细不均、边缘比较光滑的向心性动脉狭窄和阻塞,也可见动

脉扩张和动脉瘤形成。本病以腹主动脉、胸降主动脉、锁骨下动脉和肾动脉为其好发部位。主动脉分支病变多累及开口部或近心段,局限性狭窄、阻塞多见。侵犯主动脉的狭窄,病变多较广泛。本病常为多发病变,可表现为不同组合。

【诊断与鉴别诊断要点】

大动脉炎是主动脉及其主要分支的一种以中膜损害为主的非特异性炎性疾病,主要累及主动脉及其主要分支。主动脉分支病变多累及开口部或近心段,呈向心性狭窄。本病多见于青壮年女性,发病的高峰年龄在 15～30 岁。CT 或 MRI 可多方位清晰显示受累血管的狭窄或瘤样扩张等表现。其主要与主动脉夹层、动脉硬化相鉴别。

【参考文献】

[1] 刘玉清.心血管病影像诊断学[M].合肥:安徽科技出版社,2000.

[2] 张兆琪.心血管疾病 64 排 CT 诊断学[M].北京:人民卫生出版社,2008.

[3] 张兆琪.心血管疾病磁共振成像[M].北京:人民卫生出版社,2007.

第六章　乳　腺

乳腺疾病是妇女常见病、多发病，其中半数以上为乳腺肿瘤。乳腺癌是妇女最常见的恶性肿瘤之一。近年来乳腺癌的发病率呈直线上升趋势，且发病年龄呈现年轻化的趋势。早期检出是提高乳腺癌患者生存率、降低病死率的重要因素。

第一节　检查技术的应用

乳腺检查技术主要包括：影像检查技术、影像引导下穿刺活检、乳导管造影术、乳管镜检查。其中影像学检查在乳腺疾病的诊断中具有举足轻重的作用。

一、影像检查技术

1. 钼靶软 X 线检查

乳腺钼靶软 X 线摄影，这种传统的检查方法以良好的对比度、高空间分辨率成为首选的影像学检查方法。特别是数字化乳腺摄影的应用进一步提高了照片的清晰度和对比度。其突出优势在于能显示乳腺内微小的钙化灶，而钙化往往是早期乳腺癌最主要的征象之一。缺点是对等密度病灶及致密型乳腺内病灶鉴别困难。

2. 超声检查

超声检查目前已列为首选方法之一。在乳腺肿瘤疾病、非肿瘤性疾病以及良、恶性肿瘤的鉴别诊断方面，超声检查已达到较佳效果，诊断符合率也较高。但其在某些乳腺炎性病变和肿瘤性疾病的声像图上有类似的表现，易混淆。

此外，超声检查还可以从多个切面观察乳房的结构，从而在判断病变侵犯的深度上有相应的优势。特别对妊娠期、青春期或高度小叶增生的乳房内肿块，X 线图像常因团块周围缺乏对比不易显示和妊娠期 X 线检查的相对限制，超声检查可作为首选。

3. CT 检查

CT 平扫及增强检查　CT 对乳腺局部解剖结构能提供详细资料，尤其是增强扫描使致密型乳腺癌患者的检出率明显高于钼靶乳腺摄影。但 CT 对微小针尖样钙化特别是当钙化数目较少时因受部分容积效应的影响，其显示率不及 X 线片。增强 CT 能显示癌肿血供分布特征，提供增强峰值、灌注量、组织动脉增强比，明确显示乳腺癌显著增高的相关参数与微血管密度的密切相关性。CT能正确评价腋窝淋巴结转移和引流的情况,观察癌肿侵犯胸壁、肺脏和纵隔的情况。

乳腺癌CT表现为圆形或卵圆形软组织肿块影,多数为实质性不均匀高密度,周边为毛糙不齐的毛刺样改变,癌肿局部皮肤增厚,皮下脂肪层消失。动态增强CT扫描显示癌肿多有明显强化,且表现为"快进快出"型曲线,CT值常增加50 HU以上。增强检查对隐性乳腺癌和早期小乳腺癌有较高价值。

4. 磁共振成像检查

MRI是乳腺影像学综合诊断的必要手段之一,能显著提高早期乳腺癌和多源性乳腺癌的检出率。它的优点和适应证主要有:①对发现乳腺病变有较高的敏感性,特别是对钼靶X线片评价较为困难的致密型乳腺,乳腺癌术后局部复发的评估,以及乳房成形术后观察(其位置、有无遗漏或并发症及后方乳腺组织有无癌瘤等),MRI有独到之处。②无放射线损伤。③MRI能任意三维成像,显示更直观。④对高位、深位病变不会遗漏。对胸壁侵犯,胸骨后、纵隔及腋淋巴结转移的评价,MRI优于其他影像学检查,因而对乳腺癌的分期可提供更可靠的依据。但是,MRI对微小钙化的显示不敏感。

增强MRI对检出乳腺癌及鉴别肿物的良、恶性是必不可少的步骤。MRI增强扫描不仅可使病灶显示得更清楚,还可通过增强后时间-信号曲线评估病变的良、恶性。乳腺癌的MRI增强与血管生成、肿瘤增生的活跃性、恶性程度及侵袭性相关。

MRS　氢质子以在组织中磁敏感度最强的特性常用于MRS中,氢质子MRS显示乳腺癌比良性病变或正常组织的胆碱水平明显增高,乳腺癌的水和脂肪比明显大于正常组织。因此,MRS在诊断和鉴别诊断乳腺病变中具有潜在独特应用价值。

DWI　能够检测出与组织的含水量改变有关的形态学和生理学的早期变化。恶性肿瘤细胞繁殖旺盛,细胞密度较高,细胞外容积减少,同时细胞生物膜的限制和大分子物质如蛋白质对水分子的吸附作用也增强。这些因素的综合作用阻止了恶性肿瘤内水分子的有效运动,限制了扩散,因而表观扩散系数值降低。恶性病变表观扩散系数值明显低于良性病变和正常腺体组织,良性病变表观扩散系数值明显低于正常腺体组织,根据表观扩散系数值可以对乳腺良、恶性病变作出鉴别诊断,其特异性较高,但敏感度较低。

钼靶软X线摄影、超声检查及磁共振成像检查是目前乳腺疾病影像学检查的主要手段,被认为是黄金三组合。

二、各种影像引导下的穿刺活检

目前,B超和X线立体定位系统最常用,MRI一般只用在B超和X线立体定位系统均难以显示的病例。常用的活检方法:①细针穿刺活检;②髓芯活检;③真空吸引辅助活检;④金属钩定位手术活检。

三、乳导管造影术

乳腺导管造影术适用于任何有乳头溢液的患者。某些乳腺癌的患者,虽无乳头溢液,亦可考虑进行乳导管检查。急性乳腺炎的患者,因碘刺激可加重炎症反应,不宜做此项检查。

四、乳管镜检查

乳管镜主要用于乳头溢液的诊断。它便捷、经济，清晰度高、痛苦小，不仅有利于许多的乳腺疾病的早发现、早诊断，同时还可以进行适当的治疗。乳管镜的应用解决了两个问题：乳头溢液的原因和乳管内病变的准确位置。

第二节　正常影像学表现

正常乳腺影像学表现包括正常乳头、皮肤、皮下脂肪与乳腺组织的影像表现。乳腺组织的正常影像表现变化很大。因为乳腺组织影由乳腺腺体、导管及它们之间的结缔组织共同形成，影像表现取决于腺体、导管和结缔组织的含量与比例。三者又受年龄、营养状态及月经、妊娠、哺乳等生理时期的影响。因此，正确识别乳腺的正常影像表现对发现病变、诊断乳腺疾病都非常重要。

一、钼靶 X 线检查

乳腺钼靶 X 线片的观察应从浅向深逐层进行。乳房呈圆锥形，顶端为乳头，基底紧贴胸壁，表面为乳房皮肤，向下依次为皮下脂肪、乳腺组织、乳后脂肪、胸大肌及腋前淋巴结。

美国放射学会（ACR）乳腺影像报告和数据系统（BI-RADS）将正常乳腺在 X 线上密度的不同分为 4 种类型（图 6-1）。

脂肪型（腺体组织＜25%）。

少量腺体型（腺体组织占 25%～50%）。

多量腺体型（腺体组织占 50%～70%）。

致密型（腺体组织＞75%）。

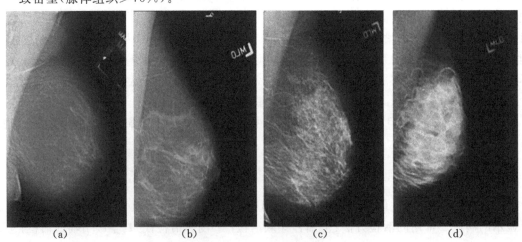

图 6-1　正常乳腺 X 线分型

（a）脂肪型；（b）少量腺体型；（c）多量腺体型；（d）致密型

二、MRI 检查

正常乳腺 MRI 图像分为 3 个类型：致密型、脂肪型、中间混合型（图 6-2）。

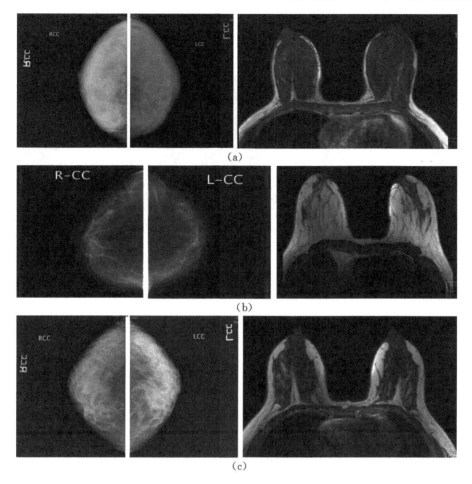

图 6 - 2　正常乳腺 MRI 分型

（a）致密型：腺体组织占乳腺大部分或全部，T_1 及 T_2 呈较均匀中等信号；（b）脂肪型：主要由高信号的脂肪组织构成，残留索条状乳腺小梁呈低或中等信号；（c）中间混合型：介于致密型和脂肪型之间，由高信号脂肪组织和中等信号腺体组织构成

第三节　基本病变的影像学表现

乳腺疾病的基本病变影像学表现包括直接征象和间接征象两大类。直接征象包括肿块、钙化、局限致密浸润、乳腺结构扭曲、两侧乳腺结构不对称等。间接征象包括皮肤增厚或回缩、乳头及乳晕异常、瘤周水肿、异常增粗的血管等。

一、肿块

在 X 线片上两个不同投照位置均可见的占位性病变，有鼓出的边缘；仅在一个位置上见到的可疑肿块影称"致密影"；无明显鼓出边缘的称"不对称"。肿块的描述包括形态、边缘和密度。肿块的形态有圆形、卵圆形、分叶形和不规则形，不规则形多为恶性表现，前三种形态要结合其他征象综合考虑；边缘对诊断病变性质最为重要，边界清晰、光滑，与周围组织分界清楚、锐利多为良性病变；而小分叶、浸润和星芒状边缘多为恶性征象；密度是以肿块与其周围相同体积的乳腺组织相比，分为高、等、低和脂肪密度四种描述。大多数恶性病变呈高或等密度；乳腺癌不含脂肪，脂肪密度多为良性病变（图6-3）。

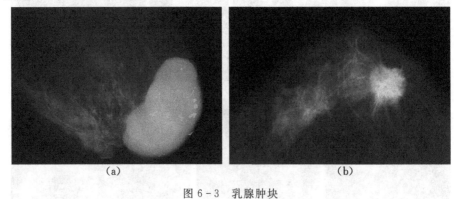

图6-3 乳腺肿块

（a）良性肿块：形态规整，边缘清晰、锐利；（b）恶性肿块：形态不规则，边缘不规整，可见毛刺征

二、钙化

钙化从形态上分为典型良性钙化、中间性钙化（可疑钙化）、高度恶性可能的钙化三种。

典型良性钙化有以下类型：①皮肤钙化：典型者中心呈透亮改变，不典型者可借助切线位投照鉴别。②血管钙化：管状或轨道状。③粗糙或爆米花样钙化：为纤维腺瘤钙化的特征表现。④粗棒状钙化：连续棒杆状，偶可呈分支状，直径通常大于1 mm，可能呈中央透亮改变。这些钙化常见于分泌性病变，如浆细胞性乳腺炎和导管扩张症。⑤圆形钙化：如果是多发，可能大小不一，小于1 mm者，常位于小叶腺泡中。小于0.5 mm的，可称其为点状钙化。⑥环形或蛋壳样钙化：环壁很薄，常小于1 mm，为球形物表面沉积的钙化，见于脂肪坏死或囊肿。⑦中空状钙化：大小可从1 mm到1 cm，甚至更大，边缘光滑，呈圆形或卵圆形，中央为低密度。壁的厚度大于环形或蛋壳样钙化。此类常见于脂肪坏死、导管内钙化的残骸，偶见于纤维腺瘤。⑧牛奶样钙化：为囊肿内钙化，在轴位表现不明显，为绒毛状或不定形状，在侧位上边界明确。此型根据囊肿形态的不同而表现为半月形、新月形、曲线形或线形。⑨缝线钙化：钙质沉积在缝线材料上所致，尤其在放疗后常见。典型者为线形或管形，绳结样改变常可见到。⑩营养不良性钙化：常在放疗后或外伤后的乳腺上见到，钙化形态不规则，多大于0.5 mm，呈中空管状改变。⑪点状钙化：直径小于0.5 mm、边缘清晰的圆形或卵圆形钙化。

不能定性的钙化：不能定性或模糊的钙化，常为圆形或薄片形，非常小而模糊，形态学上不能确定其性质。

高度恶性可能的钙化：①多形性和非均质钙化（颗粒点状钙化）：较不定性钙化更可疑，其大小形态不一，直径常小于0.5 mm。②线样或线样分支状钙化（铸形钙化）：细而不规则的线样钙化，常不连续，直径小于0.5 mm。这些征象提示钙化是从被乳腺癌侵犯的导管腔内形成的。

钙化分布方式：①簇状：以前认为这是一种恶性分布形态，目前认为是一种中性分布形态，良恶性均可。指小于2 cm立方范围的群集钙化。②线状：排列成线形，可见分支点。③段样：常提示病变来源于一个导管及其分支，也可能是发生在一叶或一个段以上的多灶癌，尽管良性分泌性病变也会有段样钙化，但如果钙化的形态不是特征性良性时，首先考虑其为恶性钙化，不伴肿块时,多数为导管原位癌。④区域状:较大范围内的钙化,不能用段样及簇状来描述。⑤弥漫或散在:随意分散分布在整个乳腺(图6-4)。

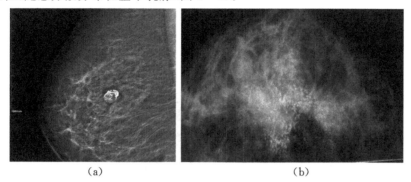

(a)　　　　　　　　　(b)

图6-4　钙化

(a)良性爆米花样粗大钙化;(b)恶性沙粒状、簇状细小钙化

三、结构扭曲

结构扭曲是指正常结构被扭曲但无明确肿块可见,包括从一点发出的放射状影和局造性收缩,或者实质的边缘扭曲。结构扭曲也可以是一种伴随征象,可为肿块、不对称致密或钙化的伴随征象。如果没有局部的手术和外伤史,结构扭曲可能是恶性肿瘤或放射状疤痕的征象,应临床活检。

四、局限致密浸润

当乳腺某一区域的密度异常增高,或两侧乳腺比较发现不对称的较致密区,即为局限致密浸润。此征象在多数情况下(约2/3)为良性病变,如增生、慢性炎症等,约1/3系恶性肿瘤所致,特别是小叶癌。

五、两侧乳腺结构不对称

通常需两侧乳腺比较方能作出判断。范围较大至少达一个象限,包括一片较大的乳腺组织,密度较正常乳腺组织为高或可见较明显的导管,无局灶性肿块形成,无结构扭曲,无伴随钙化,常代表了正常变异,或为替代性激素治疗的结果。但当情况与临床触及的不对称相吻合时则可能有意义。

六、皮肤增厚回缩

皮肤增厚可能是由于癌瘤越过浅筋膜浅层及皮下脂肪层而直接侵犯皮肤,或由于患乳血运增加、静脉淤血及淋巴回流障碍等原因所造成。由于正常妇女乳房皮肤的厚度因人而异,判断有无皮肤的增厚,一般是以乳房下方皱褶或乳晕为基准,凡厚度超过此两处者即认为有增厚。

皮肤局限凹陷(酒窝征)常与皮肤增厚并存,乃系纤维收缩牵拉所致,此征象须在切线位投照时才被显示。

七、乳头及乳晕异常

乳头及乳晕异常表现为乳头内陷，"漏斗征"形成等（图6-5）。乳头内陷为癌肿纤维化或侵及导管牵拉乳头所致；"漏斗征"在X线上呈现为一较致密的三角形阴影，位于乳头下方，三角形的底在乳头下，尖则指向深部，形似"漏斗状"，故称"漏斗征"。其在病理上多系乳晕下非特异性纤维组织增生反应所致，仅少数为癌瘤侵犯乳晕下区而造成。

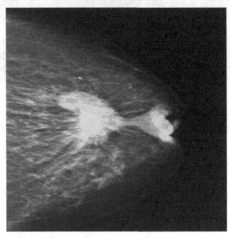

图6-5　乳腺癌

乳头内陷，呈"漏斗征"

八、瘤周水肿及血管增粗增多

癌周水肿表现为肿块密度增高影外围的低密度环形透亮带；血管增粗增多是由于肿瘤代谢旺盛、血供丰富。其主要表现为患乳静脉较健侧增粗、迂曲。肿块周围细小血管阴影明显增多，病灶区出现粗大的引流静脉。

第四节　疾病诊断

一、乳腺增生症

【病因病理】

乳腺增生症主要是性激素不平衡引起的既非炎症又非肿瘤的病变。根据病变形态学及组织学的改变乳腺增生症分为腺性增生、囊性增生及纤维性增生三种。腺性小叶增生主要为腺泡数量增多，乳腺小导管扩张，小叶不规则，小叶内及周围淋巴细胞浸润。囊性小叶增生是小导管扩张形成多发含液小囊的囊性改变。纤维性小叶增生是腺体减少，小叶萎缩，小导管狭窄阻塞导致腺体小而致密。

【临床表现】

本病多见于20～50岁的妇女，最主要的症状和体征是乳房胀痛，乳房出现结节状、团块状腺体，乳房胀痛与月经周期有关，月经前疼痛明显。5%～25%的病例有乳头溢液，溢液性质主要为浆液性或浆液血性,血性溢液者较少。

【影像学表现】

腺性小叶增生部位多为双侧性,亦可单侧发病。病变区腺体正常结构消失,腺体呈片状、团块状改变,密度增高,边缘不规则且模糊不清。团块状增生的腺体形态、密度与肿块较为相似,部分病例病变区可出现大小不等的钙化影,细小的钙化影与乳腺癌中的钙化影极为相似,应结合临床及其他检查鉴别。

囊性小叶增生分为局限性和广泛性两种。局限性增生:腺体正常结构改变,腺体呈大小不等的囊性结节状影。广泛性改变:增生腺体正常结构改变,呈弥漫性大小不等、密度不均的囊性结节状影。钙化罕见,若有,多发生在较大囊肿的囊壁上,呈线样钙化。

纤维性小叶增生病变常为双侧性,X线上显示病变区为一局限致密阴影,无明确边界,较小时极易被忽略。一种极少见的情况是弥漫性纤维增生,Wolf 称之为"乳房纤维化",整个乳房呈现均匀致密,无任何脂肪组织或仅有一薄层的皮下脂肪层,此种改变在 X 线上颇具特征。

超声声像图上乳腺增生症表现为两侧乳腺腺体增厚,回声增粗、增强,排列稍紊乱。如有囊性扩张,则在乳腺组织内出现无回声区,壁薄,后方回声增强;如有纤维结节形成,乳腺内可见低回声区,形态一般呈圆形,无包膜,内无血流信号。

【诊断与鉴别诊断要点】

囊性增生在 X 线上应与肿瘤相鉴别。囊性增生一般为双侧性发病,若囊肿较密集,可因囊肿间的互相挤压,使囊肿呈新月形改变;孤立分隔的囊肿一般皆是球形,边缘光滑无分叶,密度较纤维腺瘤小,边缘线样钙化亦为囊肿的特征性 X 线表现,而纤维瘤的钙化多呈颗粒状或爆米花样,位于块影内。超声和MRI检查鉴别囊实性病变的准确性较高;囊肿在 MRI 上多表现为长 T_1 及长 T_2 信号,形态为圆形、类圆形,边缘光滑锐利,具特征性;超声表现为边界清晰、壁薄、无回声。

局限性增生应与浸润型乳腺癌相鉴别。前者无血运增加、皮肤增厚及毛刺等恶性征象,若有钙化,亦多较散在,且增生多为双侧性(图 6-6)。

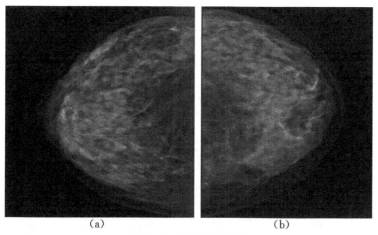

(a)　　　　　　　　　　(b)

图 6-6　双侧乳腺增生

增生呈广泛性高密度模糊结节影及低密度囊状影。(a)右侧乳腺轴位相;(b)左侧乳腺轴位相

二、乳腺纤维腺瘤

【病因病理】

病因被认为与雌激素水平高、内分泌紊乱有关。其病理上是由乳腺纤维组织和末梢导管小叶单位上皮两种成分增生混合构成的良性肿瘤。肿瘤多呈圆、卵圆或扁圆形，直径1～3 cm，少数可较巨大而呈分叶状。肿瘤边界清晰、光滑，可有或无包膜。有些纤维腺瘤可发生囊性变、黏液变性或钙化，囊内可含有血清样液、棕色液或黏液等。乳腺纤维腺瘤分为三种组织类型。①管内型：导管和腺泡内上皮下纤维组织细胞增生，使管壁和腺泡增厚，向腔内突出，形成肿瘤中心，单发或多发。②管外型：病灶发生在导管和腺泡周围的上皮下弹力纤维层以外的纤维组织，以此形成肿瘤中心，逐渐长大，对腺体形成外压性改变。③混合型：病灶同时在管内和管外生长，是前两型的混合型，容易合并钙化。

【临床表现】

本病多发生在青春期，是最常见的乳腺良性肿瘤。病变多数为无意中发现，仅14.3％可有轻度疼痛，多为阵发性或偶发性，或者月经时激发，疼痛性质可为针刺样、钝痛、胀痛或隐痛等。

【影像学表现】

纤维腺瘤在X线上表现为圆或卵圆形肿块，或略呈分叶状，肿块密度近似正常腺体密度，边缘光滑、整齐、锐利（图6-7）。大小多在1～3 cm之间，少数肿瘤可较巨大，形态也多呈分叶状，但边缘仍保持和良性肿瘤一样的光滑、整齐、锐利外形。约16.5％的纤维腺瘤患者在X线片上可发现钙化。钙化可位于肿块内的边缘部分或中心，形态多为圆形、圆圈、点状、小斑片状和条状等，是良性肿瘤钙化特征。有些病例可单纯凭借粗大颗粒状或特征性的爆米花样钙

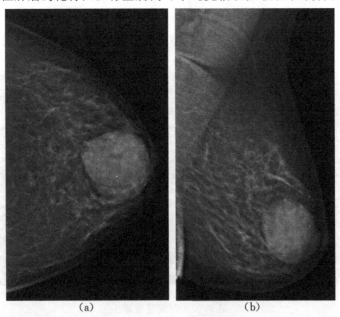

(a)　　　　　　　　　(b)

图6-7　乳腺纤维腺瘤

腺瘤略呈分叶状，边缘光滑、整齐、锐利。(a)左侧乳腺轴位相；(b)左侧乳腺侧斜位相

化而作出纤维腺瘤的诊断。

CT 对纤维腺瘤的检出能力要优于钼靶片。当腺体内透亮的斑点状脂肪岛消失时,应考虑纤维腺瘤,CT 亦较易显示腺纤维瘤中小的囊性变。增强扫描时纤维腺瘤一般仅有轻度强化。

纤维腺瘤的 MRI 表现与肿瘤的成分有关。在平扫 T_1WI 上表现为低信号或等信号,圆形或卵圆形,边界清晰。在 T_2WI 上由于所含水分及纤维成分不同,纤维腺瘤有不同表现:纤维成分含量多时信号强度低,细胞及水分含量多时信号强度高,钙化区无信号。GD-DTPA 动态增强扫描多表现为延时性强化(离心性强化),Ⅰ 或 Ⅱ 型动态增强曲线,边缘光整的类圆形或分叶状肿块,界限清晰,多数强化较均匀,内部多有低信号的分隔或分叶;强化峰值时间和早期增强率明显晚于恶性病变;DWI 图上腺瘤信号略高于周围正常腺体,ADC 图上呈低信号,信号均匀,边界清晰,b 值 1 000 s/mm^2 时 ADC 值多大于 1.5 mm^2/s;MRS 多无 Cho 峰及 Cr 峰出现。

声像图表现为乳腺腺体内圆形或椭圆形肿块,包膜完整光滑,内部呈低回声,有时可伴粗大强回声钙化斑,后方伴声影。肿块周边及内部可见彩色血流信号,较大肿块血流多较丰富。超声诊断乳腺纤维腺腺瘤敏感性很高,特别是对腺体深部临床触诊不到的纤维腺瘤。同时超声检查可对肿瘤术前定位、切口位置的选择等提供准确信息。

【诊断与鉴别诊断要点】

纤维腺瘤需与以下几种疾病相鉴别。

(1)囊肿。单纯根据 X 线表现难以鉴别,超声、MRI 易于鉴别,准确率 100%。

(2)大导管乳头状瘤。患者平均年龄较纤维腺瘤大,病变多在乳晕下及其附近,密度常较纤维腺瘤更淡,临床多有乳头溢液。乳导管造影或乳管镜检查可以鉴别。

(3)乳腺癌。少数乳腺癌有时难与纤维腺瘤相鉴别,放大摄影、计算机伪彩色图像对两者鉴别有一定帮助。MRI 特别是动态增强扫描及 DWI、MRS 序列对鉴别诊断的意义较大。

三、乳腺癌

【病因病理】

乳腺癌有明显的家族遗传倾向。乳腺是多种激素的靶器官,而乳腺癌则是激素依赖型的肿瘤。

组织学上乳腺癌分为以下类型。

(1)非浸润性癌:包括小叶原位癌、导管内癌。

(2)早期浸润性癌:包括小叶癌早期浸润、导管癌早期浸润。

(3)浸润性特殊型癌:包括乳头状癌、髓样癌、小管癌(高分化腺癌)、腺样囊性癌、黏液腺癌、大汗腺样癌、鳞状细胞癌、乳头 Paget 病。

(4)浸润性非特殊型癌:包括浸润性小叶癌、浸润性导管癌、单纯癌、硬癌、髓样癌、腺癌。此外,尚有一些罕见的癌,包括富脂质癌、分泌性癌、黏液表皮样癌、纤维腺瘤癌变、乳头状瘤癌变,以及伴化生的癌。

【临床表现】

乳腺癌患者最主要的症状和体征是无痛性肿块,少数患者疼痛是首发症状,其次为乳头溢液、糜烂,乳头牵拉内陷,皮肤水肿、增厚呈"橘皮样"改变等。当肿瘤发生转移时患者会出现相应的临床表现和体征。

【影像学表现】

1. 钼靶 X 线检查

（1）肿块：约 70 ％的乳腺癌患者在 X 线片上能清晰显示肿块影。在乳腺癌中 X 线片上测得的肿块大小有 94.2％小于临床测量，这是恶性病变的重要征象（Leborgne 氏定律）。乳腺肿块的形状多呈类圆形、分叶状或不规则形。80％以上肿块的边缘可见轻微或明显的毛刺或浸润，或二者兼有（图 6-8）。

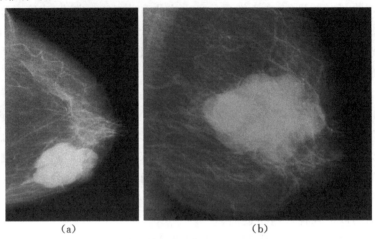

（a）　　　　　　　　（b）

图 6-8　乳腺癌的不规则分叶状肿块

（2）钙化：X 线摄片对乳腺钙化的检出最具优势，检出率约占 40％，是诊断乳腺癌的重要 X 线征象。有 4％～10％的病例，钙化是诊断乳腺癌的唯一阳性征象。诊断恶性钙化的依据为：①孤立微小丛状钙化，直径 0.5 mm 以下，在每平方厘米内超过 5 枚；②成群无法计数（30 枚以上）的微小钙化或大小不等的钙化，但以微小钙化为主且密集分布于某一区域[图 6-9(a)]；③小线虫状、泥沙或针尖、线样、分支状钙化[图 6-9(b)]；④病变区域内及其附近同时发现钙化，或仅在病变区边缘发现钙化；⑤沿乳导管方向密集分布的钙化。X 线摄片不足之处是对于接近胸壁和致密型乳腺的小癌灶易漏诊。

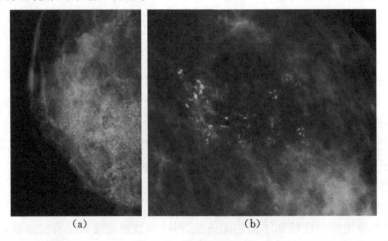

（a）　　　　　　　　（b）

图 6-9　乳腺癌的钙化
（a）微小钙化密集分布于乳腺内侧；(b)小线虫状、泥沙或针尖、线样、分支状钙化

（3）局限致密浸润：乳腺癌患者如出现下列情况之一时，在 X 线片上可能见不到肿块，而仅表现为一局限致密浸润影。①癌细胞沿乳导管浸润扩张而不形成明显团块影时；②癌周炎性反应较显著，且已累及瘤块大部或全周，遮盖了肿块阴影；③癌周无增生的纤维组织包绕，使瘤块缺乏明确的边界；④肿块密度较淡，接近正常腺体密度，且周围有较丰富的腺体，使瘤块淹没于周围的腺体阴影中。

（4）毛刺：毛刺征亦为乳腺癌的一个重要 X 线征象，通常见于肿块或浸润的边缘。乳腺癌约 40％可见此征，癌性肿块约 60％以上合并有毛刺。其 X 线片上表现为光芒状向四周辐射的细长或粗长毛刺影像（图 6－10）。

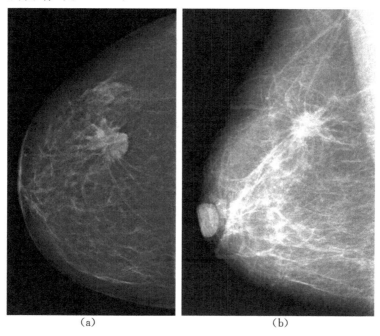

（a）　　　　　　　　　　　（b）

图 6－10　乳腺癌肿块周围光芒状向四周辐射的细长毛刺影

（5）皮肤增厚和局限凹陷：乳腺癌中的皮肤增厚可能是癌瘤越过浅筋膜浅层及皮下脂肪层而直接侵犯皮肤，或患乳血运增加、静脉淤血及淋巴回流障碍等原因所造成。皮肤局部凹陷常与皮肤增厚并存，系纤维收缩牵拉所致。

（6）血运增加：乳腺癌的血运增加在 X 线片上可表现为三种形式：患乳血管直径较健侧明显增粗；病灶周围出现多数细小血管丛；病变区出现粗大的肿瘤引流静脉。

（7）导管征：在钼靶 X 线片上表现为乳头下一或数支乳导管阴影增密、增粗、边缘粗糙，并指向肿瘤病灶方向。导管征有时在良性病变中亦可见到，但如结合其他所见，可作为诊断乳腺癌的次要征象之一。

（8）癌灶周围改变：除癌灶肿块本身可压迫邻近乳腺小梁结构使之局限移位外，癌细胞的直接向四周浸润、扩展，癌周的不规则纤维增生反应，以及癌周的炎症反应和水肿等因素，可造成病灶周围的小梁增密、增粗及不规则，或呈模糊浸润，或出现不规则透亮的"水肿环"。

（9）乳腺结构紊乱：在侵犯性癌中，宿主组织对恶性肿瘤的反应性纤维组织增生，使脂肪和正常乳腺实质之间的界面发生扭曲、紊乱。但在致密型乳房中，局限性结构扭曲、紊乱则成为恶性肿瘤的唯一指征。

（10）乳后间隙的侵犯：深位的乳腺癌可早期即侵犯浅筋膜深层，导致乳后与胸大肌之间的透亮间隙的局限闭塞或甚至整个消失。MRI 检查对确定有无乳后间隙及胸大肌的侵犯最为可靠。

2. CT 表现

乳腺癌的 CT 表现与钼靶 X 线片上表现基本相同，但在某些征象的显示上，各有优缺点。一般认为，CT 能检出的最小癌灶直径为 2～5 mm，小于 1.5 mm 的癌瘤在 CT 检查时多被遗漏。在脂肪型乳房中，CT 发现癌灶的能力优于钼靶 X 线片。CT 虽有较高的密度分辨率，但受其部分容积效应的影响，常无法显示出微小钙化，或仅表现为一局限高密度区。对于乳腺癌的其他 X 线征象，例如毛刺征、皮肤增厚及酒窝征、乳头内陷及漏斗征、血运增加、"彗星尾征"，以及乳后间隙与胸大肌侵犯等，CT 比钼靶片显示更明确和可靠。CT 的另一特殊的优点是行强化扫描，它对肿块或局限致密的定性诊断有很大帮助。强化扫描时可使癌灶的 CT 值有明显升高，病灶变得更为明显。少数癌灶，包括一些"隐性"乳腺癌，在平扫时可能不明显，而是通过增强扫描发现局限异常强化而被诊断出。在乳腺癌的影像学诊断中，CT 最明显的优势是对淋巴结增大及术后复发的检测。

3. MRI 表现

单纯依据 MRI 平扫诊断乳腺癌困难，必须行 MRI 动态增强扫描。平扫及强化时肿块显示为形态不规则，可有星芒状或蟹足样突起，边缘不清，与周围组织分界不清，内部信号不均，强化时呈迅速明显强化、增强量超过 90％，消退亦快，多为Ⅲ型信号-强化曲线，形态上多为向心性强化，若病灶中心区出血、坏死，则呈不规则环形强化或延时强化（图 6-11）。导管原位癌增强扫描后 MRI 多表现为没有明确肿块灶的异常线样、分支状强化，容易漏诊。DWI 序列图上肿块信号强度明显高于周围正常腺体组织，ADC 图上呈明显低信号改变，b 值 1000 s/mm² 时 ADC 值多在 0.91 mm²/s。MRS 多可见 Cho 峰及 Cr 峰出现。

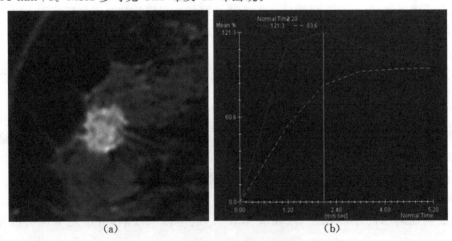

(a)　　　　　　　　　　　　　　(b)

图 6-11　浸润性导管癌

MRI 示不规则环形强化，边缘星芒状，Ⅲ型信号-强化曲线

4. 超声表现

患侧乳腺腺体内出现异常回声肿块。肿块形态不规则，边缘不光滑，呈蟹足样，内部多为低回声，分布不均匀，可伴细小沙砾状钙化点。但病理类型不同的乳腺癌，其声学物理特性各异。以纤维组织为主者，肿块后方衰减大，如硬癌；以细胞成分为主者肿块回声低，后方回声不衰减，如髓样癌。多普勒探测，肿块周边及内部有较丰富血流，多呈高阻动脉血流。部分患者可在同侧腋窝扫查到转移性淋巴结，呈圆形或类圆形均匀低回声结节，血流较丰富。

【诊断与鉴别诊断要点】

乳腺癌根据不同的表现应与不同疾病相鉴别。以肿块为主要表现的乳腺癌，主要与良性肿瘤、囊肿和肉芽肿性病变相鉴别。一般良性肿瘤的形状比较规整，边缘光滑整齐，无毛刺，周围组织被单纯推挤移位，有时可见有透亮晕。良性肿瘤一般无钙化，若有，多为粗大钙化为主掺杂少许细小钙化。以浸润为主要表现的乳腺癌应与乳腺增生病及慢性炎症相鉴别。

良、恶性钙化的鉴别如下。恶性钙化颗粒形状上有以下四种：①小叉状（"Y"字形）和"U"字形，钙化纤细，短小；②小杆状，如折断的针头，平均长度 1～2 mm；③泥沙样、颗粒细微而均匀的小点状，密集成堆；④团簇状，形状不规则，球形钙斑，混合有其他如小叉状、小杆状和泥沙样钙化灶。良性钙化的形状繁多，绝大部分都可以与恶性钙化灶相鉴别。圆点状或圆圈形，长条状，双轨样，团球形等属良性特征。少量或散在泥沙样、珍珠状钙化应与恶性钙化相鉴别。恶性钙化密度低而且均匀，良性钙化密度偏高且不均匀。恶性钙化一般数量多，聚集成堆，良性钙化一般散在分布。恶性钙化多发生在实质内，泥沙样钙化多位于腺泡，杆状钙化多位于导管，叉状钙化多位于末支导管。良性钙化多发生在纤维组织、脂肪、血管或大汗腺、皮肤等乳腺间质。

【参考文献】

[1] 鲍润贤.中华影像医学 乳腺卷[M].北京：人民卫生出版社，2002.

[2] 李树玲.乳腺肿瘤学[M].2 版.北京：科技技术文献出版社，2007.

[3] 刘佩芳.乳腺影像诊断必读[M].北京：人民军医出版社，2007.

第七章 肝、胆系、胰腺、脾脏

　　肝、胆、胰腺是重要的消化器官,影像学检查对于显示其解剖结构和诊断相关疾病都十分重要。脾脏本身属于网织内皮系统,但由于其位于左上腹,与消化器官存在密切的解剖学联系,不少疾病与肝、胆、胰腺等有关,故将脾脏的影像学检查纳入本章。

第一节　检查技术的应用

1.超声检查

　　彩色多普勒超声检查可观察病变内部和边缘回声及血流分布状况,显示病变血流动力学特征,提高了对腹部脏器的检出率和定性能力。目前可应用超声对比剂,了解肝脏的血流动力学的变化。

2.CT检查

　　CT检查包括平扫和增强扫描。增强扫描有以下几种。肝脏的双期扫描包括肝动脉期和门脉期;肝脏的三期扫描包括肝动脉期、门脉期和延迟扫描(肝实质期)。胰腺的增强扫描包括动脉期、胰腺期(动脉晚期)和延迟期扫描。一般认为胰腺癌的检查多采用胰腺期和延迟期扫描;胰岛细胞瘤的检查一定要有动脉期扫描。

3.MRI检查

　　MRI新技术:化学位移成像、磁共振水成像技术、磁共振血管成像技术、扩散加权成像及扩散张量成像、磁共振波谱技术、磁共振弹力成像、新型对比剂增强扫描等。

4.PET及PET-CT

　　PET-CT是把PET扫描器和CT扫描器放在一个机器上,将两者有机结合在一起的设备。CT扫描器提供高质量的解剖图像,PET扫描器提供高质量的功能图像,再通过一台高档计算机和软件将两个装置采集的图像融合起来。PET-CT能早期发现病灶,准确作出定位和定性诊断。PET-CT在肿瘤诊疗中的应用:①肿瘤的早期诊断和良恶性鉴别;②确定各类恶性肿瘤的分期和分级;③治疗效果评估和预后判断;④早期鉴别肿瘤复发,对肿瘤进行再分期;⑤放疗生物靶区定位等。

第二节　正常影像学表现

一、位置与形态

肝脏是上腹部最大的实质性器官,位于右上中腹部,上方紧贴右膈下,外缘紧靠腹壁,内侧与食管、右肾及肾上腺、胃、十二指肠、胰腺等器官毗邻,下方与结肠紧邻。正常肝脏呈楔形,右叶厚而大,向左逐渐变小、变薄。肝脏边缘光滑、棱角锐利。肝脏分为左叶、右叶和尾叶。超声、CT、MRI检查均可根据肝内血管分布特点把肝脏分为若干肝段。通常以左、中、右肝静脉作为纵向划分标志,以门静脉左、右支主干作为横向划分标志,如此将肝脏划分为八个肝段,即尾叶为Ⅰ段,左外上段为Ⅱ段,左外下段为Ⅲ段,左内段为Ⅳ段,右前下段为Ⅴ段,右后下段为Ⅵ段,右后上段为Ⅶ段,右前上段为Ⅷ段。

胆囊通常位于肝门下方,肝右叶前内侧,呈圆形、类圆形或长圆形。肝内胆管呈树枝状分布,走行自然,经逐渐汇合后形成左、右肝管,再联合为肝总管,位于门静脉前方,向下延续为胆总管,末端与胰管汇合后共同开口于十二指肠乳头部。

胰腺横卧于上腹部腹膜后区,形似弓状,凸面向前,横跨第1腰椎、第2腰椎椎体前方,边缘光滑或呈小分叶状。胰腺从头向尾逐渐变细,胰头稍膨大,其下方向左后的楔形突出部为钩突,胰头向左前移行经较窄的胰颈达胰体,胰体位于腹主动脉前方,继续向左后方延伸直至脾门的部分为胰尾。一般胰头位置低,胰尾的位置高。正常胰管自胰头部向尾部斜行,管径逐渐变细,最大径不超过5 mm,边缘光滑整齐,主胰管上有一些分支,有时还可以显示高于主胰管的副胰管。

脾位于左上腹后外侧部,在左季肋区9~11肋的深面。形态近似于新月形或成为内缘凹陷的半圆形,内侧缘常有切迹,其中可见大血管出入脾门。

腹部正常CT图像、MRCP图像分别见图7-1、图7-2。

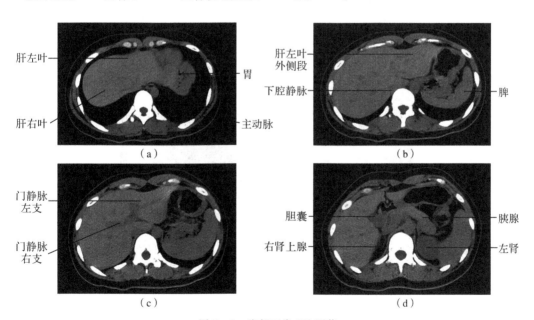

图7-1　腹部正常CT图像

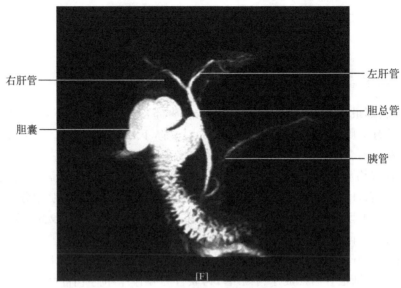

右肝管

胆囊

左肝管

胆总管

胰管

图 7-2　正常 MRCP 图像

二、大小

超声可以直接测量肝脏径线来评价肝脏大小（图 7-3）。正常肝右后叶前后径为 8～10 cm，最大斜径为 10～14 cm；左叶厚度不超过 6 cm，长度不超过 9 cm。多层螺旋 CT 及 MRI 检查，通常可测量肝叶最大径线并计算其间比例，以对各叶大小进行评价，正常肝右和左叶前后径比值为 1：1.2～1：1.9，肝右和尾叶横径比例为 1：2～1：3。

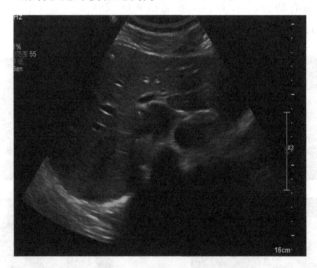

图 7-3　正常肝脏超声图像

超声在横切面和纵切面可以测量胆囊大小（图 7-4），长径不超过 9 cm，前后径不超过 3 cm，壁厚 2～3 mm；多层螺旋 CT 及 MRI 检查，胆囊大小相同，横断层表现为类圆形或圆形，直径 4～5 cm。肝内胆管内径不超过 2mm，肝外胆管通常可以显示，肝总管长 3～4 cm、内径

0.4～0.6 cm,胆总管长 4～8 cm、内径 0.6～0.8 cm。

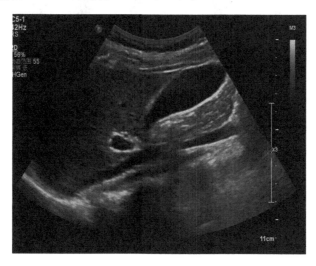

图 7-4　正常胆囊超声图像

在超声长轴切面上,胰头厚度<3.0 cm,胰体、尾厚度<2.5 cm,正常胰管内径≤2 mm;CT 及 MRI 检查正常胰头、体、尾部与胰腺长轴垂直的径线与超声测量值相同(图 7-5)。

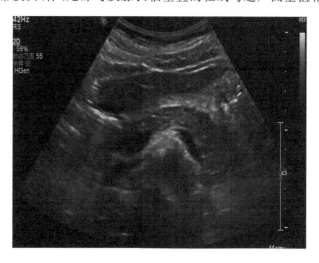

图 7-5　正常胰腺超声图像

超声检查以脾膈面弧度做切线,该线至脾门距离即为脾厚径,正常不超过 4.5 cm,脾内上缘至外下缘为脾的长径,正常范围为 8～12 cm,脾静脉内径<8 mm(图 7-6);CT 及 MRI 上测量脾的径线,前后径≤10 cm,宽径≤6 cm,上下径≤15 cm;另一个较简单实用的方法是在脾显示最大的横断层面上,正常脾外缘通常少于 5 个肋单位(肋单位为同层面 CT 上 1 个肋骨或 1 个肋间隙的长度)。

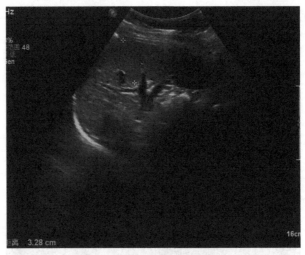

图 7-6　正常脾超声图像

三、密度（信号或回声）

超声检查，正常肝实质表现为均匀一致的弥漫细小点状中等回声；CT 平扫，正常肝实质呈均匀软组织密度，比脾密度高，CT 值为 55～75 HU，其中的血管表现为圆形或管状低密度影，CT 多期增强检查可反映肝实质的供血特点，即动脉期强化并不明显，门静脉期强化开始明显，于平衡期强化达到高峰；MRI 检查，正常肝实质信号均匀，T_1WI 上呈中等信号，高于脾的信号，T_2WI 上呈较低信号，明显低于脾的信号，多期增强 T_1WI 上，肝实质强化表现与 CT 相同（图 7-7）。

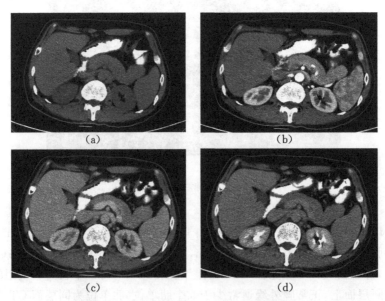

(a)　　　　　　　　　　　　　(b)

(c)　　　　　　　　　　　　　(d)

图 7-7　腹部正常 CT 平扫及增强扫描

(a)平扫，肝脏呈等密度，略高于脾脏，其内血管呈等密度；(b)动脉期，肝动脉强化，脾脏强化明显高于肝脏；(c)门静脉期，肝脏呈明显强化；(d)平衡期，肝脏增强明显下降

超声检查，正常胆囊腔表现为均匀无回声，胆囊后方回声增强，胆囊壁为边缘光滑高回声；CT表现，胆囊腔为均匀水样低密度，CT值0～20 HU，胆囊壁光滑锐利，呈均匀薄壁软组织密度，增强扫描腔内无强化，胆囊壁表现为细线样环状强化；MRI检查，胆囊腔内信号多均匀，T_1WI上呈低信号，T_2WI上呈高信号；MRCP表现为类圆或卵圆形边缘光整的高信号。

高分辨超声可以显示肝内胆管，肝外胆管在超声纵切面上呈无回声长管状影，横切面呈小圆形无回声影；CT平扫，正常肝内胆管不显示，肝外胆管表现为小圆形或管状低密度影；MRI检查，肝内胆管难以分辨，肝外胆管T_1WI上呈低信号，T_2WI上呈高信号，表现为圆形或柱状影；MRCP对正常肝内、外胆管显示率高达90%～100%，表现为边缘光整的树枝状高信号(图7-8)。

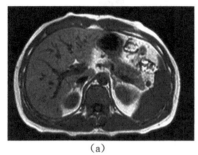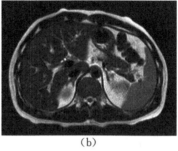

(a)　　　　　　　　　　　(b)

图7-8　腹部正常 MRI 表现

(a)T_1WI序列，肝脏呈中等信号，高于脾的信号，肝内血管无信号，胆管为低信号；胰腺呈均匀性中低信号，周围脂肪为高信号，其背侧的脾静脉由于流空效应呈现为无信号血管影；(b)T_2WI序列，肝脏呈低信号，低于脾脏信号，肝内血管呈高信号，胆管为高信号；胰腺呈均匀性中等信号

超声检查，正常胰腺内部呈均匀细小光点回声，多数回声相近或稍高于肝，并随年龄增长而增高，主胰管显示为胰腺实质内的两条平行而光滑的中、高回声线；CT检查，正常的胰腺密度均匀，低于肝实质，年长者其内因脂肪浸润而散在小灶性脂肪密度，增强后密度均匀增高，胰管位于胰腺内，可不显示或表现为细线状低密度影；MRI检查，T_1WI及T_2WI序列上，胰腺为均匀较低信号结构，与肝实质信号相似，应用T_1WI抑脂序列，胰腺呈相对高信号。

超声上，脾实质为均匀中等回声，略低于肝实质回声，包膜呈光滑的细带状回声；彩色多普勒血流显像图(color Doppler flow imaging，CDFI)显示脾静脉及其分支呈蓝色血流，脾动脉呈红色血流；CT检查，脾密度均略低于肝脏，增强扫描动脉期呈不均匀明显强化，静脉期和实质期脾的密度逐渐达到均匀；MRI检查，脾信号均匀，由于脾内血窦丰富，T_1及T_2弛豫时间比肝、胰长，而与肾相似。

四、血管

肝动脉和门静脉由肝门进入肝内继续分成各肝叶、段血管；肝静脉分支最后汇合形成左、中、右静脉，并于第二肝门进入下腔静脉。DSA检查，可以显示肝动脉、门静脉及其分支，在肝内呈树枝状分布，走行自然，边缘光滑；超声检查，可清楚显示门静脉、肝静脉及其分支，血管壁回声较强，血管腔无回声；CT检查，平扫时肝静脉和门静脉分支通常表现为肝实质内条形或圆形低密度影，肝动脉分支则不能显示，多期增强检查，动脉期可显示肝动脉及其分支，表现为散在分布的线状、点状高密度影(图7-9)，门静脉期可见门静脉及其左、右分支明显强化，平衡期左、中、右肝静脉强化(图7-10)；MRI检查，较大的门静脉、肝静脉及下腔静脉由于流空效应，于 SE 序列 T_1WI、T_2WI 上都表现为无信号的管状结构，但肝内较小的血管则因流动相关增强效应而于 T_2WI 上呈高信号的管状结构。

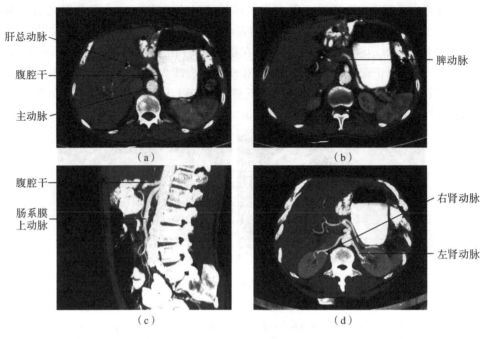

图 7 - 9　正常腹部动脉

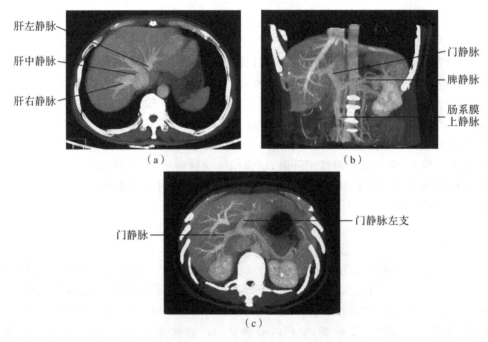

图 7 - 10　正常门静脉、肝静脉

第三节　基本病变的影像学表现

一、大小与形态异常

肝、胆、胰腺及脾脏体积增大,CT、MRI可见相应脏器边缘变钝,形态饱满,厚度和长度超过正常范围;体积萎缩则相反,如肝硬化晚期,常表现为肝叶萎缩,肝叶径线测量表现为各肝叶大小比例失调。

二、边缘与轮廓异常

结节或占位性病变等常突出于实质脏器表面,可致使实质脏器边缘与轮廓异常,CT、MRI显示轮廓凹凸不平,边缘呈锯齿状或波浪状。病变多为单发或多发的圆形、类圆形的肿块,边界可清楚或模糊。

三、密度(信号或回声)异常

弥漫性病变:平扫CT表现为灶性或弥漫性肝、脾、胰腺及胆囊密度增高、减低或混杂密度,依病变的不同,边界可清楚或模糊,密度可均匀或不均匀。增强CT扫描病变可不强化、环状强化或动态强化等。MRI对显示占位性病变的大小、形态、数目、边缘等表现与CT所见相似。病变的MRI信号则表现为低信号、等信号、高信号和混杂信号。多数病变T_1WI为低信号,T_2WI为高信号。静脉注射对比剂后行快速多期扫描,病变的对比增强表现与CT多期扫描表现也相似。

四、血管异常

血管异常包括动脉异常、静脉异常和门静脉的异常。CT增强和MRI扫描可显示动脉变细、扭曲,门静脉扩张、扭曲;门静脉或肝静脉血栓或癌栓在对比增强后显示充盈缺损(图7-11);血供丰富的肿瘤在对比增强扫描时可显示肿瘤供血血管的增粗,以及其内部扭曲的血

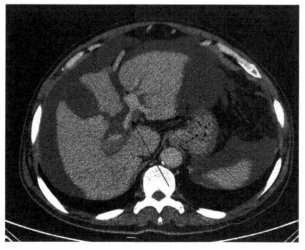

图7-11　门静脉右支栓子

管团；在动脉期扫描，若出现门静脉或肝静脉显影则提示动静脉瘘。

五、胆系异常

胆系异常诊断包括胆系有无扩张和狭窄、梗阻的部位及梗阻的原因。

胆系扩张：PTC、ERCP 或 MRCP 均可显示先天性的胆管扩张，表现为单发或多发的局部胆管梭形或囊状扩大。后天性的胆管扩张 CT 可见肝内、外胆管及（或）胆总管的扩张，形成所谓"软藤征"（图 7 - 12），壶腹部周围的病变可同时伴有胰管扩张，出现"双管征"（图 7 - 13）。MRI 检查扩张的胆管 T_1WI 表现为低信号，T_2WI 表现为高信号。

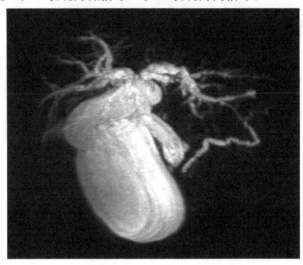

图 7 - 12　软藤征

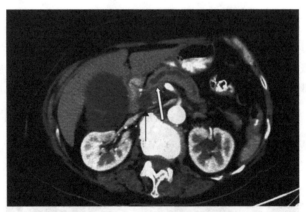

图 7 - 13　双管征

黑色箭头指向胆总管，白色箭头指向胰管

梗阻部位的确定：狭窄病变以上的胆管都出现胆管扩张。狭窄的胆管可见不同程度管腔变细或突然中断。CT 可通过扩张胆管逐层追踪，当出现扩张胆管变细的层面，即为胆管狭窄段；胆管狭窄的 MRI 轴位表现与 CT 表现相同，MRCP 表现与 PTC 或 ERCP 所见相同。

梗阻的常见原因有炎症、结石和肿瘤。从胆系的形态上观察，结石或肿瘤引起的阻塞，

PTC 或 ERCP、MRCP 检查表现为胆管内圆形、类圆形充盈缺损,阻塞末端也可呈"杯口"状充盈缺损(图 7-14)。结石引起的充盈缺损边缘多光滑;胆管癌所致的充盈缺损则多不规则。炎症引起的胆管狭窄呈鼠尾状或漏斗状的狭窄,边缘光滑,范围较长;结石或胆管癌引起的胆管狭窄为局限的偏心性或向心性狭窄。

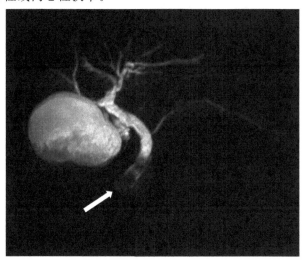

图 7-14　胆总管充盈缺损

第四节　疾病诊断

一、肝脓肿

【病因病理】

肝脓肿(liver abscess)为肝组织局限性化脓性炎症,分为细菌性肝脓肿和阿米巴性肝脓肿,以细菌性多见,多为单发,少数为多发,可单房或多房。

【临床表现】

细菌性肝脓肿典型表现为肝区疼痛和叩击痛,肝脏肿大,寒战、高热及全身炎症反应,血白细胞计数和中性粒细胞升高。

【影像学表现】

超声表现　可见单发或多发的低回声或无回声肿块,脓肿壁表现为强回声,厚薄不等,外壁光滑,内壁不平整。脓肿后壁回声增强。脓肿周围显示由亮渐暗的环状回声的水肿带。脓腔的无回声、脓肿壁的强回声和周围的低回声形成了所谓"环中环征"。脓肿内出现气体,后方出现狭长带状强回声[图 7-15(a)]。

CT 表现　平扫表现为单发或多发的类圆形低密度区,中央脓腔密度均匀或不均匀,CT值高于水而低于正常肝组织,可有间隔,部分脓肿内出现气泡或气液平面。脓肿壁为脓腔周围的环形带,密度高于脓腔而低于正常肝。增强扫描脓腔不强化,脓肿壁出现环状强化,周围可见水肿带。脓肿早期或蜂窝织炎阶段,脓肿未液化或仅有小部分液化时,不易与肿瘤鉴别[图 7-15(b)]。

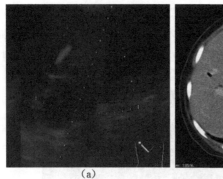
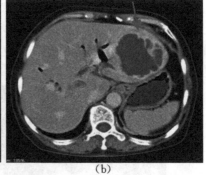

（a）　　　　　　　　　　　（b）

图 7-15　肝脓肿

（a）超声表现为肝右叶囊实性团块，囊壁较厚，囊内透声差，后方回声增强，囊壁外周可见水肿带；（b）CT增强扫描示肝左叶脓肿壁强化，其内可见分隔

MRI 表现　脓腔在 T_1WI 呈均匀或不均匀低信号，T_2WI 呈高信号，脓肿壁的信号强度 T_1WI 高于脓腔而低于肝实质。表现为较厚的圆环状稍高信号区，称晕环征，晕环周围的肝水肿 T_2WI 呈明显高信号。Gd-DTPA 增强后脓肿壁呈环形强化。

【诊断与鉴别诊断要点】

细菌性和阿米巴性肝脓肿共同的 CT 和超声征象表现多为厚壁的囊性病变，典型表现为环状强化和病灶内的小气泡。两者的鉴别诊断要依赖临床资料，阿米巴性肝脓肿通常表现为白细胞和嗜中性粒细胞计数不高及粪便检出阿米巴滋养体。肝脓肿早期需与肝癌鉴别，结合临床是否有炎症反应、血甲胎蛋白是否升高或抗感染治疗后复查脓肿有无吸收可以鉴别，必要时需穿刺活检确诊。

二、海绵状血管瘤

【病因病理】

海绵状血管瘤（cavernous hemangioma）为肝内最常见的良性肿瘤，大小不等，可单发或多发。海绵状血管瘤外观呈紫红色，表面光滑，质地柔软，一般无包膜。肿瘤由异常扩张的大小不等的血窦组成，血窦内衬有单层内皮细胞，血窦间有发自中心的放射状分隔形成海绵状结构，血窦内充满血液，管壁厚薄不同。瘤体的中央或瘤体内常见散在分布的纤维瘢痕组织，偶可见出血、血栓、钙化。

【临床表现】

绝大多数肝血管瘤无任何临床表现，少数较大血管瘤可出现上腹部不适、胀痛，有时可触及肿块。血管瘤破裂可引起瘤内、包膜下或腹腔内出血。

【影像学表现】

超声表现　肝内圆形或类圆形肿块，边界清晰。小的血管瘤，多呈均匀低回声，内可见血管断面回声；大于 3 cm 的血管瘤呈高回声或混合性回声，边界清晰，内可见血窦形成的无回声区，钙化则为强回声伴有声影。瘤体后方回声常增强，瘤体内血流缓慢，多普勒血流信号不丰富，周边可见血流信号。大的血管瘤可致肝轮廓改变，肝内结构受压、变形、移位。

CT 表现　平扫表现为边界清晰的低密度区，圆形或类圆形，较大病灶中心可见不规则的更低密度影或小钙化影。增强扫描病灶于动脉期出现周边结节状或棉团状高强化,密度与动脉接近,延迟扫描病灶的强化从周边向中心逐渐扩大充填,使病灶全部或部分呈等密度,大病灶中心可仍呈低密度,为疤痕组织或血栓形成所致。30％的血管瘤尤其是小于 3 cm 的血管瘤不出现典型表现,增强方式多变,但延迟扫描绝大多数有等密度充填表现。血管瘤强化过程表现为"快进慢出"的特征[图 7 - 16(a)(b)]。

MRI 表现 血管瘤在 T_1WI 像呈边缘光滑的均匀稍低信号,T_2WI 像呈均匀高信号,且随回波时间延长其信号逐渐升高,呈所谓"灯泡征"。Gd-DTPA 对比增强后 T_1WI 血管瘤动态变化同[图 7 - 16(c)(d)]CT。

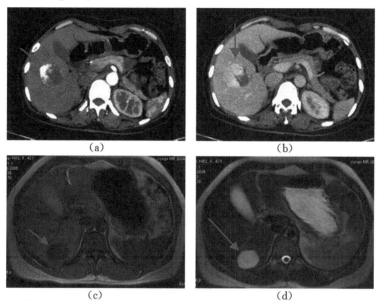

(a)　　　　　　　　　　　(b)

(c)　　　　　　　　　　　(d)

图 7 - 16　肝海绵状血管瘤

(a)CT 增强扫描动脉期肝右叶病灶边缘结节状高密度强化;(b)门脉期对比剂逐渐向内充填;(c)MRI T_1WI 像肝右后叶圆形均匀稍低信号灶;(d)MRI 重 T_2WI 像呈均匀高信号,呈"灯泡征"

【诊断与鉴别诊断】

血管瘤出现典型 CT 增强和超声特征者,诊断不难。90％海绵状血管瘤 CT 可以确诊。若 MRI 发现"灯泡"征,超声发现肿瘤边缘裂开征或血管贯通征,则可提高诊断的准确率。注意不典型血管瘤的鉴别诊断。不典型血管瘤包括以下几种情况。

1. 增强扫描对比剂快速填充的血管瘤

CT、MRI 表现为立即均匀的强化,最常见于小的血管瘤,特别是直径小于 1 cm 的血管瘤,与其他富血供的肿瘤鉴别较困难,T_2WI 对鉴别诊断有所帮助,但富血供的胰岛细胞瘤肝转移也可以有类似的表现。鉴别点在于:①延迟期扫描,延迟扫描血管瘤持续强化,而富血供的转移瘤无此表现;②血管瘤在所有的增强期都与主动脉密度相一致,即具有同步性。

2. 玻璃样变的血管瘤

其影像学表现与典型血管瘤完全不一样:①典型血管瘤 T_2WI 呈明显高信号,而此种血管

瘤在 T_2WI 仅为轻微高信号；②缺乏早期强化的表现。在晚期才会出现外围的轻度强化。MRI 一般不能区分此类血管瘤与其他的恶性肿瘤。

3. 瘤内有液-液平面的血管瘤

超声一般不易发现此液-液平面。上层液性成分为非凝固状态的血清：CT 上表现为低密度，MRI 上表现为 T_1WI 等于肌肉信号，T_2WI 明显高信号。下层为红细胞：CT 上表现为高密度，T_1WI 高于肌肉信号，T_2WI 呈轻度的高信号。

4. 血管瘤病

血管瘤可代替大部分的肝脏实质。幼儿常见，伴随心力衰竭，死亡率较高。成年人的血管瘤病常无症状。CT 上没有典型的表现，但是延迟扫描可以提示诊断。MRI 有较为典型的表现。

三、肝细胞腺瘤

【病因病理】

肝细胞腺瘤（hepatic adenoma）好发于生育年龄的女性。口服避孕药及应用合成代谢类固醇药物导致发病危险性增高。70%～80%腺瘤为单发，但是多发者并不少见。病理大体描述：边界清晰、质地较软、灰白色或者黄褐色，常染有胆汁的结节。组织学类似正常肝细胞，体积较大，富含脂肪和糖原，细胞内外均可见脂肪沉积，细胞间隔有扩大的血窦，由动脉供血，缺乏门静脉供血，血供丰富。缺乏结缔组织，无中央斑痕，易于出血，有恶变倾向。肿瘤内无中央静脉、汇管区、缺乏小胆管结构，此特点可以与 FNH 鉴别。

【临床表现】

多数无任何临床表现，少数较大的肝细胞腺瘤可出现上腹部不适、胀痛，有时可触及肿块。瘤体破裂可引起瘤内、包膜下或腹腔内出血。

【影像学表现】

超声表现 多为类圆形，边界光整，一般为均质的高回声，也可回声不均质，有时也可见低回声或囊样改变。钙化可能出现在坏死区表现为高回声点并声影。彩色多普勒可显示瘤周血管和瘤内血管，血管内的血流波谱为典型平坦连续型或比较少见的三相波形。

CT 表现 平扫为边界清晰、圆形等密度或低密度肿块，部分可见出血及脂肪成分，少数可见钙化。增强扫描，病灶动脉期呈不均匀高强化，门静脉期密度相对均匀，可以表现为高、等或低密度，延迟期多为均匀低密度。有时可见包膜的延迟强化。

MRI 表现 T_1WI 多表现为信号强度不均匀，信号强度增高提示病灶内有脂肪或出血，信号强度下降则提示病灶内有坏死、钙化或者陈旧性出血；T_2WI 多表现为信号强度不均匀，信号强度增高提示病灶内有陈旧出血或坏死，信号强度下降则提示病灶内有钙化或有新鲜出血；增强 MRI，选用 Gd-DTPA 表现与 CT 增强类似，应用超顺磁性氧化铁表现为腺瘤不摄取对比剂。

【诊断与鉴别诊断要点】

1. 与局灶性结节增生相鉴别

二者不同的是局灶性结节增生不易恶变，也不易出血。因此，它很少需要治疗。在 CT 和 MRI 增强图像上，动脉期均匀的、显著强化的增强，其中央疤痕在增强早期为低密度或低信号，而在延迟期呈高信号或高密度。疤痕在 T_2WI 上表现为典型高信号。

2. 与富血供转移病变相鉴别

富血供转移病变鉴别困难,应仔细搜寻其他腹部器官有助于发现可能的原发肿瘤。多数富血供的转移病灶是多发的,并且转移性结节在平扫、门静脉期和延迟期图像上多为低密度或低信号的病变。MRI 图像也比较有特征:富血供的转移病变通常是在 T_1WI 上为低信号和在 T_2WI 上为显著高信号。脂肪和出血在腺瘤内多见,而罕见于富血供的转移病变中。

四、局灶性结节增生

【病因病理】

局灶性结节增生(focal nodular hyperplasia,FNH)多见于中青年人,为肝脏非常少见的良性占位性病变,并非真正肿瘤,属肿瘤样病变。其病理特点为血供非常丰富,其内部结构均匀,出血和坏死少见。FNH 由正常排列成结节的肝细胞、纤维间隔、增生的胆管、浸润的炎性细胞、血管组成。特点是病灶中心有星状瘢痕及辐射状纤维分隔,瘢痕内有厚壁供血动脉。

【临床表现】

多数无任何临床表现,少数较大者可出现上腹部不适、胀痛。

【影像学表现】

超声表现 为边界清晰的低回声及均匀的实质回声肿块,偶见低回声的星状疤痕。CDFI 肿块内探及丰富的血流信号,频谱一般为动脉频谱。

CT 表现 平扫:多数呈孤立的等密度或略低密度肿块,边界清楚,密度均匀,少有钙化。少数病灶中可见低密度瘢痕。增强扫描:①肿瘤强化特征,动脉期呈均匀一致的高强化,有时可见到中心疤痕组织呈低密度(但并非都能显示)。门脉期病灶可持续强化呈略高密度或等密度,而延迟期多呈相对低密度。②肿瘤周围血管影,动脉期可显示增粗的供血动脉,门静脉晚期和延迟期病灶周围可见血管影,这与肿瘤周围有扩大的血管、血窦有关。③瘢痕和分隔,部分可以显示瘢痕组织,在平扫时呈低密度,在门静脉期和延迟扫描时可见瘢痕逐渐强化呈等密度或高密度,有时在增强时可显示辐射状纤维分隔。

MRI 表现 平扫:T_1WI 和 T_2WI 可表现为四种情况。①都为等信号(典型)。②相对低信号和高信号。③等信号和相对高信号。④相对低信号和等信号。典型者中央或偏心瘢痕在 T_1WI 和 T_2WI 分别为低信号和高信号。FNH 假包膜的组成包括:FNH 压迫周围正常的肝实质、周围的血管、炎性的反应。由于 FNH 的假包膜为压迫周围正常组织以及一些灶周血管和炎性浸润,因此在 T_2 上为高信号(特征性),而且可能会有延迟强化(图 7 - 17)。

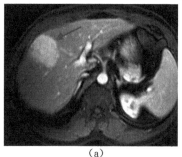 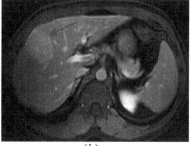

(a)   (b)

图 7 - 17 局灶性结节增生

(a) MRI 动脉期病灶快速显著增强,中心瘢痕呈低信号;(b)门静脉后期扫描病灶呈略高信号,中心瘢痕呈高信号

【诊断与鉴别诊断要点】

FNH 与纤维板层型肝细胞癌(FL-HCC)的鉴别诊断：①FNH 一般发生于年轻及中年女性；②FNH 病灶很少超过 5 cm；③FNH 钙化少见，有文献报道少于 2％；④中心瘢痕信号的不同及强化表现的不同，FL-HCC 中心瘢痕在所有序列上均为低信号，而 FNH 内的瘢痕在 T_2 上为高信号；⑤包膜信号的不同，FNH 假包膜表现为 T_1 低信号，T_2 高信号；而 FL-HCC 的假包膜在 T_1、T_2 上均为低信号，增强扫描的延迟期呈持续强化。

五、原发性肝癌

【病因病理】

原发性肝癌(primary hepatic carcinoma)指自肝细胞或肝内胆管细胞发生的癌肿，是我国常见恶性肿瘤之一，90％为肝细胞肝癌。原发性肝癌的病因和发病机制尚未完全肯定，目前认为与肝硬化、病毒性肝炎、黄曲霉素等某些化学致癌物质和水土因素有关。大体类型分为三型：结节型、巨块型和弥漫型。

【临床表现】

原发性肝癌早期一般无明显症状，中晚期表现为肝区疼痛、消瘦、乏力、腹部包块、腹水、黄疸、上消化道出血等；大多数患者甲胎蛋白(AFP)阳性。

【影像学表现】

超声表现　肝实质内单发或多发的圆形或类圆形肿块，多数呈膨胀性生长，局部肝表面膨隆，瘤内表现为均匀或不均匀的弱、强回声或混杂回声，肿瘤周围可见完整或不完整的低回声包膜，外周常有声晕。彩色多普勒显示瘤内部和边缘可见丰富的血流信号，频谱为高阻力、高速度动脉型。超声可检出门静脉、肝静脉及下腔静脉内癌栓，胆管阻塞扩张等征象，同时可显示肝门、腹主动脉旁肿大淋巴结[图 7－18(a)]。

CT 表现　平扫肿瘤表现为肝实质内单发或多发低密度肿块，可致肝局部膨隆，较大的肿瘤密度多不均匀，中心可有坏死，少数可有钙化或出血，多数边界不清，少数有边界清晰的包膜。增强扫描可见典型肝癌动脉期明显强化，邻近门静脉见到高密度显影提示有动静脉瘘的存在，门静脉期和肝实质期病灶密度明显降低，呈"快进快出"的特征表现；少数血供不丰富的肝癌动脉期可不出现高强化。肝癌侵犯血管或癌栓形成，可见门静脉、肝静脉或下腔静脉扩张，血管内出现充盈缺损和管壁强化。侵犯胆道系统，引起胆管扩张。肝门、腹主动脉旁淋巴结增大提示淋巴结转移。多数患者可见肝硬化、脾大和腹水，少数有门静脉高压和侧支循环形成[图 7－18(b)、(c)、(d)]。

MRI 表现　肝癌在 T_1WI 像上呈边界不清的稍低信号，少数可呈等信号或高信号；T_2WI 呈略高于肝实质的高信号，随 TE 时间延长，信号减低，边界变模糊。如肿瘤内有脂肪变性、出血、坏死囊变等，可呈不均匀混杂信号。假包膜在 T_1WI 上表现为环绕肿瘤的低信号环。Gd-DTPA 对比增强扫描强化特征与 CT 相同。

【诊断与鉴别诊断要点】

肝癌常需与血管瘤、肝硬化再生结节、炎性假瘤、转移性肝癌、肝腺瘤、局灶性结节增生等相鉴别。CT 和 MRI 增强多期扫描，发现"快进快出"征象、肿瘤假包膜、血管受侵或肿瘤内的脂肪变性等表现，则有助于肝癌的诊断。

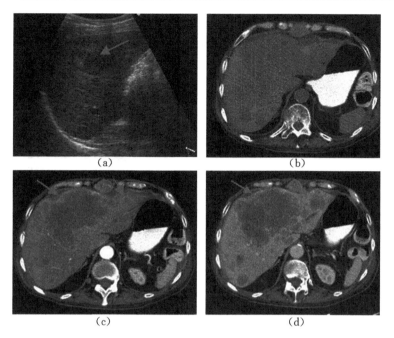

图 7 - 18　原发性弥漫型肝癌

(a)超声表现为右前叶实性混合回声肿块,周围低回声晕;(b)CT 平扫肝实质内多发大小不等低密度结节灶,边界欠清;(c)肝动脉期扫描可见病灶边缘强化明显;(d)门脉期病灶密度低于周围肝组织,边缘趋于清晰

六、纤维板层型肝细胞癌

【病因病理】

纤维板层型肝细胞癌是一种罕见的肝细胞癌类型,仅占总发生率的 1%~2%。男、女发病率相近,以青少年好发,患者中 35 岁以下者比例达 15%~40%。常为单发分叶状病灶。质地较硬,呈膨胀性生长,与正常肝组织分界清楚,可以有假包膜,呈巨块型,直径通常大于10 cm。瘤体中央有星状纤维瘢痕向周围放射并将肿瘤分隔是其重要特征。另一特点是瘢痕中央可有斑点状钙化。

【临床表现】

临床表现无特征性,以腹块和上腹部不适为主。绝大多数患者无肝硬化基础,少有 HBV感染,AFP 多阴性。

【影像学表现】

超声表现　呈低回声、高回声或混合型回声,边缘清晰,部分内部可见放射状低回声。彩色多普勒血流显像显示瘤内实性部分血流信号丰富。CDFI 测得肿块内部为低阻、低速动脉血流频谱。

CT 表现　平扫为低密度肿块,边缘清晰,可有分叶。中央瘢痕呈边界清晰星状或不规则更低密度影,可见斑点状钙化。增强扫描:动脉期肿瘤实质均匀或弥散性早期强化,门静脉期强化消退快,密度较周围的肝组织低(图 7 - 19)。中央瘢痕在动脉期及门静脉期大多无明确强化,少数肿瘤延时期出现强化,是由于这些少数中央瘢痕内含有血管间质成分所致。肝门部淋巴结转移率高于普通型肝细胞癌。

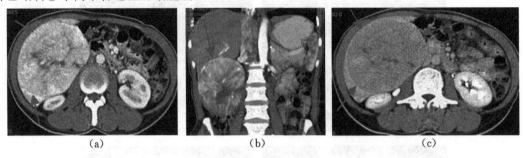

（a） （b） （c）

图 7-19 纤维板层型肝细胞癌

（a）和（b）CT 增强扫描轴位和冠状位像示动脉期肿瘤早期强化；（c）CT 增强扫描延迟期肿瘤强化消退快，密度较周围的肝组织低，动脉期及延迟期均可见中央瘢痕

MRI 表现 T_1WI 多为均匀低信号，T_2WI 上肿瘤信号不均匀，多为高信号。中心瘢痕在所有序列上均为低信号，这是一个很重要的鉴别点，仅有少数为高信号。肿瘤的假包膜主要为纤维成分在 T_1、T_2 上为低信号，增强扫描的延迟期呈持续强化。

【诊断与鉴别诊断要点】

肝细胞癌内可以出现纤维瘢痕，但是一般数量较少，罕见有钙化，临床常有肝硬化和 AFP 升高。

FL-HCC 在 CT 图像上无明显特异性，但在年轻和无肝硬化的患者中，若发现肝内巨大肿块，除外海绵状血管瘤后，应考虑到 FL-HCC 的可能性，但应注意与局灶性结节增生（FNH）相鉴别。

七、肝转移癌

【病因病理】

肝转移癌（liver metastasis）是指人体其他部位的恶性肿瘤经门静脉、肝动脉及淋巴途径转移到肝脏所致。全身各组织脏器的恶性肿瘤有 30%～50% 可转移到肝脏。肝转移癌以胃、结肠、直肠、胰腺及乳腺、肺癌、肾癌转移到肝脏多见。

【临床表现】

早期一般无明显症状，晚期在原发肿瘤症状基础上出现肝脏症状，与其他肝脏肿瘤相似，无特异性，但一般来说症状较轻，发展较慢，可表现为肝大、肝区疼痛、消瘦、黄疸及腹水，AFP 多为阴性。

【影像学表现】

超声表现 肝内多发强回声、低回声或混合回声结节，以低回声为主，大小不一。部分出现"牛眼征"或"靶征"，表现为肿瘤周围有较宽的低回声晕，内部有高回声或等回声。部分肿瘤内出现坏死类似囊肿，但多数边界不清，壁厚且厚薄不均。

CT 表现 平扫肝内多发大小不等的圆形或类圆形低密度肿块，可有囊变、出血或钙化。增强扫描多数呈不均匀边缘强化；瘤中央强化程度取决于肿瘤的血供，血供丰富的肿瘤动脉期呈显著强化，类似于原发性肝癌，少数增强后变为等密度。强化后典型表现为病灶中心为低密度，边缘呈环形强化，外周有稍低于肝密度的水肿带，构成所谓的"牛眼征"［图 7-20（a）］。

MRI 表现　表现为肝内多发肿块，T_1WI 像上多数呈边界较清楚的低信号，信号均匀或不均匀，肿瘤伴有新鲜出血或转移性黑色素瘤可呈高信号；T_2WI 上多呈高信号，部分肿瘤中央可见小圆形 T_1 低信号、T_2 高信号区，系中心性坏死或含水量增加，称为"靶征"，有的肝转移癌周围 T_2WI 可见高信号带，一般认为是瘤体周围水肿或血管丰富的反映，称为"晕圈征"。增强扫描可提高肿瘤的检出率，多数呈不均匀或环状强化[图 7 - 20(b)]。

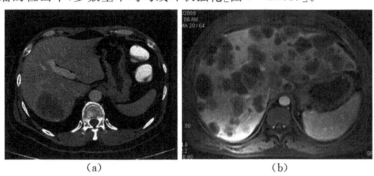

(a)　　　　　　　　　　(b)

图 7 - 20　肝转移癌

(a)CT 增强扫描；(b)MRI 增强扫描。二者均可见肝内多发大小不等结节灶，呈"牛眼征"

【诊断与鉴别诊断要点】

(1)血管丰富的肝转移癌：CT 和 MRI 增强可见明显肿瘤增强征象，有时与肝细胞癌难以鉴别。但其总体以环状增强为主要特征，再结合临床诊断很重要。

(2)胃肠道癌及乳腺癌等的腺癌肝转移：CT 和 MRI 增强检查，早期时相可见边缘增强，中心为低密度(信号)；延迟期边缘为低密度(信号)，中心部呈高密度(信号)为其特征。

(3)囊肿型转移瘤：如食管癌、肝癌、宫颈癌等肿瘤内部几乎全部坏死、液化，需与肝囊肿及囊腺癌鉴别诊断。

八、肝囊肿

【病因病理】

肝囊肿(hepatic cyst)是一种较常见的疾病，其中先天性肝囊肿最为常见，原因不明，多认为与胚胎期肝内胆管和淋巴管发育障碍有关。囊肿大小不等，小者可仅数毫米，大者可达几十厘米以上，一般呈圆形或椭圆形，多为单房性，也可呈多房性，可以单发或多发甚至为多囊肝。囊壁一般较薄，内层为柱状上皮细胞和/或杯状细胞，外层为纤维组织或胶原样组织，周围肝细胞常受压而萎缩变性，囊内多充满澄清液体，若含有胆汁或合并出血，可呈咖啡色。

【临床表现】

一般无明显临床表现，巨大囊肿可有上腹胀痛及周围脏器受压而出现的压迫症状。

【影像学表现】

超声表现　肝内圆形或椭圆形均匀无回声区，囊壁厚薄一致、光整，呈菲薄的高回声带，囊肿后方回声增强。囊肿合并感染出血时，囊腔内可出现点状漂浮回声，囊壁可增厚[图 7 - 21(a)]。

CT 表现　平扫表现为单个或多个的圆形或椭圆形低密度影，呈水样均匀密度，边缘光滑、锐利。囊肿合并感染出血时，CT 值可增高。对比增强扫描，边界更加清晰，囊肿本身无强化[图 7 - 20(b)]。

MRI表现 病灶表现边缘光滑、锐利，T_1WI 像呈均匀低信号，若囊肿蛋白含量较高或有出血时，可呈等信号或高信号；T_2WI 呈高信号，增强扫描囊肿轮廓更清楚，囊肿本身无强化。

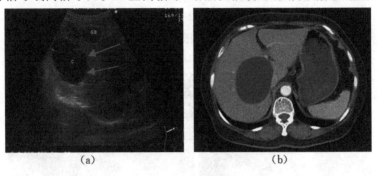

（a） （b）

图7-21 肝囊肿

（a）超声表现示肝右叶内无回声区，可见间隔，囊肿后方回声增强；（b）CT增强扫描示肝右叶椭圆形水样低密度病灶，无强化，边界光滑锐利，下腔静脉及周围血管受压

【诊断与鉴别诊断要点】

1. 肝外囊肿

腹腔内囊肿：胰腺囊肿、肠系膜囊肿、胆囊积水、胆总管囊肿、巨大卵巢囊肿等均为囊性病变，但根据各自的特征结合CT或MRI等多方位重组图像多可鉴别。

2. 肝包虫病

患者多来自牧区，有羊、犬等动物接触史；影像学表现为肝内巨大圆形、椭圆形或多房形囊性病灶；B超示囊液中有沙粒样漂浮的回声增强散在光点；实验室检查嗜酸粒细胞增高，包虫皮试阳性等。以上均有助于鉴别诊断。

九、肝硬化

【病因病理】

肝硬化（liver cirrhosis）是以肝细胞变性、坏死、再生，广泛纤维组织增生，肝脏结构紊乱为特征的慢性、进行性、弥漫性肝病。

病因很多，如肝炎、酒精和药物中毒、胆汁淤积等，我国以乙型肝炎为主要病因。肝硬化病理上分为门静脉性、坏死后性和胆汁性肝硬化。从病理组织学上看，广泛肝细胞变性坏死，肝细胞结节性再生，结缔组织增生及纤维化，导致正常肝小叶结构破坏和假小叶形成，肝逐渐变形、变硬而发展为肝硬化；由于纤维组织的增生和肝细胞再生结节的压迫，可造成肝内门静脉小分支闭塞、门静脉血流受阻、门静脉压力升高，进而侧支循环开放和扩张，导致消化道出血等一系列并发症。

【临床表现】

患者早期可无症状，以后逐渐出现恶心、呕吐、消化不良、乏力等，中晚期可出现不同程度的门静脉高压、低蛋白血症、腹水和黄疸、上消化道出血、肝昏迷等症状。

【影像学表现】

超声表现 肝表面不光滑，呈波浪状或锯齿状改变，肝内回声弥漫性增粗、增强，深部回声衰减，可见低回声再生结节，肝静脉变细，走向显示不清，肝动脉可扩张和再生，肝缘变钝，肝叶比例失调,彩色多普勒超声可显示门静脉流速减慢,有时可见血栓形成,肝动脉代偿性血流量增多,开放的侧支循环血管显影。脾脏体积增大。

CT 表现 早期肝硬化肝脏呈正常表现或略增大,中晚期肝脏缩小,肝表面凹凸不平,肝叶比例失调,多表现为右叶萎缩,尾叶、左外侧叶增大,肝门和肝裂增宽,脾脏增大,可伴有腹水,增强扫描可显示条索状曲张的食管胃底静脉。门静脉 CT 造影可显示门静脉侧支循环和血栓形成,可为肝移植和门体分流术提供重要的术前信息并评价术后分流情况,可替代有创性的门静脉造影(图 7 - 22)。

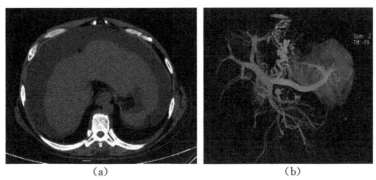

(a)　　　　　　　　　　(b)

图 7 - 22 肝硬化

(a)CT 扫描显示肝脏形态失常,表面不光滑,肝叶比例失调,伴有大量腹水;(b)CT 门静脉造影显示门静脉及脾静脉增粗,胃底和食道下段静脉曲张

MRI 表现 肝硬化表现与 CT 相似。肝再生结节 T_1WI 上一般呈等信号,T_2WI 上呈低信号,当结节信号发生改变,应注意癌变可能。门静脉 MRI 成像亦可显示门静脉侧支循环和血栓形成。

【诊断与鉴别诊断要点】

肝硬化结节与小肝癌的鉴别。其鉴别点在于后者动脉期可见高强化,门脉期和平衡期多表现为血供减少。MRI 在诊断肝硬化结节及小肝癌方面较 CT 更为敏感、优越。肝硬化结节在 T_1WI 上表现为高或等信号,在 T_2WI 上表现为低或等信号,几乎无高信号出现。而小肝癌常表现为 T_1WI 低信号、T_2WI 高信号。另外,肝癌的脂肪变性是其病理特征之一,化学位移成像有助于进一步明确诊断;包膜也是小肝癌的一个特征,在 T_1WI 为环绕高信号结节的低信号结构,T_2WI 为低信号的单环影或表现为内呈低信号、外呈高信号(内为纤维结构,外为肿瘤压迫血管和胆管)的双环影。

十、胆总管囊肿

【病因病理】

胆总管囊肿为胆管的囊状扩张,系先天性胆管壁层发育不全所致。本病按囊肿的形态和位置分为 5 型:I型,胆总管呈囊状纺锤状或柱状;Ⅱ型,胆总管单发憩室;Ⅲ型,壁内段胆总管囊状膨出;Ⅳ型,多发性胆管囊肿,位于肝外和肝内或肝外多发;Ⅴ型,肝内胆管扩张,又称 Caroli 病。

【临床表现】

本病多见于女性,男女之比为 1:3～1:4;多见于婴幼儿,占本病的 50%～80%,1 岁以内占 36%。黄疸、腹痛、右上腹包块曾被认为是本病的二大典型临床特征,婴幼儿以梗阻性黄疸最常见。成年患者从幼儿开始常出现间歇性发热、黄疸或腹痛的病史。

【影像学表现】

超声表现 胆系的扩张，可表现为呈圆形、椭圆形或梭形的无回声区，而管壁或囊壁回声略强。依据分型不同，表现也各有特点。

CT 表现 Ⅰ型和Ⅱ型表现为肝门区囊性液性密度灶，密度均匀，边缘光滑，壁薄而均匀。肝内胆管不扩张或轻度扩张。肝内胆管可不扩张，扩张的肝内胆管也有其特点，呈球状或梭状。注射胆影葡胺或口服胆囊对比剂后 CT 扫描，显示正常的胆囊或看见对比剂通过肝管进入囊肿内可明确诊断。Ⅲ型，小囊肿 CT 诊断困难，大的囊肿表现为囊性肿块突入充盈对比剂的十二指肠内或位于壁内，与胆总管相邻近，肝内胆管和胆总管不扩张。Ⅳ型表现为肝内胆管扩张呈串珠样排列。

MRI 表现 与 CT 相似，扩张的胆管表现为 T_1WI 低信号，T_2WI 明显高信号。MRCP 可显示胆系扩张的情况（图 7-23）。

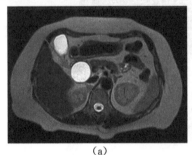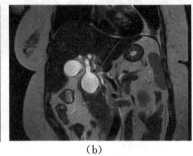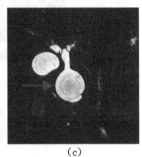

(a)   (b)   (c)

图 7-23　胆总管囊肿

(a)和(b)分别为 MRI 轴位和冠状位像示胆总管囊性扩张，T_2WI 呈高信号；(c)为 MRCP 图像

【诊断与鉴别诊断要点】

胆总管高度扩张，直径可达 16 mm 或以上，压迫邻近组织器官，如胰腺、胃和胆囊等，须和肝囊肿、胰腺假性囊肿、肾和肾上腺囊肿区别。

十一、胆石症与胆囊炎

【病因病理】

胆石症是胆道系统最多见的疾病之一，包括胆囊结石（cholecystolithiasis）和胆管结石（chololithiasis）。结石分为胆固醇性、胆色素性和混合型结石。胆结石在胆囊或胆管内引起胆汁淤滞，易诱发胆囊、胆道梗阻和炎症，继而又促进结石形成。

胆囊炎（cholecystitis）分为急性和慢性。急性胆囊炎是由结石梗阻、细菌感染及胰液返流、胆道蛔虫等原因引起，病理表现为胆囊黏膜充血水肿，胆囊肿大，囊壁增厚等；慢性胆囊炎多为急性胆囊炎延续，也可为原发的慢性炎症，常合并胆囊结石，结石和炎症互为结果，基本病理改变是纤维组织增生和慢性炎性细胞浸润，囊壁增厚，肌肉层萎缩，胆囊收缩功能减退。

【临床表现】

胆囊结石症多无症状，有症状者常表现为右上腹不适、右上腹绞痛，并放射至后背和右肩胛下部。胆管结石表现为反复发作胆道梗阻及化脓性胆管炎。急性胆囊炎常表现为阵发性绞痛,伴畏寒、高热、呕吐。慢性胆囊炎症状轻重不一,常有胆绞痛发作史。检查有右上腹压痛,Murphy 征阳性。

【影像学表现】

超声表现　肝内外胆管结石表现为胆管内强回声光团,后方伴声影,结石部位以上胆管扩张。胆囊结石表现为胆囊腔内一个或多个强回声光团,后方伴声影,并可随体位改变而移位;泥沙样结石表现为细小的强回声光点群,后方伴声影。结石充满胆囊时,胆囊无回声区消失,胆囊前半部呈弧形强回声光带,后方伴声影;若伴有胆囊壁增厚,则出现"囊壁-结石-声影"三联症。急性胆囊炎表现为胆囊肿大,轮廓不光整,胆囊壁弥漫性增厚,呈强回声带,其间可见断续的低回声带,即"双边影";慢性胆囊炎胆囊多缩小,胆囊壁增厚,回声增强,边缘毛糙;腔内可有密集的或沉积性光团,并随体位改变而移动;胆囊萎缩时胆囊内无回声区可消失,仅在胆囊区见较强回声的弧形光带[图 7 - 24(a)]。

CT 表现　胆系结石的化学成分不同,可表现为高密度、低密度或等密度,单发或多发,胆囊内结石位置随体位变换而改变。胆管内结石发生梗阻,梗阻近段胆管扩张。急性胆囊炎胆囊增大,囊壁增厚,胆囊周围水肿;慢性胆囊炎则表现为胆囊缩小,囊壁均匀增厚,可见囊壁钙化,常伴有胆囊结石。增强扫描可见增厚的胆囊壁均匀强化,囊腔和结石无强化。[图 7 - 24(b)、(c)]

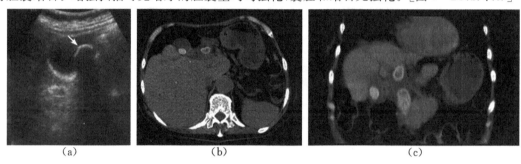

图 7 - 24　胆石症

(a)胆囊结石超声显示胆囊弧形强回声光带,后方伴声影。胆总管下段结石;(b)、(c)胆总管结石,胆囊结石

MRI 表现　胆系结石在 T_1WI、T_2WI 像上均为无信号或低信号影,在 T_2WI 上表现为高信号胆汁内出现低信号充盈缺损。MRCP 是诊断胆系结石的有效方法,可清楚显示结石的部位、大小、形态和数目以及梗阻部位和程度。胆囊炎在 MRI 也表现为胆囊增大或缩小,胆囊壁增厚,如有囊壁水肿,则表现为 T_1WI 低信号,T_2WI 高信号。增强扫描急性胆囊炎时囊壁明显强化,可见三层囊壁结构,即黏膜、浆膜层呈线状强化,而中间水肿带不强化;慢性胆囊炎胆囊壁多呈中度强化。

【诊断与鉴别诊断要点】

超声检查是诊断胆石症和急、慢性胆囊炎的首选方法,CT 和 MRI 仅用于少数鉴别诊断困难者。

十二、胆囊癌

【病因病理】

胆囊癌(cancer of gallbladder)常发生于 50～70 岁老年人,女性多见。胆囊癌的发病与胆囊结石长期刺激致胆囊黏膜发生慢性炎变有关,胆囊的腺瘤性息肉也有发展成癌的倾向。胆囊癌多发生在胆囊体部和底部,80％为腺癌,可分为浸润型、乳头型;其次为未分化癌和鳞癌。胆囊癌的转移以直接侵犯邻近肝脏及淋巴道转移多见。

【临床表现】

患者早期无典型、特异的临床表现,仅有右上腹痛、食欲不振、恶心、呕吐等胆石症和胆囊炎的症状,早期诊断困难,后期可出现黄疸、发热、右上腹肿块和腹水等症状。

【影像学表现】

超声表现　胆囊癌根据形态不同,分为隆起型、厚壁型、混合型、实块型。其表现为胆囊壁不均匀增厚,结节状低回声或等回声实性肿块突入胆囊腔内。胆囊形态失常。胆囊癌容易侵及肝脏,出现胆囊周围的异常回声。

CT 表现　胆囊壁增厚型表现为胆囊壁不规则或偏心性增厚,内缘凹凸不平;结节隆起型表现为单发或多发宽基底结节突入腔内;实块型表现为肿块充满整个胆囊,周围肝实质受侵,呈边界不清的低密度影。增强扫描,不规则增厚的胆囊壁或结节及肿块有明显强化(图7-25)。CT能清楚显示胆囊癌并发的高密度结石,当肿块较大,来源不清时,在肿块内发现结石可帮助确诊胆囊癌。

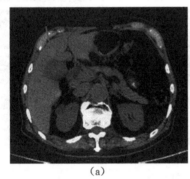 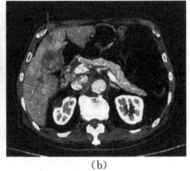

（a）　　　　　　　　　　　（b）

图 7-25　胆囊癌

CT 扫描示胆囊壁不规则增厚,并可见软组织肿块形成,增强扫描病变呈明显强化

MRI 表现　胆囊癌表现与CT相似,肿瘤组织在 T_1WI 呈不均匀低信号,T_2WI 呈不均匀高信号,增强后出现不均匀强化。T_2WI 上肿瘤周围的肝实质多形成不规则高信号带,提示肿瘤侵犯肝脏。MRI可显示胆囊或肿块内的无信号的结石,并能发现CT不能显示的等密度结石。

【诊断与鉴别诊断要点】

1. 慢性胆囊炎

慢性胆囊炎胆囊壁增厚均匀一致,增强后虽有强化效应,但边缘光滑,内壁清楚明显。胆囊窝脂肪层清楚。

2. 胆囊息肉、胆囊乳头状瘤

CT 和 MRI 表现为胆囊壁乳头状赘生软组织灶,边缘光滑,邻近胆囊壁无增厚,增强扫描强化较弱。

3. 增生的腺肌病

增生的腺肌病呈乳头状向腔内突起,增强扫描无强化或轻度强化。

4. 黄色肉芽肿性胆囊炎

黄色肉芽肿性胆囊炎不易与厚壁型胆囊癌相鉴别，后者壁不规则增厚，增强的胆囊壁连续性中断；前者增强扫描强化弱，且无周围侵犯和淋巴结转移，可帮助鉴别。

十三、胆管癌

【病因病理】

胆管癌(cholangiocarcinoma)是可发生在肝内胆管和左、右肝管直至壶腹部的所有起源于胆管上皮的癌肿。其发病原因不明，原发性硬化性胆管炎、慢性炎性肠病和胆石症与本病的发病有一定关系。先天性胆管扩张症发生癌变的机会较高。胆管癌多为腺癌，少数为未分化癌、乳头状癌和鳞癌。胆管癌好发于肝门区左、右肝管汇合处、胆囊管与肝总管汇合处和胆总管中下段。胆管癌病理上分为乳头状、结节状、硬化型和弥漫型。生长方式以局限型较多，也有弥漫性生长者。胆管癌生长较慢，主要转移方式是淋巴转移，少数血行转移至肺。

【临床表现】

本病的主要症状为进行性加重的梗阻性黄疸，伴恶心、呕吐、体重减轻、全身瘙痒及食欲不振、陶土样便等。

【影像学表现】

超声表现　扩张的胆管突然狭窄或截断，局部可显示低回声或稍强回声边缘不整的软组织肿块，无声影，与胆管壁分界不清；可显示肝门区淋巴结肿大及肝内转移灶[图7-26(c)]。

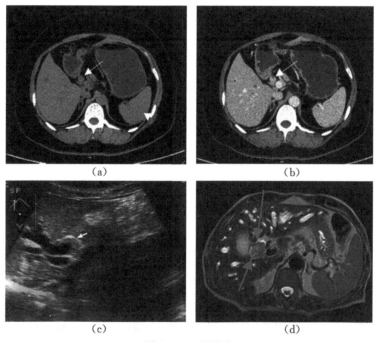

图 7-26　胆管癌

(a)、(b)胆总管中段可见软组织结节影，增强扫描有明显强化；(c)超声表现为扩张的胆管突然截断，局部管壁不规则增厚，管内显示低回声软组织肿块；(d)MRI 扫描示肝门部 T_2WI 呈不均匀高信号的软组织肿块，肝内胆管扩张

CT 表现 肝内外胆管向心性扩张，扩张的胆管突然变窄或截断，中断处可见局部胆管壁增厚或局部软组织肿块，增强扫描轻至中度强化[图 7 - 26(a)(b)]。

MRI 表现 与 CT 相似，扩张胆管表现为 T_1WI 低信号，T_2WI 明显高信号，于胆管狭窄或截断部位可见 T_1WI 低信号，T_2WI 呈不均匀高信号的软组织肿块。增强扫描肿块动脉期呈中度强化，强化持续时间较长[图 7 - 26(d)]。

【诊断与鉴别诊断要点】

胆管癌通常引起黄疸，主要应与其他慢性胆道梗阻疾病鉴别，其中多见于胆道结石和结石引起的炎症，胆管的突然截断、形态不规则、边缘不对称更多提示肝外胆管癌，而胆管渐进性变细、形态规则、边缘对称更多见于肝外胆管良性狭窄。USG 则见胆道结石多为强回声且后方伴声影。少数泥沙样结石回声较弱且后方无声影时较难鉴别，需结合其他检查综合判断。但由于结石、炎症、胆管癌互为成因，常常混合出现，鉴别较为困难。

十四、急性胰腺炎

【病因病理】

急性胰腺炎(acute pancreatitis)指胰腺及其周围组织被胰腺分泌的消化酶自身消化的化学性炎症，是一种常见的急腹症。急性胰腺炎的病因复杂，一般认为，胆汁和胰液逆流与胰酶损害胰腺组织在发病中起着重要作用，常见发病原因有酒精中毒、暴饮暴食、感染、外伤和手术。急性胰腺炎主要病理变化为胰腺水肿、出血和坏死，分为两种类型，急性出血性和坏死性胰腺炎，病情凶险，并发症多，死亡率高达 25%～40%。

【临床表现】

急性胰腺炎发病急，临床表现与病理分型有关，轻重不一，但均有不同程度的腹痛，伴有恶心、呕吐、腹胀、体温升高及腹膜炎体征。腹痛为持续性并阵发性加重，坏死性胰腺炎病情较为严重，可伴有休克。血清淀粉酶和尿淀粉酶均高于正常。

【影像学表现】

超声表现 胰腺弥漫或局限性肿大，边缘模糊，内回声强度减低，呈均匀低回声或混杂回声，胰周积液或腹水则在相应部位出现液性暗区。

CT 表现 平扫表现为胰腺弥漫或局限性肿大，形态不规则，密度不均匀减低，胰周常有炎性渗出致边缘模糊，与周围器官分界不清，邻近肾前筋膜及肾周筋膜增厚，胰腺内坏死出现更低密度区，出血呈高密度影，并可见胰周积液和胸、腹水。增强扫描胰腺均匀强化，如有坏死，则坏死区无强化(图 7 - 27)。

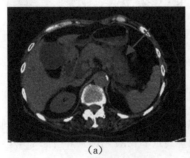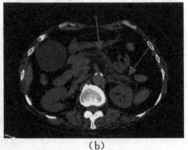

(a)   (b)

图 7 - 27 急性胰腺炎

CT 扫描示胰腺体积增大，周围可见渗出征象，左侧肾前筋膜增厚

MRI 表现　胰腺肿大，形态不规则，边缘模糊不清，T_1WI 像表现为胰腺信号减低，T_2WI 呈高信号，腺体内如有出血，T_1WI 上表现为高信号。Gd-DTPA 增强扫描呈不均匀强化，坏死组织区不强化。当炎症扩散至腹膜后，在 T_1WI 上，该处高信号的脂肪层消失，代之以低信号，两者间界限不清。胰腺假性囊肿、胰周积液在 T_1WI 像表现为低信号，T_2WI 呈高信号。

【诊断与鉴别诊断要点】

急性胰腺炎多可明确诊断，其并发症常需与其他急性腹部疾病，如急性胆囊炎、急性胃肠穿孔等相鉴别。一般结合病史及影像学表现多可作出诊断。

十五、慢性胰腺炎

【病因病理】

慢性胰腺炎(chronic pancreatitis)是胰腺复发性和持续性炎症病变，多由急性胰腺炎迁延、反复发作而形成。

胰腺广泛纤维化，使胰腺质地变硬，呈结节状，血管少，腺泡及胰岛均有不同程度的萎缩消失，胰腺增大，但后期实质严重萎缩胰腺可以缩小，有的可形成假性囊肿。胰腺钙化，胰管有狭窄和扩张，胰管内结石形成。当有急性炎症发作时，胰腺有水肿、脂肪坏死和出血。

【临床表现】

反复发作的上腹痛伴不同程度的胰腺外分泌和内分泌功能失调是最常见的症状，常因饮酒、劳累、饱食诱发。复发性胰腺炎急性发作时，呈急性胰腺炎表现。缓解期可无任何症状。严重病例因胰酶分泌不足而出现脂肪泻、体重减轻；胰岛受损者可出现糖尿病症状。

【影像学表现】

超声表现　胰腺轻度增大或萎缩变小，轮廓不清，边缘多不规则，常呈锯齿状；胰腺实质内回声多数增强，分布不均，内有光带和光斑；主胰管呈囊性或串珠样扩张，有时胰管内可见呈强回声光斑的结石影，后方伴声影；部分慢性胰腺炎可伴假囊肿形成，表现为腺体内或周围局部出现无回声液性暗区。

CT 表现　较轻的慢性胰腺炎 CT 表现可正常。胰腺体积可增大或萎缩，主胰管呈串珠样扩张，常见胰腺内钙化或结石形成，表现为沿胰管分布的斑点状高密度影，大多合并假囊肿形成，表现为胰内或胰外边界清晰的囊性低密度影，呈水样密度。部分慢性胰腺炎可见肾前及胰周筋膜增厚。少数病例胰腺局部肿大形成肿块，肿块无特征，与癌肿不易鉴别(图 7 - 28)。

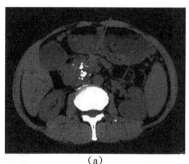
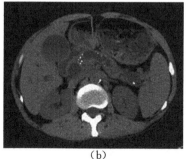

$$(a)\qquad\qquad\qquad (b)$$

图 7 - 28　慢性胰腺炎

(a)慢性胰腺炎 CT 扫描示胰头部可见钙化灶；(b)慢性胰腺炎胰管呈"串珠样"扩张，其内可见多发钙化

MRI 表现　胰腺正常、增大或缩小，腺体内信号正常或不均匀的低信号或中等信号，主胰管扩张及胰腺周围筋膜增厚，钙化呈黑色低信号，但微小钙化在 MRI 上难以识别。合并假囊肿形成者表现为局部圆形 T_1WI 低信号、T_2WI 高信号区，Gd-DTPA 增强扫描囊肿边缘更清楚，囊内无强化。

【诊断与鉴别诊断要点】

慢性胰腺炎，根据病史，尤其是急性胰腺炎的发作史及其影像学表现多能作出诊断，但慢性胰腺炎肿块与胰腺癌鉴别有一定难度。

十六、胰腺癌

【病因病理】

胰腺癌（pancreatic cancer）是消化系统较常见的恶性肿瘤，多发生于胰头部，好发于 40～70 岁的中老年人。好发生组织学类型为胰腺导管上皮细胞癌。肿瘤以浸润性生长方式向周围扩展，沿淋巴和血行扩散较早。

【临床表现】

胰腺癌早期症状不明显，随病变进展可出现腹痛、黄疸、体重明显下降，也可出现食欲不振、恶心、呕吐、消化不良和乏力等症状。胰头癌常出现黄疸；胰体尾部癌常有腹痛和腹部肿块。本病恶性程度高，早期发现困难，切除率低，预后差。

【影像学表现】

超声表现　胰腺多呈局限性肿大，内见异常回声肿块，轮廓不规则，边缘模糊，可向周围组织呈蟹足样浸润，肿块回声多数为低回声，后方回声衰减，内有液化坏死时出现无回声区。胰头癌压迫胆总管致梗阻以上肝内外胆管扩张，胆囊增大、饱满，胰管扩张，并可推压或侵犯邻近血管及器官。胰颈癌可推压门静脉、肠系膜上静脉变形、移位。胰尾癌易推压和侵犯胃、脾、脾静脉和左肾。晚期可发现肝脏转移灶，周围淋巴结转移和腹水。

CT 表现　平扫时胰腺癌多呈低密度或等密度。肿瘤较大时表现为相应部位局限性隆起，如有坏死液化，则出现更低密度区。胰腺癌为乏血供肿瘤，增强扫描时胰腺期肿块强化低于周围正常胰腺组织，此期利于其直接征象的显示。静脉期仍为低密度灶，但与周围正常胰腺组织的对比缩小。肝内外胆管、胆囊、胰管不同程度扩张，胰管、胆管扩张形成的"双管征"并于胰头肿块处骤然截断为胰头癌的主要间接征象。胰腺癌晚期易侵犯包埋邻近血管，并出现肝门、腹膜后淋巴结及肝内转移，静脉期检出率较高（图 7－29）。

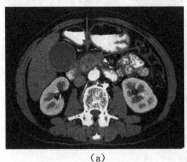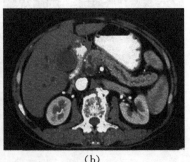

(a)　　　　　　　　　　　(b)

图 7－29　胰腺癌

(a)CT 增强扫描见胰头钩突部增大，低密度肿块；(b)胆、胰管扩张，呈"双管征"

MRI 表现　表现为胰腺轮廓发生改变,局部不规则肿大,肿瘤 T_1WI 上多数呈低信号,与正常胰腺组织分界不清,T_2WI 上呈不均匀高信号,Gd-DTPA 增强扫描早期肿瘤强化不明显,与强化的正常胰腺组织形成明显对比。胰头癌压迫侵犯主胰管和胆总管下端造成梗阻,梗阻部位以上胰管、胆管和胆囊扩张。MRCP 可显示胰头段胆总管狭窄、中断,同时伴有病变段以上胆系和胰管均匀性扩张。

【诊断与鉴别诊断要点】

本病主要与胰腺局限性炎性病灶相鉴别:后者常有长期饮酒史和反复胰腺炎病史;位置多位于胰头和钩突区。影像学表现:①胰腺钙化:肿块或主胰管内钙化;②胰管改变:不规则或串珠样扩张;③其他:胰周常有液体积聚及胰腺假性囊肿形成等。以上均有助于炎性病灶的诊断。

十七、胰腺实性假乳头状瘤

【病因病理】

胰腺实性假乳头状瘤(solid-pseudopapillary tumors of pancreas,SPTP)是少见的良性或低度恶性肿瘤,或具有恶性潜能的良性肿瘤,占胰腺外分泌肿瘤的 $1\%\sim2\%$。好发于女性,且以年轻女性多见,胰尾、胰头为好发部位。肿瘤为边界清晰的圆形、椭圆形肿块,瘤体通常较大,可大于 5 cm。

【临床表现】

早期体积小,无任何临床表现,体积较大时可出现腹部不适、胀痛。

【影像学表现】

超声表现　胰腺多呈局限性体积增大,内见异常回声肿块,轮廓及边界较清晰,肿块多为囊实性回声,以囊性结构为主的肿瘤,可见多囊的分隔及乳头状或壁结节样突起。很少会引起胆系及胰管的扩张,也多无脏器及淋巴结的转移。

CT 表现　平扫主要表现为囊实性混杂密度,实性结构边缘分布为主,部分呈乳头状或壁结节样突起。动态增强后实性部分早期轻度强化,后期呈渐进性强化。以囊性结构为主的肿瘤,多表现为实质部分呈小片状,增强后呈中高强化,飘浮在低密度的囊性部分中,或囊实部分相间分布,不规则排列;以实性结构为主的肿瘤的囊性部分呈小圆形,位于包膜下;或与实性部分混合分布。实性部分平扫密度与肌肉相仿,门静脉期肿瘤强化略高于动脉期,但强化程度均低于正常胰腺组织。肿瘤很少会引起胆胰管扩张,远处脏器转移罕见。

MRI 表现　T_1WI 实性部分呈中低信号,T_2WI 呈中高信号,增强扫描实性部分呈不均性的中高强化;囊性部分 T_1WI 呈低信号,T_2WI 呈明显高信号,无强化。肿瘤多有包膜、出血,出血在 MRI 上可表现为特征性的“分层现象”。

【诊断与鉴别诊断要点】

根据 SPTP 的影像特征并结合发病年龄和性别,大部分术前能够作出准确的定性诊断。SPTP 应与以下肿瘤相鉴别。

1. 黏液性囊腺瘤或癌

多个增强的分隔和内部实性结节是其典型影像表现,分隔和实性部分边界清晰。囊壁厚薄不均,一般厚度＞3 mm,可有钙化或无钙化,胰管可有扩张。由于肿瘤产生黏液,在 MRI 的 T_1WI 上呈高、低混杂信号,T_2WI 上则均表现为高信号,小房间隔在 T_2WI 上显示清晰。增强扫描囊壁、房间隔、壁结节可见强化。如肿瘤较大,形态不规则,囊壁或分隔较厚,肿瘤内出现实性的乳头状结构等均应考虑为癌。

2. 浆液性囊腺瘤

浆液性囊腺瘤影像上呈轮廓清楚的分叶状肿物,血供丰富,肿瘤可明显强化而呈蜂窝状肿物,可见中央的星状瘢痕及其钙化。

3. 胰腺癌囊变

胰腺癌系乏血供肿瘤,可出现囊变,有时需与 SPTP 相鉴别,但前者具有围管浸润的生物学特性,易导致胰、胆管扩张及血管的侵犯,影像学检出远处转移灶的概率远高于 SPTP。

4. 无功能性胰岛细胞瘤

少数胰岛细胞瘤可发生囊变,但不同于 SPTP,前者无女性好发趋势,且动态增强后病灶实性部分早期强化明显具有鉴别价值。

十八、脾梗死

【病因病理】

脾是动脉终末循环部位,加之脾动脉常扭曲,在行程中又缺乏支持组织,易形成脾梗死(splenic infarction)。脾梗死最常见原因为左心系统血栓脱落,脾周围器官的肿瘤和炎症引起脾动脉血栓并脱落,某些血液病和淤血性脾增大等。

【临床表现】

多数脾梗死无症状,常在尸检时偶然发现,少数有左上腹疼痛、左膈升高或胸腔积液。

【影像学表现】

超声表现　脾实质内显示单个或多个楔形或不规则低回声区,楔形底部朝向脾外缘,尖端指向脾门,内部可呈蜂窝状回声或不均匀分布的斑片状高回声,梗死灶坏死液化时,呈无回声或形成假性囊肿。陈旧性梗死灶纤维化钙化时,病灶回声明显增强,后方伴有声影。

CT 表现　平扫表现为脾实质内尖端指向脾门的楔形低密度区,边界清晰,无占位征象。增强扫描,梗死区不强化,与明显强化脾实质形成明显对比。

MRI 表现　MRI 上梗死区的信号强度根据梗死时间长短可有不同表现,急性和亚急性梗死区在 T_1WI 和 T_2WI 上分别为低信号和高信号区,慢性期由于梗死区有疤痕和钙化形成,在 MRI 任何序列上均为低信号。Gd-DTPA 增强扫描梗死区不强化。

【诊断与鉴别诊断要点】

超声检查可明确诊断,CT 和 MRI 检查更可直接显示梗死区的大小、形态和范围。

十九、脾肿瘤

脾脏肿瘤少见,良性肿瘤包括淋巴管瘤、错构瘤、纤维瘤、血管内皮细胞瘤等;恶性肿瘤包括恶性淋巴瘤、血管肉瘤、纤维肉瘤、转移瘤等。

(一)脾淋巴瘤

【病因病理】

脾淋巴瘤(splenic lymphoma)分为原发性和继发性两类,淋巴瘤约半数可累及脾脏,但原发于脾脏的恶性淋巴瘤少见;按细胞类型可分为何杰金氏和非何杰金氏淋巴瘤两类,可产生弥漫性或结节性脾浸润,在何杰金氏淋巴瘤患者,脾常是首先和唯一受累的器官。脾淋巴瘤病理上大体分为四型。Ⅰ型为均匀弥漫型:脾均质增大,其内弥漫分布直径小于 1 mm 的病灶;Ⅱ型为粟粒结节型:结节直径为 1～5mm;Ⅲ型为巨块型;Ⅳ型为多发肿块型。

【临床表现】

左上腹疼痛和脾脏迅速增大为最突出的症状,触诊可呈硬结状,可伴压痛,可伴有体重减轻、贫血、恶病质、发热等全身症状。

【影像学表现】

超声表现　脾弥漫性增大,脾实质回声减低或正常,光点分布均匀。部分患者脾实质内显示单个或多个散在分布的圆形低回声结节,边界清晰,多个结节融合可呈分叶状。多发性结节状淋巴瘤呈蜂窝状低回声,间隔呈较规则的线状高回声带。

CT 表现　脾脏均匀增大。平扫可见脾内单发或多发稍低密度灶,边界不清;增强扫描病灶轻度不规则强化,与正常脾实质分界清楚(图 7 - 30)。小于 5 mm 的病变 CT 常不能检出,因此病理的Ⅰ、Ⅱ型不表现出异常密度。如果动脉期脾小梁不显示或脾实质期呈细小的非结节状强化,提示脾可能受累。

MRI 表现　MRI 显示淋巴瘤的敏感性可达 94%,脾淋巴瘤在 MRI 上表现为单个或多个大小不等的圆形肿块,边界不清,在 T_1WI 呈等或等低混杂信号,在 T_2WI 表现为不均匀性混杂稍高信号,Gd-DTPA 增强后病灶轻度强化。

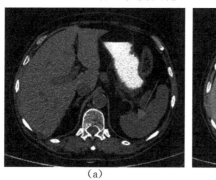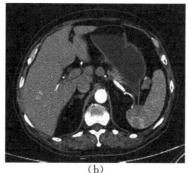

(a)　　　　　　　　　　　　　　(b)

图 7 - 30　脾淋巴瘤

CT 平扫可见脾脏局部略低密度灶,边界模糊不清;增强扫描可见病灶轻度不均质强化

【诊断与鉴别诊断要点】

本病主要与转移瘤鉴别,一般需要结合病史,多能作出诊断。淋巴瘤在 T_2WI 多呈均等信号,有时可表现为低信号;转移瘤 T_2WI 极少数呈低信号。

(二)脾 转 移 瘤

【病因病理】

脾转移瘤是脾脏最常见的恶性肿瘤之一,但仍较少见,一般认为脾发生转移时都有多个器官受累。常见原发肿瘤为肺癌、乳腺癌、胃肠道癌、皮肤黑色素瘤等。脾是黑色素瘤最常见的继发部位。脾转移瘤多为血行转移,少数为直接侵犯。

【临床表现】

患者多有肿瘤病史,多有恶病质、消瘦、低热、贫血等表现,脾脏轻、中度增大,触诊质硬有压痛。

【影像学表现】

超声表现　脾脏内低或强回声的肿块,无特异性。

CT 表现　脾脏正常或轻到中度增大。脾内可见大小不等、数量不一的低密度病灶,边界清晰或不清楚。少数病灶呈等密度,少数呈厚壁囊性病变。增强后病灶无明显强化或轻度强化,呈低密度改变(图 7-31)。部分病灶平扫不能发现,增强后显示为低密度改变。

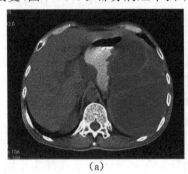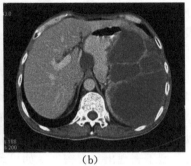

(a)　　　　　　　　　　　　　　(b)

图 7-31　脾转移瘤(直肠癌)

(a)CT 平扫示脾脏增大,其内可见多发低密度灶;(b)增强扫描动脉期
病灶无明显强化,间隔可见强化,病灶边界更清晰

MRI 表现　在 T_1WI 呈不规则低信号,在 T_2WI 表现为稍高信号,Gd-DTPA 增强后病灶轻、中度强化,与明显强化的脾实质相比为相对低信号。囊性病变在 T_1WI 呈低信号,在 T_2WI 表现为高信号。黑色素瘤转移在 T_1WI 呈高信号,在 T_2WI 表现为低信号。

【诊断与鉴别诊断要点】

本病主要与脾淋巴瘤相鉴别。

【参考文献】

[1]张雪林.医学影像学[M].北京:人民卫生出版社,2001.

[2]周康荣,陈祖望.体部磁共振成像[M].上海:上海医科大学出版社,2000.

[3]金征宇.医学影像学[M].北京:人民卫生出版社,2005.

[4]郭俊渊.现代腹部影像诊断学[M].北京:科学出版社,2001.

第八章 腹 部

急腹症是一类以急性腹痛为主要临床特征的,需要早期诊断和紧急处理的腹部疾病。有时临床诊断和鉴别诊断比较困难,影像学检查对多数急腹症的诊断和鉴别诊断有很大帮助。急腹症的病情急、重,必须在较短的时间内作出正确的诊断。根据患者的主要临床症状特征,合理选择有效的影像学检查方法,能够在明确诊断的同时,赢得治疗时间。

第一节 检查技术的应用

一、X 线检查

通常采用腹部平片和透视,钡剂、碘剂和空气造影检查等。透视可大致了解有无肠梗阻,平片可帮助明确肠梗阻的部位及性质,但常不能显示梗阻的原因。

1. 腹部平片和透视

为了不改变腹部的病理状态,X 线检查最好在胃肠减压、放置肛管、洗肠和给吗啡类药物以前进行。

腹部平片:急腹症首选的检查方法。

透视:除 X 线表现明显且有一定特征,如胃肠穿孔和肠梗阻外,诊断均要依靠平片或造影检查。但透视可观察膈的运动和胃肠蠕动,在摄取腹部平片的同时,应进行胸腹部透视。

2. 造影检查

急性肠梗阻一般不做钡餐检查,必要时可用碘液造影。钡餐造影主要用于先天性幽门肥厚、十二指肠梗阻等。钡剂或空气灌肠可用于回盲肠套叠、乙状结肠扭转、结肠癌所致梗阻及先天性肠旋转不良等。对肠套叠和乙状结肠扭转,部分病例还可行灌肠整复。碘液主要用于上消化道出血、穿孔及肠梗阻等。对急性消化道大出血,可行选择性或超选择性血管造影。在明确出血部位后,可行滴注加压素或栓塞止血。

二、超声检查

超声检查主要用于检查腹部实质器官外伤,腹腔积液与局限性脓肿,胆系结石及胆道梗阻,胆囊急性炎症及积液和急性胰腺炎累及范围及并发症等。

三、CT 检查

多排螺旋 CT 在急腹症的应用越来越广泛。CT 可以显示肝、肾、胰、脾、膀胱等脏器的挫、裂伤的部位和程度，提供有利于损伤分型的重要信息；脓肿、腹膜后间隙炎症、外伤、出血，以及腹主动脉瘤破裂、肠套叠、内疝等所致机械性肠梗阻，CT 诊断价值较高。CT 对急性腹部感染性病变如急性阑尾炎、肝脓肿、肾脓肿、脾脓肿、急性胰腺炎、急性胆囊炎、化脓性胆管炎、腹腔积液与局限脓肿等都有很高的诊断价值，平扫加强化多期扫描可以进行与肿瘤等疾病的鉴别诊断，CT 对胆系结石及泌尿系结石诊断的敏感性和特异性也很高。CTA 对于如腹主动脉夹层、腹主动脉瘤破裂、门静脉高压破裂出血、肠系膜动脉栓塞等的部位、范围、分型等提供了较为准确直观的信息。

第二节 正常影像学表现

一、正常 X 线表现

1. X 线平片

正常情况下，由于腹壁与腹内器官缺乏自然对比，因而腹部平片所能显示的结构较少，且细节有限。

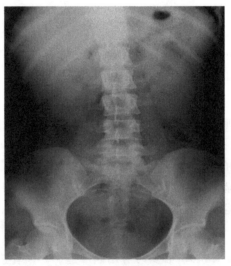

图 8-1 腹部平片

（1）腹壁与盆壁，脂肪组织：腹膜外（主要指腹膜后）间隙及器官周围的脂肪组织，在平片上显示为灰黑影；肌肉组织：腰大肌、腰方肌位于腹后壁，闭孔内肌、提肛肌等位于盆腹膜外，由于周围脂肪的对比，腹部前、后位平片常可将它们的边缘显示出来。

（2）实质脏器，如肝、脾、肾等呈中度密度，借助器官周围脂肪组织和相邻充气胃肠道的对比，在腹部平片上，常可显示这些器官的轮廓、大小、形状及位置。

（3）空腔脏器，如胃肠道、胆囊、膀胱等脏器为中等密度，依腔内的内容物不同而有不同的

X线表现：胃、十二指肠球部及结肠，由于腔内可含有气体，于腹部平片可显示部分内腔；小肠除婴幼儿可有积气外，一般充满食糜及消化液，与肠壁同属中等密度，缺乏对比而不能显示；膀胱和胆囊，其周围有少量脂肪，偶尔也可显示部分边缘。

2. 造影检查

造影检查的正常表现，见腹部相关章节所述。

二、正常超声表现

腹部超声检查的正常表现，见腹部相关章节所述。

三、正常 CT 表现

CT 能直接显示肝脏、脾、肾脏、胰腺及腹膜腔和腹膜后间隙内各解剖结构的密度和形态，它们的正常表现见有关章节；对胃肠道可以观察其位置、内腔和腔壁的径线、形态及密度；正常腹腔内无积气、积液表现。

增强 CT：显示正常胃肠道的腔壁和系膜血管发生强化。

第三节　基本病变的影像学表现

一、胃肠道异常

1. 幽门梗阻

幽门梗阻可致胃扩张，可见胃多量充气和气液平面。

2. 十二指肠梗阻

十二指肠梗阻多由十二指肠器质性狭窄、肿块压迫、炎症性反射等引起，可见胃及十二指肠充气扩大，器质性狭窄于站立位可见"双泡影"，于胃及十二指肠各见一气液平面。

3. 小肠梗阻

小肠梗阻空肠胀气扩张呈连续管状，位于上腹部或上中腹部偏左，管径多在 3 cm 以上。仰卧位摄片，胀气扩大的空肠呈平行的层状并连续性排列，立位呈拱形。肠黏膜皱襞表现为弹簧状或进而呈平行线状影像。回肠胀气扩张，黏膜皱襞排列稀疏或皱襞消失而呈光滑管状，一般位于中下腹部或中腹部偏右。于立位或侧卧水平位可显示气液平面，这是肠梗阻的重要 X 线征象。

非闭襻性肠梗阻：扩大的小肠曲呈拱形，其内的液平面宽而长，上方气柱低扁。如肠曲内液平面窄而气柱高，或邻近有两个液平面，其上方充气肠曲连续呈倒"U"形，则说明肠腔内气量少，肠壁张力较高。如肠曲内大量积液，气量较少，则气体积聚于肠腔边缘部位，位于水肿增粗的黏膜皱襞下方，于立位平片上可见一连串小液平面。

闭襻性肠梗阻的主要特点为以下几点。①假肿瘤征：闭襻内大量积液，在周围充气肠曲的衬托下可见球形软组织块影，称之为"假肿瘤征"；②咖啡豆征：闭襻显著扩大充气，嵌闭肠管异常靠近，成一对折肠襻，构成三条肠壁影并向一处集中，形如咖啡豆状；③长液面征：表现为液平面宽长，气柱低平，系肠襻内液多气少和肠管张力降低所致；④腹水征：表现为腹脂线与肠管距离增大,肠襻间距增宽,中下腹密度增高等,闭襻性肠梗阻合并腹水征为肠坏死征象;⑤串珠状小气泡影:系肠内渗液过多,仅有少量气体散布在黏膜皱襞之间,呈一串斜行排列的小气泡影,也称串珠征;⑥空回肠换位征:此乃大部或全部小肠扭转,空回肠位置互换,空肠曲移至下腹偏右,回肠移至上腹偏左;⑦小跨度蜷曲肠襻:呈"C"字形、"8"字形、花瓣状或香蕉串状等不同的特殊形态,改变体位或复查多固定不变,系小肠扭转后系膜水肿、增厚、缩短而将闭襻肠管牵拉蜷曲所致。

4. 大肠梗阻

大肠胀气扩张,管径明显大于小肠,左半结肠多在5 cm以上,右半结肠多在7 cm以上,极度扩张可达10 cm以上。胀大的结肠位于腹部周围,其边缘仰卧位呈花边状,立位呈波浪状,半月皱襞处之肠壁边缘内陷,肠腔内皱襞不横贯全径。结肠内液平面于立位时多位于升、降结肠内,如积液量较多可淹没结肠肝脾曲,在横结肠内形成宽大液平面。

二、腹内其他异常

CT表现　CT因其有很高的敏感性和特异性,能正确快捷地估计腹内各脏器及附近组织情况,多应用于下列情况。

(1)腹内异常气液积聚:普通X线检查确诊困难,需排除急性胰腺炎等腹内脏器急性炎症病变。

(2)腹内异常钙化灶的检出:借助CT对结石、钙化灶较普通X线的敏感性,可对此类病变明确诊断。

(3)腹内脏器外伤:如肝脾破裂、肾包膜下出血等,CT可直接显示外伤的程度、范围以及对出血时间和量的判断。

(4)腹内肿块:CT可明确有无肿块,肿块的位置、大小及其与周围的关系,最终作出相应诊断。

超声表现　超声检查可应用在腹内实质脏器外伤,腹腔积液,腹腔脓肿,胆道系统结石、炎症、梗阻,急性胰腺炎,急性阑尾炎和肠套叠等,与普通X线检查相结合不失为一种互补的方法。

第四节　疾病诊断

一、梗阻性病变

肠梗阻一般分为机械性、动力性和血运性三类,其中机械性肠梗阻最为常见。机械性肠梗阻又分为单纯性和绞窄性两种。动力性肠梗阻分为麻痹性肠梗阻与痉挛性肠梗阻。血运性肠梗阻见于肠系膜动脉血栓形成或栓塞。

(一)急性小肠梗阻

1. 急性机械性小肠梗阻

急性机械性小肠梗阻是小肠梗阻最常见的一种。发病的原因很多,如各种原因引起的肠粘连、粘连系带牵拉和压迫、小肠炎症狭窄、肠腔内肿瘤以及蛔虫团等的堵塞。其中肠粘连引起者最为常见。

【影像学表现】

一般首选 X 线透视和腹部平片检查。

X 线表现　典型 X 线表现为小肠扩张积气。单纯性小肠梗阻肠管内在气体衬托下，在上中腹部常显示层层地平行排列、互相靠拢的鱼肋样黏膜皱襞或皱襞稀少。肠腔内积液在立位检查时可见有多个液平面呈阶梯状排列，此为单纯性小肠梗阻特征性表现。胃及结肠内气体较少或消失。

十二指肠梗阻时，卧位可见胃和十二指肠充气扩张；立位可见胃及十二指肠内有较大液平面，其余肠道内无液平面。空肠梗阻常显示上腹偏左侧有少量扩张肠曲，肠曲黏膜皱壁排列密集。回肠中下段梗阻可见满腹空、回肠积气扩张，立位可见阶梯状排列的液平面。梗阻的部位较高时，一般表现为积气扩张的肠曲少、液平面少，且肠曲和液平面位置高，肠腔内皱襞显著。梗阻部位较低时常表现为扩张的肠曲多、液平面多，全腹显示扩张积气和液平面（图 8 - 2）。

依梗阻的程度可分为完全性和部分性梗阻两类。其中，完全性小肠梗阻的梗阻点以下肠腔内无积气和液平面，结肠内不积气或在粪便中混有少量积气，梗阻 24 小时后复查一般仍表现为结肠无积气。小肠积气、积液加重时可提示为完全性小肠梗阻。

CT 表现　肠套叠引发肠梗阻的典型 CT 征象可显示有三层肠壁。最外层为鞘部肠壁，中层、内层为套入部的折叠肠壁，内层中心部为套入部分肠腔。鞘部及套入部肠腔内均可有对比剂和（或）气体，由于肠壁、肠系膜、气体和对比剂的密度不同，因而套叠部形成多层表现，若套叠部与层面垂直，可呈多层靶环状表现（图 8 - 3）。

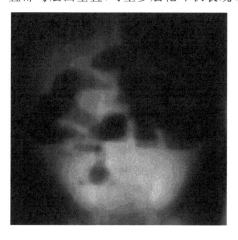

图 8 - 2　肠梗阻

肠梗阻患者的腹部平片可见气、液平

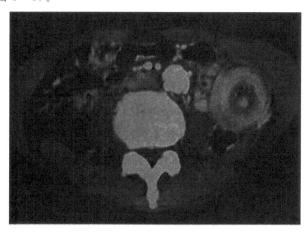

图 8 - 3　肠套叠（CT 平扫图像）

肠套叠并肠梗阻患者的 CT 平扫图像可见降结肠壁的层状改变（箭头所示）

超声表现 肠梗阻的肠管扩张伴积气、积液,表现为不同程度的肠管扩张,内径多超过 3 cm,肠腔积气为形态不定的强回声团,其后方逐次衰减。积液则显示为液性无回声区,内有浮动的强回声点,有积液的肠腔显示清楚。梗阻近端肠管扩张并出现频繁强蠕动,伴有液体无回声及气体点是局限的边界清楚的类似包块样低回声或无回声区,动态观察无明显蠕动;麻痹性肠梗阻,肠蠕动明显减弱或消失,回声显示无明显的位移及气液流动征象。

2. 绞窄性肠梗阻

这种肠梗阻由于肠系膜血管发生狭窄,致使血循环发生障碍,引起小肠坏死。绞窄性肠梗阻常见的原因是小肠扭转、粘连带压迫和内疝等。

【影像学表现】

X 线表现 绞窄性肠梗阻除单纯性肠梗阻 X 线表现即小肠扩张、积气和积液的基本征象外,还可出现特殊征象,如由于扩张的小肠肠曲充满大量液体,形成似如软组织肿块阴影即假肿瘤征、咖啡豆征、多个小跨度蜷曲肠袢、长液面征、空回肠换位征等。结肠内一般无气体,但绞窄时间过长时可有少量气体出现。

CT 表现 CT 检查可协助确定假肿瘤征,结合前述 CT 征象,对诊断有一定帮助。此外,若检查发现肠系膜血管扭曲、变形,则有利于小肠扭转的诊断。

超声表现 除参考上述各征象外,应重点观察包块样低回声或无回声区即假肿瘤征;空肠、回肠黏膜皱襞换位征象等。

【鉴别诊断】

绞窄性肠梗阻的诊断与鉴别诊断极为重要。明确绞窄性肠梗阻诊断后,需立即急诊手术治疗。因此,当已确认小肠梗阻时,还必须检查分析是否有绞窄性肠梗阻可能。如果发现小跨度蜷曲肠袢、假肿瘤征或咖啡豆征、空回肠换位以及腹腔内大量腹水这些绞窄性肠梗阻征象,结合临床和发病过程,再排除与其相似的疾病,可作出初步诊断。

3. 麻痹性肠梗阻

麻痹性肠梗阻常见于腹部手术后、腹部炎症、腹膜炎、胸腹部外伤及感染等。

【影像学表现】

麻痹性肠梗阻的 X 线表现特点是胃、小肠和大肠等均积气、扩张,其中结肠积气显著。立位可见液平面,但液面少于机械性小肠梗阻。多次复查肠管形态改变不明显。碘剂造影时,一般 3～6 小时对比剂可进入结肠,可排除机械性小肠梗阻的可能。

4. 血运性肠梗阻

该病由肠系膜血管阻塞所致。肠系膜血管阻塞可因血栓形成、栓塞和损伤引起。肠系膜静脉血栓形成多继发腹腔感染所造成的血栓性静脉炎及静脉回流受阻等疾病。肠系膜动脉栓塞多发生于心脏病、动脉粥样硬化斑块脱落等。

【影像学表现】

X 线表现与前述肠梗阻基本相同。根据梗死的部位和范围不同,其表现亦有差异。肠曲扩张的范围与肠系膜上动脉的分布相一致,受累肠曲管壁增厚、僵直、管腔变小、黏膜皱襞增粗,造影检查可见肠管外形呈锯齿状。可有如软组织肿块阴影即假肿瘤征象。肠壁坏死征象则表现为肠壁内可见小量气体阴影,如弧形线状透亮影,并呈间断性发生,有时可呈半月状。

【鉴别诊断】

本病应与相似的绞窄性小肠梗阻相鉴别。小肠梗阻是以小肠扩张、积气和积液为主要征象,而右侧结肠则不应积气和扩张,这是二者之间主要鉴别点。

（二）急性大肠梗阻

此处重点讲述乙状结肠扭转。

乙状结肠扭转发生于乙状结肠过长而肠系膜附着部过短的患者,多见于老年人。病理改变可分为非闭袢性和闭袢性乙状结肠扭转两种。

【影像学表现】

X 线表现　一般非闭袢性乙状结肠扭转处以上的结肠较轻程度扩张,横径在 7～8 cm。扩张的结肠位于中腹部或左腹部,回肠可轻度扩张。立位时扩张结肠内无或少量液体。闭袢性乙状结肠扭转,乙状结肠明显扩张,横径可超过 10 cm 以上,甚至可达 20 cm。扩大的乙状结肠呈马蹄形,顶部可达中、上腹部。钡剂灌肠表现:完全性梗阻时,钡剂充盈乙状结肠下部,向上逐渐变细,呈鸟嘴状,并指向一侧;若梗阻不完全,可有少量钡剂进入扭转的肠袢,此时显示肠管呈螺旋状、变细,钡剂可进入扩张的近侧肠管。

二、消化道穿孔

【病因病理】

消化道穿孔为常见急腹症,常继发于溃疡、创伤破裂、炎症及肿瘤。胃十二指肠溃疡为穿孔最常见的原因。创伤破裂多发生于肠管,常为闭合性损伤。肿瘤穿孔是因肿瘤坏死以及肿瘤引起的肠梗阻导致穿孔。另外,肠伤寒、局限性小肠炎、坏死性肠炎以及溃疡性结肠炎均可导致肠穿孔。胃十二指肠溃疡穿孔多发于前壁,易造成气腹和急性腹膜炎。慢性穿孔多发于后壁,很少造成气腹。

【临床表现】

本病发病骤然,持续性上腹剧痛,并延及全腹,表现为腹肌紧张,全腹压痛等腹膜刺激症状。

【影像学表现】

X 线表现　气腹是 X 线腹部平片诊断本病的重要间接征象,但不能定位。另外还应注意 X 线检查未见气腹也不能排除胃肠穿孔。胃肠道穿孔的主要 X 线表现是气腹、腹液、腹脂线异常和麻痹性肠胀气等征象。

X 线检查注意要点是:①胃、十二指肠球部及结肠,因正常时可有气体,因此穿孔后大都有游离气腹征象(图 8-4);②小肠及阑尾,正常时一般无气体,穿孔后很少有游离气腹征象;③胃后壁溃疡穿孔,胃内气体可进入小网膜囊,在网膜孔不通畅时气体可局限于网膜囊内,立位摄影可显示中腹部气腔或气液腔,即网膜囊上隐窝积气;④腹膜间位或腹膜后肠管向腹膜后间隙穿孔时,气体进入肾旁前间隙或腹膜后其他

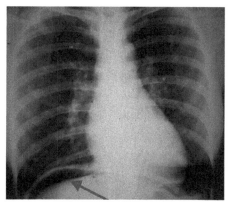

图 8-4　胃肠道穿孔
立位平片膈下可见新月形游离气体

间隙呈现腹膜后间隙积气征象,因此,没有游离气腹征象不能排除胃肠道穿孔。

胃肠穿孔后,胃肠内容物进入腹腔可引起化学性和细菌性腹膜炎征象。还可显示相邻肋腹脂线变模糊、肠曲反应性淤积扩张、肠麻痹等征象。局限性腹膜炎还可形成腹腔脓肿,多位于腹腔间隙或隐窝中,表现为气液空腔征象、软组织肿块阴影、脓肿相邻器官受压移位等,甚至形成新的脓肿。

CT 表现　CT 检查可确认胃肠穿孔后腹腔积液以及积液的部位和量,如横结肠系膜上方的腹腔积液表现为围绕肝右叶后缘的水样密度。横结肠系膜下方的积液早期在盆腔的膀胱直肠凹或子宫直肠凹内,表现为边界清晰的水样密度,其后可延伸至结肠旁沟内。积液量大时,小肠漂浮,集中在前腹部,肠系膜在周围腹水衬托下可清楚显示。小网膜囊积液于胃体后壁与胰腺之间呈水样低密度区。

腹腔脓肿早期 CT 平扫为软组织密度块影,对比增强扫描无强化。当脓肿坏死液化后,脓肿中央为低密度,周围密度略高,边界尚清。对比增强扫描可见环状强化。邻近脏器和组织结构受压移位以及反应性胸腔积液及肺部炎症或小叶肺不张等征象也可出现。

超声表现　胃肠道穿孔腹腔内游离气体和游离液体的超声表现是在腹腔高位处见闪烁强回声,后伴部分声影。胃肠道穿孔后,内容物进入腹腔使腹膜受刺激产生渗出液,局部出现腹水征象以及局限性或全腹腹膜炎征象。

三、腹部外伤

(一)肝脏损伤

【病因病理】
肝脏损伤为常见腹部创伤。直接原因常为上腹部开放性和闭合性的外伤。

【影像学表现】
X 线表现　X 线平片表现有时伴有右下胸部肋骨骨折、胸腔积液、气胸或皮下气肿等。腹腔内有液体积留征象,结肠肝曲被压向下方移位,肝三角消失,肝下缘模糊不清。

CT 表现　CT 能确认肝损伤的存在及损伤类型和范围,具有很高的敏感性和特异性。对比剂外溢为破裂直接征象之一。实质受压移位,为包膜下血肿表现,肝撕裂时其轮廓不整,边缘呈不规则充盈缺损等征象。

肝包膜下血肿呈新月形或双凸形,磨玻璃样低密度或等密度区,其边缘清楚。当血肿是新鲜时 CT 值可略高或近似肝实质,这时应采用窄窗位图像观察。血肿的 CT 值随时间推移而减低。

肝实质内血肿呈圆形或椭圆形,偶尔呈星状病灶,为略高或等密度不强化,随时间推移而密度减低并缩小。

肝单一撕裂可见不规则线样的低密度,其边缘模糊,同样伴随时间推移变清楚。肝多发性撕裂呈多发性不规则低密度影,表现与粉碎性脾破裂征象类似(图 8-5)。须注意的是应做增强扫描检查,如果病变区有强化,可说明血供是好的,可以存活。如果病变区与正常区同样强化,说明能很快愈合。如果病灶区不强化,说明血供不良,有动脉断裂或栓塞的征象易出现肝坏死。

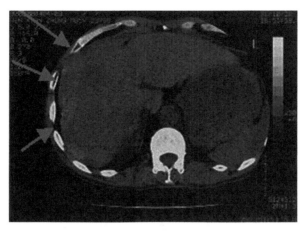

图 8-5　肝破裂

肝破裂并肝包膜下血肿患者的 CT 平扫轴位图像，可见肝脏密度欠均，
肝包膜下见新月形略高密度灶

超声表现　肝破裂时与脾破裂声像图相似。急性破裂（新鲜出血）表现为强回声区，呈片状或线状，也可为低度回声或不均回声；肝内血肿为边界清晰的无回声区；肝内血凝块为边界不清低回声区；血肿纤维化时回声增多、增强；如果血肿内的血液与血块共存时，无回声区内有略强的点、片状回声，可有漂浮；肝包膜破裂时，肝轮廓线中断及分离局部向外突出，呈无回声区等征象。

【鉴别诊断】

CT 检查能确认肝损伤的存在以及肝损伤的范围及类型，具有很高的敏感性和特异性。一般临床疑有肝损伤应首选 CT 扫描，尤其是对肝周围血肿及腹腔积血而肝内损伤征象不明显的患者的单一撕裂者，必须行 CT 对比增强扫描结合临床明确诊断。

（二）脾破裂

【病因病理】

脾破裂是在腹部外伤时常见的急症，多为暴力或器械直接损伤所致，左侧下胸部或左上腹部外伤可发生脾破裂。

【影像学表现】

X 线表现　腹部 X 线平片常表现为脾阴影外形不清，脾增大，密度增高；胃体右移，左半结肠及脾曲下移，胃大弯与结肠脾曲间隙增宽，这是由于血液沿胃大弯流向胃与结肠之间所致；腹腔内有游离液体征象，胃、小肠和结肠可有轻度积气扩张等。

CT 表现　CT 检查能确认脾损伤的存在及损伤类型和程度，具有很高的敏感性和特异性。脾破裂患者的 CT 平扫图像，可见脾脏密度欠均，形态欠规则，脾包膜下见混杂密度灶（图8-6）。

局限性包膜下积血时的主要征象是：①呈新月形或半月形病变，位于脾缘处；②相邻脾实质受压变平或呈内凹状；③新鲜血液的 CT 值略高或相近于脾的密度，逐渐降低而低于脾 CT 值；④对比增强扫描，脾实质强化而血肿不强化。

脾内血肿视检查时间而呈圆形或椭圆形略高密度、等密度或低密度影，对比增强扫描，脾

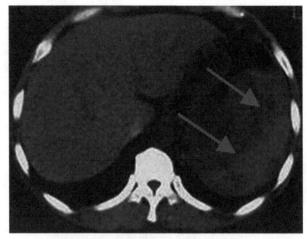

图 8-6 脾破裂 CT 平扫图像

CT 平扫图像示脾脏密度欠均,形态欠规则,脾包膜下见混杂密度灶

实质强化,血肿不强化。如果脾实质内可见线样低密度影,在急性期边缘不清;当破裂后期或治愈时,可形成边缘清楚裂隙,与正常脾切迹相似。

超声表现 脾破裂时超声探查显示脾肿大,轮廓中断。脾内新鲜出血则表现为强回声、低回声或不均匀回声。如果血肿已有机化,表现为脾内不规则条索状分隔样结构或多房状结构(陈旧性出血)。包膜下血肿表现为一个混合性肿块回声,部分被脾包膜围绕,被压缩的脾实质回声增强。脾周血肿及腹腔积血时,表现为脾周无回声区及腹腔内游离性无回声区。

【鉴别诊断】

CT 检查能确认脾损伤的存在,同时还可了解损伤的范围和类型,并具有很高的敏感性和特异性。因此临床疑有脾破裂,首选 CT 检查,并依据不同类型的 CT 表现迅速作出诊断。对单一撕裂或脾周血肿、腹腔积血的患者,CT 平扫脾损伤征象可不明显,必须行 CT 对比增强扫描。

【参考文献】

[1] 刘庚年.消化系统影像诊断学[M].上海:上海科学技术出版社,1991.

[2] 荣独山.X 线诊断学[M].上海:上海科学技术出版社,1997.

[3] 尚克中.中华影像医学 消化系统卷[M].北京:人民卫生出版社,2002.

[4] 李松年,唐广健.现代全身 CT 诊断学[M].2 版.北京:中国医药科技出版社,2007.

[5] 郭俊渊,现代腹部影像诊断学[M].北京:科学出版社,2001.

[6] 吴恩惠.医学影像学[M].6 版.北京:人民卫生出版社,2008.

第九章 泌尿系统与肾上腺

泌尿系统及肾上腺疾病种类繁多,其中常见病变包括泌尿系统先天性发育异常、结石、肿瘤等。影像学检查对泌尿系统疾病诊断具有重要价值,其不但有助于确定病变的位置、大小、性质,且能指明病变与邻近结构的关系和累及的范围,从而有助于临床制定合理的治疗方案。

泌尿系统及肾上腺影像学检查有多种方法,其中包括 X 线平片、排泄性和逆行性造影、肾血管造影、超声、CT 和 MRI 检查等。泌尿系统各种病变在这些检查方法上有不同表现,熟悉这些异常表现及其特征是作出正确诊断的前提条件。此外,还应明确不同影像检查方法对同一病变的显示能力各异,因此要根据临床拟诊病变及其症状、体征和化验检查,合理选用适当的影像学检查方法,从而更有利于发现病变,显示其特征,从而作出正确诊断。

第一节 检查技术的应用

一、超声检查

超声检查是泌尿系及肾上腺疾病首选的检查方法。多种病变所致的泌尿系统与肾上腺的大体形态和内部结构的异常多可被 USG 检出,并作出诊断和(或)提示。

二、X 线检查

X 线检查包括腹部平片、尿路造影、膀胱造影。尿路造影根据对比剂引入的途径分为排泄性尿路造影(excretory urography or intravenous pyelography/urography,IVP/IVU)和逆行性尿路造影(retrograde urography)。IVP 是最经典最常用的尿路检查方法,主要对肾脏轮廓、功能和尿路形态进行检查和评价,其尿路显影的程度对肾功能有一定的依赖性,肾功能过度受损时患侧可不显影或显影不清。逆行性尿路造影适用于 IVP 不显影或显影不佳,同时又需要明确尿路状态的患者。

三、CT 检查

CT 图像的高空间和高密度分辨率使其成为目前诊断泌尿系及肾上腺病变的最佳检查手段。其强大的三维后处理功能和对病变的多方位显示,更为诊断和治疗提供了前所未有的准确而直观的信息。CT 是目前空间分辨率最高的肾上腺检查方法,易于发现小至几毫米的病变,优于 MRI,是肾上腺病变最佳的影像检查技术。

CT 血管成像(CTA)主要用于肾动脉血栓、狭窄、动脉瘤等的筛查和诊断,图像准确、逼真,诊断准确,可为血管介入治疗提供可靠依据。因其无创性及操作简单,现已基本取代了肾动脉造影在临床诊断中的位置。

四、MRI 检查

梯度回波序列的同相位和反相位成像技术,还能确定在细胞水平含水与脂质的病变,常用于肾上腺腺瘤的鉴别诊断。磁共振尿路造影(MRU)用于检查尿路梗阻性病变,不用对比剂也能显示扩张的肾盂、肾盏和输尿管及充盈的膀胱。因无辐射,特别适用于先天发育畸形、肾积水的患者。MRI 诊断肾上腺嗜铬细胞瘤的敏感性和特异性均高于 CT。

第二节 正常影像学表现

一、正常 X 线表现

1. 平片

肾位于脊柱两侧,呈蚕豆样,密度均匀,一般右肾略低于左肾。

2. 尿路造影

在造影像上,肾的收集系统分为肾盂、肾盏两部分,肾盂上接肾盏,下连输尿管。肾盂形态变异很大,可分为常见型、分支型及壶腹型(图 9-1)。尿路造影时,输尿管管腔充盈对比剂后显影,呈细长条致密影。输尿管有三个生理狭窄区,即与肾盂相连处、跨越髂血管及小骨盆边缘处和进入膀胱处,三个狭窄将输尿管分为三段:腹腔段、盆腔段和膀胱壁内段。膀胱造影能显示膀胱内腔。膀胱充盈时,横置在耻骨联合上方,边缘光滑整齐,密度均匀(图 9-2)。

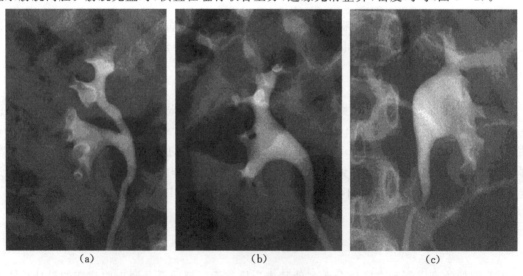

(a)　　　　　　　　(b)　　　　　　　　(c)

图 9-1 肾盂分型

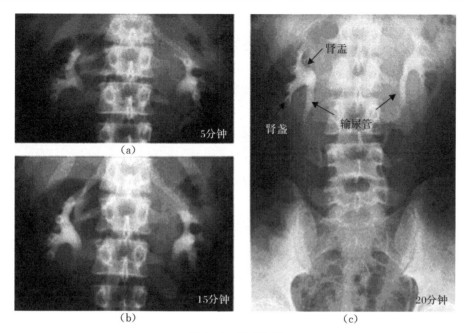

图 9 - 2　肾盂造影

二、正常 CT 表现

1. 肾

肾脏在周围低密度脂肪组织的对比下表现为圆形或卵圆形软组织密度影,肾实质密度均匀,皮、髓质不能分辨,CT 值平均为 30 HU。肾窦内含有脂肪呈较低密度,肾盂为水样密度。肾的中部可见肾门内凹,指向前内。快速注入对比剂后即刻扫描,皮质强化呈环状高密度影,并有条状高密度间隔伸入内部,髓质未强化仍为低密度。1 分钟后扫描,髓质内对比剂增多,密度逐渐增高,皮、髓质密度相等,分界消失,肾脏呈均匀高密度,CT 值可达 140 HU。5～10 分钟后延迟扫描,肾实质强化程度减低,肾盏、肾盂和输尿管内充盈对比剂,密度逐渐升高而显影(图 9 - 3)。

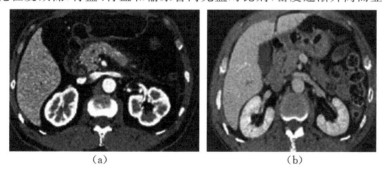

图 9 - 3　肾脏强化图像

2. 输尿管

正常输尿管显示不佳,充盈对比剂时,横断面呈圆形高密度影,位于脊柱两侧、腰大肌的前方。

3. 膀胱

膀胱大小、形状及膀胱壁的密度与充盈程度有关。膀胱内有尿液充盈时在周围低密度脂肪的对比下膀胱壁显示为厚度均一的薄壁软组织密度，厚度一般不超过 3 mm。增强扫描，早期膀胱壁强化明显，延期扫描膀胱内充盈含对比剂的尿液为均匀高密度。

4. 肾上腺

肾上腺位于肾上极内上方，右侧常为斜线状、倒"V"状或倒"Y"状，左侧多为倒"V"状、倒"Y"状或三角形。肾上腺呈软组织密度，类似肾脏密度，皮、髓质不易分辨。增强扫描时均匀强化（图 9 - 4）。

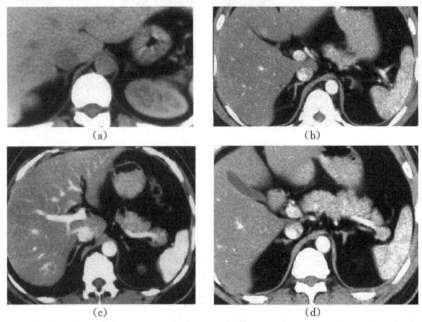

（a）　　　　　　　　　　（b）

（c）　　　　　　　　　　（d）

图 9 - 4　肾上腺 CT 图像

三、正常 MRI 表现

1. 肾

由于有肾周脂肪对比，肾脏边界清晰，肾门和肾盂均能清楚显示。T_1WI 上由于肾皮质和髓质含水量不同，皮质信号稍高于髓质，T_2WI 上均呈较高信号，皮、髓质分界较差。肾盂的信号较肾实质更低，类似于水的信号强度。肾窦脂肪组织在 T_1WI 和 T_2WI 上分别呈高信号和中等信号。肾动脉和静脉由于流空效应均呈低信号。MRI 增强检查肾实质强化形式取决于检查时间和成像速度，表现与 CT 相同。

2. 输尿管

常规扫描不易显示，如输尿管内含有尿液时，T_1WI 上表现为低信号，T_2WI 上为高信号。MRI 尿路成像（MRU）可较好显示肾盏、肾盂和输尿管全程，类似于 X 线尿路造影检查。

3. 膀胱

如膀胱内充盈尿液时，T_1WI 上为低信号，T_2WI 上为高信号。膀胱壁的信号强度与肌肉相似，T_1WI 上比尿液高，T_2WI 上比膀胱内尿液和周围脂肪信号低，形成较显著的对比，膀胱壁显示清楚。

4. 肾上腺

T_1WI 呈低信号，T_2WI 信号强度类似肝实质，并明显低于周围脂肪，使用脂肪抑制技术检查，肾上腺信号强度明显高于周围被抑制的脂肪组织。增强扫描时均匀强化（图 9-5）。

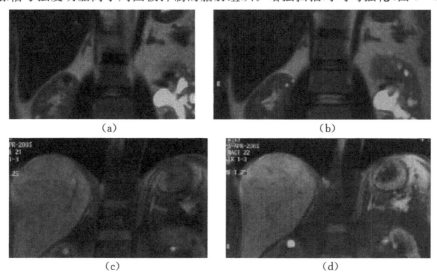

(a)　　　　　　　　　　(b)

(c)　　　　　　　　　　(d)

图 9-5　肾上腺 MRI 图像

第三节　基本病变的影像学表现

一、超声检查

肾的基本 USG 表现如下。

（1）肾窦回声异常：高回声光团伴后方声影为结石；肾窦分离，高回声的肾窦部分或全部为液性暗区替代，为肾盂积水；肾窦内低回声肿块，见于肾盂肿瘤。

（2）肾实质回声异常：单发或多发边缘广整的圆形或椭圆形液性暗区，壁菲薄，且不与肾盂肾盏相同，见于单纯肾囊肿或多囊肾；肾实质内不规则肿块，回声不均并有液性暗区，常为肾癌；以高回声为主的肾实质肿块常为含脂肪成分的血管平滑肌脂肪瘤。

膀胱的基本 USG 表现：与膀胱壁相连回声较强的菜花状或带蒂的肿块多为膀胱肿瘤；膀胱内强回声光团，后方伴有声影为结石；与膀胱相连的囊状液性暗区，并有口相通，多为膀胱憩室。

肾上腺的主要异常是肾上腺肿块。

二、X 线检查

1. 肾、输尿管及膀胱平片(kidney ureter bladder position, KUB position)

肾异常表现包括肾区、输尿管走行区或膀胱内高密度灶及肾轮廓的改变。前者主要为结石，也可见于肾结核、肾囊肿或肾癌。

2. 尿路造影

尿路造影主要用来观察肾盏、肾盂、输尿管及膀胱。最常见的异常表现包括肾盂肾盏受压、变形、移位，肾实质内占位、囊肿、肿瘤、血肿或脓肿等均可引起这种改变；肾盂、肾盏破坏，主要见于肾结核、肾盂恶性肿瘤和侵犯肾盂肾盏的恶性肿瘤；肾盂、肾盏、输尿管或膀胱内充盈缺损，表现为病变区内无对比剂充盈，为突入腔内或腔内病变所致；肾盂、肾盏和输尿管扩张，为梗阻所致。

三、CT 检查

泌尿系 CT 检查的基本病变包括肾实质、肾盂、肾盏、输尿管及膀胱的异常。肾实质的主要异常表现是肾实质肿块。据肿块的密度不同，分为：①水样密度、囊性病变，无强化，见于各种类型的肾囊肿；②高密度肿块，常为外伤后血肿，偶尔见于囊肿出血或含蛋白丰富的高密度囊肿，或肾癌；③低密度、软组织密度或混杂密度肿块，增强扫描有不同程度的强化，见于各种类型的肿瘤，包括良性及恶性。肾盂肾盏的基本表现是高密度的结石，肾盂及肾盏扩张积水，肾盂肾盏内软组织肿块。输尿管的基本表现是高密度结石或软组织密度肿块及以上输尿管的扩张积水，输尿管不规则狭窄与扩张见于输尿管结核，另外输尿管炎症可导致输尿管管壁的增厚，多为弥漫性。膀胱的异常表现包括膀胱壁增厚，在膀胱充盈状态下若膀胱壁的厚度超过 5 mm 即为异常，分为弥漫性增厚和局限性增厚，前者多见于各种类型炎症或慢性梗阻，后者多见于膀胱肿瘤，膀胱周围炎症或肿瘤累及膀胱也会引起局限性膀胱壁增厚。另外，与膀胱壁相连的腔内肿块，有可能是膀胱肿瘤，也可能为血块或结石。

四、MRI 检查

MRI 检查，泌尿系病变因组织成分不同而信号各异：含水的病变如肾囊肿、扩张的肾盂、肾盏、输尿管及膀胱内的尿液均呈长 T_1 低信号和长 T_2 高信号；病变内脂肪如血管平滑肌脂肪瘤或脂肪肉瘤内的脂肪灶，在各成像序列上均与腹腔内的脂肪信号相同；当病变内出血、坏死和纤维化时，信号不均匀，增强呈不均一强化，如肾癌。膀胱异常形态改变同 CT 检查，但其信号因病变性质不同而有所不同。弥漫性膀胱壁增厚，当为炎症时，在 T_2WI 上，黏膜呈高信号，而肌层为较低信号；当为梗阻所致时，其信号同正常的膀胱壁。不同信号的肾上腺肿块其病变的性质不同。长 T_1 长 T_2 且无强化的肿块常为肾上腺囊肿；不均质肿块且内含脂肪信号的，多为肾上腺髓质脂肪瘤；较大的肿块，信号不均，内有水样或出血信号灶，呈不均一强化，可为嗜铬细胞瘤，也可见于肾上腺癌或神经母细胞瘤。

<h1 style="text-align:center">第四节　疾病诊断</h1>

一、先天畸形

泌尿系先天畸形常见,发病多在成年前,在小儿外科疾病中占有重要地位。临床常见的有重复肾合并输尿管囊肿或异位开口、肾积水或肾输尿管积水、肾发育不全(良)、孤立肾、肾囊性病变(多囊肾、髓质海绵肾、多囊样肾病变、肾多房囊肿)等。

(一)肾的囊性畸形

常见的先天性肾囊性畸形有多囊肾、多囊性发育不良肾、髓质海绵肾等。

多囊肾系遗传性疾病,两肾体积增大,满布大小不等的囊肿,无明显的肾实质发育不全,但因囊肿压迫肾组织可使肾功能受损。

1. 常染色体显性遗传多囊肾病(ADPKD,曾称成人型多囊肾病)

【病因病理】

ADPKD 75％为遗传,其余为突变。因收集管和肾小管及其之间连接部的结构在发育过程中存在缺陷,一头为盲端的排泄管与有功能的肾小球相连即形成肾小管潴留性囊肿。增大的囊肿压迫邻近肾实质,致局部缺血、功能毁坏并堵塞正常肾小管,导致肾功能的进行性损害。95％为双侧性。大体观,肾脏体积增大,表面满布大小不等的囊肿。

【临床表现】

多数在 40 岁后出现症状,主要表现包括腰痛、血尿、蛋白尿、尿路感染、高血压、慢性肾衰竭等,部分患者合并肾结石,常伴其他器官囊肿,以肝脏多见。本病进展缓慢,发病越早者预后越差,死亡原因包括尿毒症、颅内出血、心肌梗死、心力衰竭,平均死亡年龄为 50 岁。

【影像学表现】

USG 表现　双肾体积增大,实质内布满大小不等的囊状无回声区,一般互不交通,实质回声增强,集合系统显示不清;合并感染者囊区内见密集细小光点回声,后方不伴声影,且囊腔可相互交通。

IVP 表现　KUB 及实质期示双侧肾影明显增大;分泌期见肾盏增宽、变平并常弯曲包绕,呈蜘蛛样形态,两肾程度可不同。并发感染时,肾周围炎可使肾影、腰大肌影模糊不清。

CT 表现　双肾体积明显增大,呈分叶轮廓,实质密度不均匀减低;增强后见数目不一、难以计数、大小不等的囊肿满布于实质内。分泌期集合系统可呈延长或移位等异常表现。20％～46％的病例合并肝囊肿(图 9-6)。

【诊断与鉴别诊断要点】

筛查、诊断、随访首选 USG,ADPKD 应与肾单纯性多发囊肿鉴别,后者一般肾实质回声存在,集合系统回声完整,囊肿数目虽多,毕竟可数。

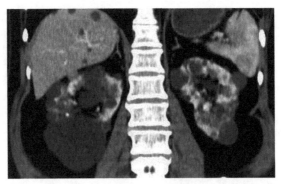

图 9 - 6　CT 增强后实质期冠状位 MPR 像
示双侧成人型多囊肾，合并肝多发囊肿

2. 常染色体隐性遗传多囊肾病（ARPKD，又称婴儿型多囊肾病）

〔病因病理〕

目前认为，ARPKD 由单基因（基因定位于 6P21—23）突变引起，ARPKD 除肾集合管扩张形成皮质和髓质囊肿引起双肾增大外，常有肝内胆管扩张、中央胆管缺如、门静脉发育不良、肝纤维化和先天性肺发育不良等。双肾体积明显增大，可为正常的 10 倍；外形光滑，切面见许多呈放射状排列、大小比较一致的梭形或柱状囊肿（主要由集合管扩张而成）。

〔临床表现〕

按发病年龄和病变程度，临床分为四型。①围生期型：约 90% 的肾集合管囊性变而肝脏轻微受累，可伴先天性肺发育不良，以肾巨大、肾衰竭及呼吸功能受损为特点；②新生儿型：约 60% 的肾集合管囊性变并肝脏轻度受累，出生后 1 个月内出现肾衰竭；③婴儿型：约 25% 的肾集合管囊性变并肝脏中度受累，出生后 6 个月出现肾衰竭；④童年型：约 10% 的肾集合管囊性变并肝脏重度受累，出生后 5 年内出现门静脉高压，20 岁前进展至终末期肾病。

〔影像学表现〕

USG 表现　双肾增大，主要表现为肾实质回声弥漫性增强（囊肿小，不能显示），后方无声影，与集合系统不易区分，强回声自中央部向皮质边缘减弱或无异常改变，多伴有多囊肝及肝脏门静脉管壁增生，回声增强。

IVP 表现　因肾功能受损，多显影不良，对比剂在扩张的肾曲管内滞留，呈散在不规则斑点及放线状影像。

CT 表现　平扫双肾明显增大，轮廓尚光整，密度普遍减低；增强后，皮质似海绵状，以髓质为主见圆形小囊肿，呈放射形排列延伸至皮质，肾盂受压。肝脏门脉区胆管扩张且增多，其周围结缔组织增生（图 9 - 7）。

MRI 表现　双肾增大，略呈浅分叶轮廓，皮、髓质分界不清，皮、髓质内见多个小类圆形长 T_1 长 T_2 信号灶，增强后可见自乳头向皮质呈放射状排列的条管状强化影。肝、脾增大，肝内可见多个长 T_1 长 T_2 信号小囊肿，并与扩张胆管相连。

〔诊断与鉴别诊断要点〕

根据影像表现，结合发病年龄、临床表现及家族史等，诊断多能确立。首选 USG 筛查，可进一步行 CT 或 MRI 检查确诊。

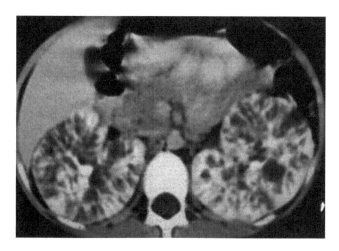

图 9-7 CT 增强后实质期示双侧婴儿型多囊肾

(二)髓质海绵肾(MSK)

【病因病理】

本病为常染色体隐性缺陷疾病,不罕见,可能与感染、梗阻、遗传有关,属肾乳头处集合管先天发育异常,又称髓质集合管扩张症或称 Cacchi-Ricci 病。病理特征是髓质锥体内集合管呈均匀弥漫性扩张,形成小囊和囊样空腔;扩张的集合管与近端正常的集合管相通,在与肾盏连接处直径正常或相对缩小;常并发结石、感染、钙化和肾内梗阻,肾其余部分结构和发育正常。一般为双侧性,部分或所有乳头受累,单侧性或仅累及一个乳头者少见。肾脏可轻度增大,有一半患者伴钙盐沉着。

【临床表现】

本病早期多无症状,往往成年时才发现症状,如反复发作的镜下血尿或肉眼血尿、尿路感染或肾功能损害后症状,腰部、上腹部绞痛或有排石史。大部分患者肾功能尚属正常,很少发展到尿毒症,一般预后较好。

【影像学表现】

USG 表现 肾锥体内呈分布一致的高回声区,呈放射状排列,内部可有成簇的小结石呈高回声,大多不伴声影,无囊腔回声显示(因囊腔较小)。肾皮质回声均匀,肾脏大小接近正常。

IVP 表现 KUB 示肾小盏的锥体部呈簇状、放射状或多发粟粒状分布的钙化或结石。分泌期示肾盂肾盏正常或肾盏增宽,杯口扩大突出,其外侧见对比剂在扩大的肾小管内呈扇形、花束状和毛刷样阴影。囊腔间不相通。因结石密度不均匀,边缘不整齐,环绕于肾盂肾盏周围的多数囊腔似菜花状(图 9-8)。

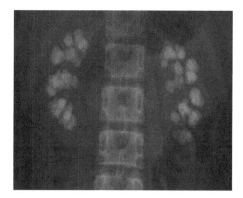

图 9-8 KUB 示双肾辐射状分布的钙化、结石灶

CT 表现　肾脏形态正常或略大，肾盏旁锥体内多发小斑点状高密度结石，成扇形排列；增强后扩张的肾集合管内结石周围有高密度对比剂充盈，无结石的肾锥体集合管呈条纹状或小囊状对比剂积聚，肾功能多正常（图 9 - 9）。

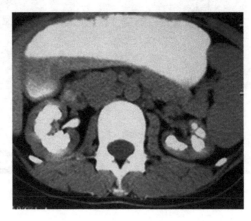

图 9 - 9　CT 平扫示双肾以肾髓质为中心分布的多发钙化、结石灶

【诊断与鉴别诊断要点】

USG、KUB、IVP、CT 均可用于诊断 MSK，USG、KUB 优点是：简单、辐射小、花费少，是首选方法，IVP、CT 对集合管的扩张显示较为特异、直观，USG 特别是 CT 对海绵肾结石显示率高。

二、泌尿系统结石

案例引入 ▶

肾结石案例

　　患者，男，40 岁。三天前无明显诱因出现左侧腰腹部疼痛不适，为阵发性疼痛，无肉眼血尿，无腹股沟区放射痛，无尿频、尿急、尿痛、排尿困难，无畏寒、发热，有恶心，无呕吐。既往有高血压病史。专科查体：腹软，无压痛、反跳痛，双肾区无隆起及包块，左肾区叩击痛（＋），右肾区叩击痛（－）。双侧输尿管走行区无叩击痛。耻骨上膀胱区无叩击痛及叩诊浊音。遵医嘱行 B 超检查示：左肾结石。

（一）肾结石

【病因病理】

肾结石是因机体内胶体和晶体代谢平衡失调所致，与感染、营养代谢紊乱、泌尿系异物、尿郁积以及地理气候等因素有关。根据结石主要成分的不同，可分草酸钙、磷酸钙、尿酸（尿酸盐）、磷酸铵镁、胱氨酸及嘌呤结石六类。大多数结石混合两种或两种以上的成分。草酸钙结石最常见，占 80％，男性多见，多有家庭史。草酸钙、磷酸钙结石在 KUB 上清晰可见；尿酸（尿酸盐）结石在 KUB 上模糊不清或不能出现，以男性痛风患者多见；磷酸铵镁、胱氨酸、黄嘌呤结石少见，KUB 一般不可见。

【临床表现】

本病一般无症状,偶伴血尿或腰腹痛。男性比女性易患此症,30 岁以上者比年轻人更易患此病。儿童罕见。

【影像学表现】

USG 表现　肾集合系统内见高回声结节伴后方声影,可伴肾积水,肾盂内结石变换体位时可有位置变动。

KUB 表现　适合显示较大的高密度结石,于肾区见点状或结节状高密度影。

CT 表现　平扫见位于肾盏或肾盂内的高密度影,数目及定位准确,MPR 像可从多方位显示结石的位置、大小和数目,一般无须增强。CT 还可显示一些 KUB 不能发现的所谓阴性结石(如尿酸结石等),也表现为高密度影,还可同时显示伴发的肾盏或肾盂积水等(图 9 - 10)。

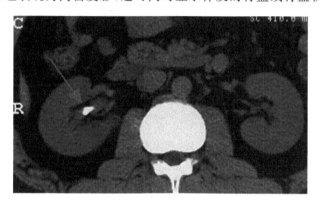

图 9 - 10　CT 平扫示右肾盂内极高密度灶(结石)

【诊断与鉴别诊断要点】

USG、KUB 均可用于诊断肾结石,是首选方法,两者结合更加准确。KUB 上所示的肾区高密度影并非一定是位于集合系统内,有时实质的钙化(如肾结核)或囊肿钙化可误诊结石,要结合 USG、CT 检查进一步明确。

(二)输尿管结石

【病因病理】

输尿管结石多数由肾结石下移所致。结石在通过狭长的输尿管时发生困难,常停留在输尿管的 3 个生理性狭窄处,易使结石嵌顿,导致同侧输尿管梗阻。输尿管结石多是卵圆形。

【临床表现】

一般 20~40 岁发病率最高。结石常见于以下部位:①肾盂输尿管连接部;②输尿管跨越髂血管部位;③女性输尿管经过子宫阔韧带的基底部,男性输精管跨越输尿管处;④输尿管膀胱壁内段包括膀胱开口处。约 70% 的输尿管结石位于盆腔,15% 位于输尿管中 1/3,而上 1/3 最少。发病时典型表现为急性腰痛或下腹部绞痛伴血尿、恶心、呕吐,疼痛放射至会阴部。

【影像学表现】

USG 表现　输尿管内小团块或斑点状强回声,其后伴声影,多位于输尿管狭窄部,结石部位以上输尿管扩张或合并肾盂扩张。膀胱的充盈程度影响输尿管结石的检出率,患者发病时常疼痛难忍,急于检查而不愿憋尿;如膀胱充盈欠佳,中下段结石就难显示;膀胱适当充盈,可增加膀胱及输尿管中下段结石的检出率。膀胱高度充盈，可增加肾盂、输尿管扩张程度，更有助于提高输尿管中段以上结石的显示。

KUB 表现 脊柱旁输尿管走行区见点状高密度影。

CT 表现 平扫输尿管走行区点状或小结节状高密度影，其上方输尿管或肾盂常有不同程度的扩张积水。CT 可以鉴别盆腔内的静脉石（KUB 可误诊为输尿管结石）与输尿管结石。无明显扩张积水者或不能确定高密度影位置一定位于输尿管，可增强后分泌期扫描，明确是否是尿路内的充盈缺损或输尿管外结构（图 9-11）。

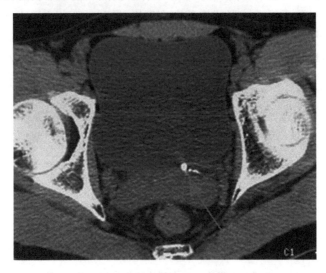

图 9-11 CT 平扫右输尿管末端高密度结石

【诊断与鉴别诊断要点】

首选 USG 和 KUB 检查，表现典型者多可明确诊断。膀胱适当充盈及在症状明显时进行 USG 有利于结石显示。影响 USG 诊断的因素有：①结石＜0.3 cm 或小结石停留在输尿管又无扩张者，追踪扫查较难；②胃肠道气体、内容物干扰，影响输尿管显示；③肥胖者 USG 显像质量欠满意；④接诊医生检查技巧也是影响诊断的因素之一。有诊断疑问时建议 CT 检查明确。

三、泌尿系统结核

泌尿系统结核主要继发于肺结核。结核主要经血行播散侵犯肾，然后蔓延至输尿管和膀胱，多为单侧，男性多于女性，约占全部肺外结核的 14%。

此处主要介绍肾结核。

【病因病理】

肾结核（tuberculosis of kidney）几乎都继发于肺结核，主要经血行传播到达肾脏。80% 以上病例是双侧感染，一侧病变表现严重，而对侧病变较轻，多能自行愈合，临床上所见的肾结核多以单侧为主。肾结核主要病理变化为肾皮质的阻塞性缺血性萎缩、肾髓质的干酪样坏死、空洞形成及尿路的纤维化和梗阻。

结核杆菌于肾乳头形成干酪样溃疡，继而形成脓腔，溃破入肾盏致肾盂肾盏或尿路结核。病变可累及整个肾,形成多数干酪样溃疡脓腔。肾盂或肾盏可被广泛破坏并逐渐产生结缔组织增生而引起狭窄和闭塞。肾盂内如积存大量干酪样脓性物质即成为肾盂积脓或结核性脓肾。干酪样物质可以钙化。全肾广泛破坏最后形成全肾钙化且肾功能丧失,称为肾自截(autonephrectomy)。

【临床表现】

全身症状有低热、乏力或贫血;局部症状有腰痛、血尿、尿混浊。镜下尿可见红细胞及脓细胞。尿液培养结核菌阳性。

【影像学表现】

超声表现　积水型:肾盂肾盏扩张,内为无回声区,内壁粗糙,边缘回声增强;集合区光点不同程度分离,呈不规则囊状扩张。结节型:实质内单个或多个大小不等弱回声及囊性无回声区,内透声差,囊壁粗糙、厚薄不均。萎缩型:患肾明显缩小,包膜不规则,实质及肾窦分界不清,内部回声混乱,见不均匀强回声区。囊肿型:肾实质及肾窦区一个或多个大小不等无回声区,形态不规则;囊壁厚薄不均,与肾组织界限不清,致肾脏局部肿大或形态异常。积脓型:肾轮廓明显增大,包膜凹凸不平,皮质肿胀,回声低,肾盂肾盏明显扩张,边界模糊,其内无回声区透声差。钙化型:肾包膜不规则,皮质区见多个大小不等、形态不规则的团块、斑片状强回声,后伴明显声影。上述表现可同时存在。

KUB 表现　早期肾外形正常;中期患肾轮廓模糊,腰大肌阴影消失;晚期肾内见大小不等、形状不同的钙化,或全肾弥漫性钙化,肾影增大或缩小。

IVP 表现　早期表现为肾盏模糊,边缘呈虫蚀样改变,杯口或肾盏消失;与肾盏连接或分开的肾实质内见多发性空洞,相应肾盏边缘不光整或变形狭窄。晚期肾实质、肾盂广泛破坏,对比剂呈大块状充填;肾盂积脓、肾功能不全时,常不显影或显影淡、延迟,边缘不整齐。

CT 表现　因病变发展的不同阶段而异,早期为肾实质内多发低密度灶,边缘不光整,有增强表现;随病情进展,肾盂肾盏可轻度扩张积水,其内 CT 值高于水(提示积脓),边界模糊不光整,环状强化;恢复期示肾内多发不规则钙化灶,或整个肾脏大部分钙化(肾自截)(图9-12)。

MRI 表现　患肾体积增大,轮廓不规则,实质内见多发大小不等的空洞,呈不均匀信号;增强扫描病变边缘部呈不均匀轻度强化,空洞及坏死区无强化;MRU 示近端及中段多发性广泛狭窄,肾盏积水扩张,集合系统明显扩张,呈长 T_1 长 T_2 信号。

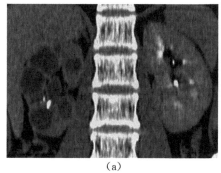
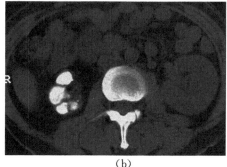

(a)　　　　　　　　　　　　　　(b)

图 9-12　肾结核的 CT 表现

(a)CT 增强后分泌期 MPR 冠状位像示右肾结核(积脓型);(b)CT 平扫示右肾结核
(钙化-萎缩型,肾自截)

【诊断与鉴别诊断要点】

肾结核的影像表现随其病理演变过程不同而呈现复杂性和多变性。USG 可作为首选方法。根据影像表现特点，结合患者临床病史、症状及实验室检查，多可作出明确诊断。对表现不典型的病例，可综合进行多种影像检查，如 USG、IVP、CT 检查，以明确诊断。MRI 对显示钙化不敏感，MRU 适合对因肾功能差而不显影的肾脏进行尿路成像。

四、肿瘤与肿瘤样病变

（一）肾脏囊性病变

1. 肾单纯性囊肿

【病因病理】

肾单纯性囊肿可能是肾小管阻塞和局部缺血造成缺氧所致，可单发或多发，多起源于肾皮质，常突向肾轮廓之外。囊肿大小不一，可自数毫米至数厘米。囊内为浆液，囊壁薄，呈半透明，内衬柱状或扁平上皮细胞，囊内偶尔有分隔而呈多房状。囊壁偶尔有钙化。囊肿与肾盂肾盏不通。

【临床表现】

本病多无症状，无明显性别差异，常查体或意外发现。囊肿较大时可引起肾区不适，有时可触及肿块。如囊肿压迫邻近肾组织可引起高血压。

【影像学表现】

超声表现 表现为肾实质内单发或多发的圆形或类圆形无回声区，边缘光滑锐利，后方及后壁回声增强。

CT 表现 表现为肾实质内边缘清晰锐利的水样密度灶，多数呈圆形，壁菲薄而难以显示，可单发或多发，单侧或双侧肾受累。增强扫描病灶无强化（图 9-13）。

MRI 表现 表现为长 T_1 长 T_2 信号，类似尿液的信号强度。增强扫描无强化。

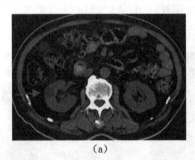
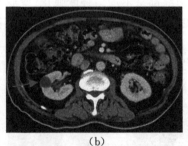

(a)　　　　　　　　　　　　(b)

图 9-13　肾脏单纯囊肿
平扫水样低密度，边界清楚，密度均匀，增强无强化

2. 肾盂旁囊肿（parapelvic cyst）

【病因病理】

肾盂旁囊肿可能是慢性炎症所致淋巴性扩张形成的，是一种起源于肾门的肾实质外的囊肿，不与收集系统相通。

【临床表现】

盂旁囊肿占肾囊肿的 5%，多发生于 50～70 岁，多偶然发现。如阻塞集合系统可致尿路结石或感染，累及肾动脉可继发高血压。

【影像学表现】

超声表现　肾窦回声区内出现囊肿的液性暗区。

CT 表现　位于肾门处的水样密度灶。囊肿周围由肾窦脂肪构成的更低密度晕圈是特征性表现。平扫可与肾积水相似，但增强无强化，无对比剂进入，显影的肾盂肾盏受压、拉长（图 9－14）。

MRI 表现　长 T_1 长 T_2 信号，增强扫描无强化。

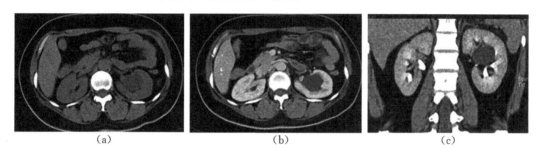

(a)　　　　　　　　　(b)　　　　　　　　　(c)

图 9－14　肾盂旁囊肿

肾门区水样密度灶，边界清楚，密度均匀，增强无强化，分泌期无对比剂进入

（二）肾血管平滑肌脂肪瘤

【病因病理】

本病是常染色体显性遗传。该病起源于肾间质细胞，由不同比例的血管、平滑肌和脂肪组织三种组织构成，可伴有结节性硬化。肿瘤没有包膜，膨胀性缓慢生长，可有肾盂肾盏变形、突破肾包膜进入肾周间隙，易破裂出血。

【临床表现】

肿瘤较小时患者多数无症状，偶见镜下血尿，较大时检查可触及腹部包块，可有腰部间歇性疼痛。

【影像学表现】

超声表现　肾血管平滑肌脂肪瘤的内部回声有两种类型，一种为边界清晰的圆形高回声；另一种呈洋葱片样图像，由一层层高回声间隔和低回声组成。彩色多普勒可显示周边和内部有少许血流色彩。部分瘤体可有出血，呈现无回声或混合回声。

CT 表现　表现为肾实质内占位性病变，边界清楚而密度不均。增强扫描不均质强化，尤其是血管组织成分明显强化，但脂肪和坏死组织不强化。CT 的特征性表现是病变内有脂肪密度灶，无论其量的多少（图 9－15）。

MRI 表现　肿瘤在 T_1WI 和 T_2WI 上，均呈混杂信号，最具特征性的是瘤体内的脂肪信号：T_1WI 呈高信号，T_2WI 为中等信号，脂肪抑制序列均呈低信号。

【诊断与鉴别诊断要点】

本病需与脂肪瘤、脂肪肉瘤及肾癌相鉴别。脂肪瘤和分化良好的脂肪肉瘤有间隔、边界清

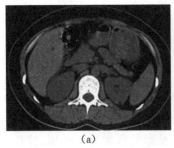
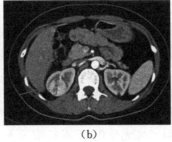
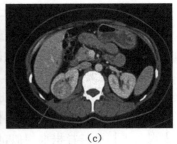

(a)   (b)   (c)

图 9-15　肾脏血管平滑肌脂肪瘤

肾实质内含脂肪的低密度肿块，边界清楚，密度不均，增强扫描不均质强化

晰、为脂肪密度肿块，而本病大多为软组织和脂肪两种密度混合的肿块。多脂肪的血管平滑肌脂肪瘤与脂肪瘤较难鉴别，需靠增强扫描，脂肪瘤无强化，而前者可见到多少不一的条索状强化的血管。

（三）肾细胞癌

案例引入

肾细胞癌病案

患者，女，51岁。平日无尿频、尿急、尿痛，无肉眼血尿，无畏寒、发热，腹胀、腹痛，既往有高血压病史，血压最高170/110 mmHg，无其他疾病史。专科查体：腹部平坦，对称，无腹壁静脉显露，腹部柔软，无压痛、反跳痛，双肾区叩击痛（—）。B超：右肾中下极见7 cm×6 cm实性等回声，其内可见2 cm×3 cm不均质低回声，左肾及双侧输尿管、膀胱未见明显异常，提示右肾占位。遵医嘱行肾脏CT平扫＋增强扫描示右侧肾癌。

【病因病理】

肾细胞癌起源于肾小管上皮，据所含细胞成分不同分为透明细胞型、颗粒细胞型和未分化型。肿瘤没有包膜，可压迫肾实质与纤维组织形成假包膜。瘤内常发生坏死、出血、囊变、钙化等。

【临床表现】

本病是泌尿系最常见的恶性肿瘤，平均发病年龄为50～60岁，男性多于女性，青年和儿童罕见。早期小肾癌可无任何症状。中晚期典型症状为血尿、腰痛和腹部包块。偶尔并发高血压、发热、贫血等症状。肾癌的治疗关键在于早期发现并手术根治，所以常规定期USG健康查体非常重要，有助于早期诊断、手术，预后好。

【影像学表现】

超声表现　肾癌的回声分为四类。①高回声型：多见于小肾癌，表现为密集、细小的高回声，边界清晰，远端可有声衰减；②低回声型：多见于中等大小肾癌，呈细小的点状低回声；③实质不均质回声：肿瘤为实质不均质分布的点状回声，部分可出现低回声区和无回声区，主要见于肿瘤血管丰富，不均质或肿瘤内出血、坏死或钙化。

CT 表现　肾实质内的软组织肿块,类圆形或分叶状,与正常肾分界模糊不清,呈等、略低密度,密度可均匀,也可因瘤内出血而成高密度,或肿瘤坏死而成低密度,中心或边缘可有钙化。较大的肿块密度多不均匀。增强扫描动脉期肿瘤呈明显强化,较大肿瘤因瘤内出血和坏死而呈不均质强化。扫描时要注意静脉期肾静脉及下腔静脉有无充盈缺损(癌栓)。淋巴结转移通常位于腹膜后肾血管及腹主动脉周围,呈多个类圆形实性结节灶,可融合成块(图 9-16)。

MRI 表现　T_1WI 上肿块呈低信号,而 T_2WI 为混杂信号,病变的周围常见低信号带,为肿瘤的假包膜。注入 Gd-DTPA 后增强扫描,肿块呈不均质强化。当肾静脉和下腔静脉内有癌栓时,血管内流空信号消失,MRI 对于静脉内癌栓的有无及其范围具有重要价值。

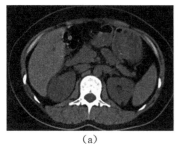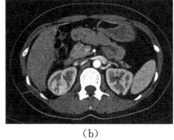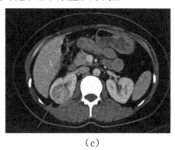

(a)　　　　　　　　　(b)　　　　　　　　　(c)

图 9-16　肾癌

右肾实质内等密度灶,动脉期明显强化,实质期略低于肾实质

【诊断与鉴别诊断要点】

肾癌的影像学诊断主要靠 USG、CT 及 MRI 检查,表现典型者,结合临床,较易诊断。当肾癌侵犯肾盂时需与肾盂癌鉴别,肾癌血供较丰富,增强比肾盂癌明显;肾盂癌起源于中央尿道上皮,被致密的肾实质包绕,而肾癌起源于外周肾实质,偏心性侵犯肾窦;肾盂癌即使是晚期也很少侵犯肾静脉和下腔静脉;肾盂癌易较早造成收集系统阻塞。肾脓肿早期或局限性炎症,表现为低密度灶,边缘模糊,与肾癌难以鉴别,需结合临床病史加以判断,必要时可穿刺活检。血管平滑肌脂肪瘤伴出血或脂肪含量少时,鉴别困难。

（四）肾盂癌

【病因病理】

肾盂癌占肾恶性肿瘤的 $8\%\sim12\%$。病理上多数为移行细胞癌,呈乳头状生长,又称乳头状癌。肿瘤可种植至输尿管和膀胱。

【临床表现】

典型临床表现是无痛性全程肉眼血尿,可有腰部疼痛。当肿瘤较大或有肾积水时,可触及腰部肿块。

【影像学表现】

超声表现　肾盂癌较小时,很难与正常的肾盂肾盏相鉴别,易漏诊。肿瘤较大时可引起肾积水,可在肾盂或肾盏中出现轮廓不清、边界不规则的实性性低回声团块,与肾盂肾盏之间界限不清。

X 线表现　KUB 多为阴性。尿路造影可见肾盂肾盏内不规则充盈缺损,肿瘤引起阻塞可致肾盂肾盏扩张积水。

CT 表现　表现为肾盂内不规则的软组织肿块，密度高于水低于肾实质，增强扫描轻度强化。肿块压迫肾窦脂肪，大者可致其消失甚至侵入邻近肾实质。CTU 可表现为肾盂内充盈缺损，肾盂肾盏梗阻时出现肾积水。

MRI 表现　病灶 T_1WI 上肿块呈等信号（高于尿液信号），而 T_2WI 为低信号（低于尿液信号）。MRU 表现为肾盂内充盈缺损，肾盂肾盏梗阻时出现肾积水。

【诊断与鉴别诊断要点】

凡肾盂肾盏内的占位性病变均需与肾盂癌鉴别。如肾细胞癌（详见肾癌）、肾盂内阴性结石、肾盂内凝血块等。肾盂内阴性结石 CT 值通常在 $50\sim120$ HU 之间，高于肿瘤；尿路造影显示充盈缺损，边缘光滑，圆形或卵圆形，数周后复查，结石位置可移动或排出而阴影消失。肾盂内血块边缘不整，常有变形或位置改变，数日内排出，增强扫描无强化，另外，MRI 上 T_1WI 呈高信号。

（五）膀 胱 癌

【病因病理】

膀胱癌发病可能与接触环境致癌因素有关，如吸烟、长期接触芳香族类物质的工种、体内色氨酸代谢异常、膀胱黏膜长期受刺激或大量服用非那西汀类药物等。病理上多为移行细胞癌，少数为鳞癌、腺癌和未分化癌。移行细胞癌常呈乳头状生长，故称乳头状癌。发病部位最常见于膀胱三角区、侧壁和后壁，常为多中心起源。

【临床表现】

本病主要临床症状是无痛性肉眼血尿，常有尿频、尿急和尿痛等膀胱刺激症状。

【影像学表现】

超声表现　膀胱壁不规整并有结节状、菜花状中等强回声团突向腔内，可广基底或带蒂。早期膀胱壁未受浸润时，表现为膀胱壁连续性好，局部无增厚，肌层回声清晰；当肿瘤浸润膀胱壁时，膀胱壁层次不清，呈局限性增厚。

CT 表现　表现为自膀胱壁突入腔内的软组织肿块，呈结节状、不规则分叶状或菜花状，多数基底较宽，少数窄基底。部分病变无明确肿块，仅表现为膀胱壁局部不规则增厚，表面不规整。增强扫描动脉期肿块多数均一强化，偶有无强化低密度坏死区，分泌期肿块呈低密度充盈缺损（图 9 - 17）。

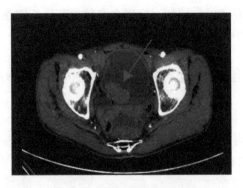

图 9 - 17　膀胱右后壁软组织肿块，轻度均一强化

MRI 表现　表现为膀胱壁局限性增厚并向腔内突入形成肿物。T_1WI 上信号等或略高于正常膀胱壁或邻近骨骼肌的信号强度,但远低于膀胱周围的脂肪信号。T_2WI 高于肌肉的信号强度,近似于脂肪的信号强度。

【诊断与鉴别诊断要点】

根据上述影像学表现,结合临床,膀胱癌不难诊断。但有时应与膀胱内的阴性结石、血块、神经源性膀胱鉴别。阴性结石和血块变化体位时多有位置的改变,USG 上阴性结石为伴声影的强回声,另外增强扫描二者均无强化。神经源性膀胱多呈宝塔状,体积增大,小梁增粗,膀胱壁普遍增厚,多伴输尿管返流。

五、肾上腺疾病

嗜铬细胞瘤

【病因病理】

肾上腺嗜铬细胞瘤是发生在肾上腺髓质的肿瘤,产生和分泌儿茶酚胺,也称 10% 肿瘤,即 10% 肿瘤位于肾上腺之外,10% 为多发肿瘤,10% 为恶性肿瘤。

【临床表现】

嗜铬细胞瘤可发生于任何年龄,峰值期为 20～40 岁。典型临床表现为阵发性高血压、头疼、心悸、多汗和皮肤苍白,发作数分钟后症状缓解。实验室检查,24 小时尿香草基扁桃酸即儿茶酚胺代谢物的定量测定高于正常值。

【影像学表现】

超声表现　肾上腺区有较大肿块,多数为 3～5 cm,类圆形。边缘光滑、回声强,内部低或中等回声。肿瘤内出血囊变时,可见其中有无回声区。

CT 表现　肾上腺较大的圆形或椭圆形肿块,偶为双侧性。一般直径大于 3 cm。较小者密度均匀,较大者因肿瘤内出血、坏死而密度不均,内有单发或多发低密度区,甚至呈囊性表现。少数肿瘤中心或边缘可见点状或弧线状钙化。增强扫描肿瘤明显不均一强化(图 9-18)。

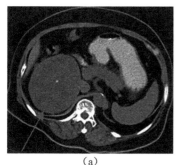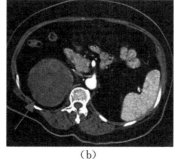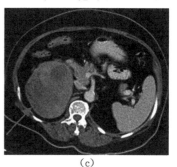

(a)　　　　　　　　　　(b)　　　　　　　　　　(c)

图 9-18　右侧肾上腺嗜铬细胞瘤
肿块较大,密度不均,有囊变及钙化,增强呈不均质强化

MRI 表现　由于嗜铬细胞瘤的弛豫时间明显长于正常的肾上腺组织,T_1WI 瘤体大部分呈低信号,少数等信号,T_2WI 信号强度显著增加,呈高信号。整个瘤体信号强度接近脑脊液信号,这是嗜铬细胞瘤的重要特点。

【诊断与鉴别诊断要点】

临床疑为嗜铬细胞瘤的患者,影像学检查结合临床症状及实验室检查,通常可作出诊断。嗜铬细胞瘤 T_2WI 上呈明显高信号表现较特异。肾上腺转移瘤患者一般有原发肿瘤的病史,多双侧多发,病灶形态不规则,内部密度不均。

【参考文献】

[1] 黄澄如. 小儿泌尿外科学[M]. 济南:山东科学技术出版社,1996.

[2] 吴阶平. 泌尿外科[M]. 济南:山东科学技术出版社,1993.

[3] 董郡. 病理学[M]. 2 版. 北京:人民卫生出版社,1996.

[4] 马睿,吴荣德,崔秀芳,等. 三维 CT 尿路成像对小儿重复肾输尿管畸形的诊断价值[J]. 中华泌尿外科杂志,2002,23(12):731 – 732.

[5] 左力,薛现军,范文岩,等. 髓质海绵肾误漏诊原因分析[J]. 中华肾脏病杂志,2001,17(6):420 – 421.

[6] 梅长林,戴兵. 常染色体显性多囊肾病:挑战与策略[J]. 中华肾脏病杂志,2005,21:636 – 637.

第十章 生殖系统

对于生殖系统,影像学检查具有很高的诊断价值。影像学检查不但能发现前列腺、精囊腺、睾丸及子宫、卵巢病变,且多能确定病变性质,明确位置、范围,判断有无淋巴结转移和其他部位转移,以明确肿瘤分期,对指导临床治疗和评价疗效具有重要意义。

第一节 检查技术的应用

现代影像诊断学的发展使生殖系统的影像检查发生了划时代的飞跃,打破了过去传统 X 线检查在绝大多数情况下只能提供间接征象的局面,现在可以直接观察到器官组织的详细解剖结构甚至生理及病理改变,为临床检出病变、了解病变的性质和侵犯范围,以及肿瘤的分期提供重要的信息,是临床制定正确治疗方案的客观依据。

一、男性生殖系统影像检查技术

1. 超声检查

男性生殖系统的检查首选超声检查,能发现前列腺、精囊腺、附睾及睾丸的多数病变。

前列腺及精囊腺的超声检查方法有多种。经直肠超声检查(transrectal ultrasound,TRUS),目前被认为是前列腺超声检查中最有效的方法,TRUS 检查前列腺和精囊腺分辨力高,并且可用于引导前列腺穿刺活检。彩色多普勒血流图(color Doppler flow imaging,CDFI)可为病变诊断提供组织血流分布情况,特别是对怀疑肿瘤的患者或准备活检的患者具有较大的价值。阴囊、睾丸、阴茎均为浅表器官,使用高分辨率的彩色多普勒诊断系统最为理想。

2. CT 检查

CT 除对良性前列腺增生(benign prostatic hyperplasia,BPH)、前列腺癌(prostate cancer)、前列腺结石等疾病可作出较准确的诊断外,在晚期前列腺癌,亦能准确显示肿瘤侵犯范围及是否有骨、淋巴结等部位转移,但对良性前列腺增生和早期前列腺癌的鉴别、腺体内小病灶的显示和评价前列腺癌局部浸润的准确度作用有限。

3. MRI 检查

MRI 对前列腺癌早期诊断和前列腺癌的术前分期及准确判断前列腺增生程度极具优越性。

MRI 平扫　使用直肠内线圈使 MRI 对前列腺癌分期的准确性高于 TRUS,对前列腺癌是否有包膜浸润和精囊侵犯判断的准确率高达 64% 和 97%。前列腺和精囊腺的 MRI 检查尽量在活检前进行,以避免活检后出血对诊断造成干扰。

动态增强扫描(dynamic enhanced scan)　可显示肿瘤的时间-信号强度变化,对肿瘤有较高的特异度,可反映肿瘤的血供特点,更清楚显示较小的包膜侵犯,还可在早期强化中鉴别 T_2WI 上的低信号灶等,而且由于该技术反映微血管的情况,在未来的研究中还可以用于监测及评价疗效。

磁共振波谱成像(magnetic resonance spectroscopy,MRS)　对 BPH 与前列腺癌的鉴别具有较高价值,能更直观准确地显示不同区域代谢产物的变化,可从分子水平评估前列腺癌的代谢信息。

弥散加权成像(diffusion weighted imaging,DWI)　用表观扩散系数(ADC)大小代表组织弥散特性,可通过 ADC 值的测量鉴别前列腺癌和前列腺增生。

磁共振灌注加权成像(MR perfusion weighted imaging,MR-PWI)　是在注射对比剂后,应用快速成像序列,得到 MRI 信号动态变化过程,从而评估组织的局部灌注,临床上常用 EPI 序列进行检查,有助于病变的定性诊断。

4.PET 及 PET-CT

PET-CT 在生殖系统肿瘤方面的应用目前主要体现在病灶的检出、临床分期及疗效评价上,但是 18F-FDG 在分化好的前列腺癌组织中的摄取相对偏低,因此不能很好地鉴别前列腺癌与前列腺增生,此外,FDG 经尿液排泄是影响盆腔淋巴结和局部复发检出的重要因素。11C-胆碱可以较好地显示前列腺肿瘤和周围淋巴结受累的情况。18F-FDG 在睾丸精原细胞瘤检测的敏感性与特异性较高,并且对精原细胞瘤治疗后残留肿块的探测、肿瘤标志物升高时转移灶的寻找及鉴别存活的瘤组织与治疗后的坏死/纤维化有巨大的优势。

二、男性生殖系统检查方法的选择

对于男性生殖系统疾病,各检查方法的适应证因病变的类型和病期而异。超声检查可作为疾病的筛查方法,但对发现和鉴别早期前列腺癌或局限在被膜内的前列腺癌应以 MRI 作为主要检查方法。MRI 不但能发现周围带内的早期肿瘤,还能诊断位于中央腺区的肿瘤。对于进展期前列腺癌,观察前列腺不规则增大及对周围结构的侵犯/转移,超声、MRI 均不难作出诊断,但确定是否有淋巴结、骨转移则应行 MRI、CT、PET、PET-CT 检查。对于睾丸疾病,则以超声检查为主。

三、女性生殖系统影像检查技术

1.X 线检查

骨盆平片可了解骨盆的大小、形状及骨质病变,并进行准确的骨盆 X 线测量及产前骨性产道的评估,观察金属避孕环的位置和发现生殖器官的异常钙化。

子宫输卵管造影(hysterosalpingography,HSG):是经宫颈口注入对比剂以显示子宫和输卵管内腔的方法,主要观察输卵管是否通畅,子宫有无畸形等。临床上常用来寻找不孕症的原因和了解宫腔、输卵管管腔情况,而对肿瘤病变的诊断作用较小。

2.USG 检查

超声检查简单易行,对性腺无辐射性损伤,可行动态观察,对胎儿和孕妇均无损伤,为影像检查中的首选方法,可确定早期妊娠、估计胎儿生长发育情况、确定胎儿先天性畸形、胎盘位置异常等。

妇产科 USG 检查常用的扫描方法有经腹部检查、经阴道检查、经直肠检查和子宫、输卵管声学造影等。

经腹扫描为常规超声扫描,需适度充盈膀胱,以推开子宫前方肠管,避免肠道内容物的干扰,并可在直肠内置入水囊,以清晰显示子宫后壁病变;经阴道超声检查无须充盈膀胱,用特制的阴道探头扫描,对子宫内膜病变及微小肿块显示良好,是检测盆腔血管最准确的扫描方法;经直肠超声,应用于经腹壁扫描声像图欠清楚的未婚妇女或经阴道扫描有困难者;经会阴扫描,可用于判断宫颈、子宫下段的病变;子宫腔内检查主要用于子宫内膜病变的诊断,使用专用腔内探头;经阴道子宫、输卵管声学造影检查是将经阴道超声检查与宫腔内注入生理盐水或对比剂结合起来应用,即子宫、输卵管造影,对比剂为无菌生理盐水、庆大霉素、地塞米松、1.5%过氧化氢。此检查可明确子宫病灶与肌层的关系,并能较清晰地显示病灶的根蒂部情况和血流供应情况,借此对子宫内膜息肉、子宫黏膜下肌瘤作出鉴别。在实时动态情况下,可清晰显示输卵管的充盈,以及对比剂的走向、排空及伞端逸出的情况,既可了解输卵管的通畅度,又可观察输卵管蠕动状态。

3.CT 检查

CT 检查对女性生殖系统病变具有较高的诊断价值,主要用于检查盆腔肿块,对其进行定位,了解肿块与周围的关系及确定其起源和性质;对于已确诊的恶性肿瘤还可进一步显示病灶的范围,可准确地检出腹水及盆腔、腹股沟及腹膜后淋巴结,以利于肿瘤的分期和治疗。

4.MRI 检查

MRI 的多方位、任意角度、多序列成像的特点、较高的软组织分辨率及无放射性损伤,是检查女性生殖系统的最佳影像学方法。能够清晰显示生殖系统的先天性畸形及盆腔内肿块,并能确定肿块的大小、起源及其内部组织成分;能明确分辨子宫、宫颈、阴道各层次、区带的解剖,对子宫内膜癌和宫颈癌的早期诊断、治疗前分期及病变范围的判断有很高的价值,其准确性明显优于 CT 和超声检查。

MRI 检查不需任何特殊准备,只需适度充盈膀胱。子宫内放置节育环的患者,需取环后再做检查。随着 MRI 成像序列不断完善,扫描时间逐渐缩短,并能提供越来越多的图像信息。

动态增强扫描　动态增强扫描可显示子宫内膜癌的强化特征,进一步提高子宫内膜癌和宫腔及肌层的信号对比,并绘制动态增强曲线,在子宫内膜癌的检出、分期等方面具有更高的准确度,还有助于鉴别内膜癌与子宫其他良性、恶性病变。

DWI　DWI 对癌灶的突出显示及能够用 ADC 值量化水分子的扩散状况,准确反映病灶内扩散情况是弥散成像在女性生殖系统应用中的优势。

MR-PWI　MR-PWI 是在注射对比剂后,应用快速成像序列,得到 MRI 信号动态变化过程,从而评估组织的局部灌注,有助于病变的定性诊断。

5. PET 及 PET-CT

PET 和 PET-CT 在女性生殖系统中主要用于宫颈癌和卵巢癌的诊断。其主要作用包括：协助传统诊断方式，将原发或复发癌症进行更正确的分期和对于疑似癌症复发但其他影像方法无法找到病灶，可利用 18F-FDG 早期发现复发病灶。

四、女性生殖系统检查方法的选择

女性生殖系统疾病包括先天性畸形、炎性病变和良、恶性肿瘤，检查主要以超声检查为主。但近年来，MRI 的应用越来越广泛，尤其对子宫、卵巢肿瘤的早期诊断和分期，成为首选的影像检查方法。对于不孕症病因和输卵管是否通畅的诊断，子宫输卵管造影仍占据重要地位。

第二节　正常影像学表现

一、前列腺及精囊横切面声像图

正常前列腺横切面图呈左、右对称的栗子形（图 10 - 1）。包膜回声呈形态整齐的增强光带，内部回声为散在的细小光点，均匀分布。一般不显示尿道，但有时可显示尿道周围组织，呈低回声。高分辨率超声仪在条件良好者，可见到前部的低回声内腺和后部的外腺。前列腺基底部的横切面图，在前列腺的两侧，各有低回声区，为精囊。由此再向上做横切探测，前列腺消失，仅见精囊回声，位于膀胱后方两侧，不可误认为输尿管积水。再向上方做横切扫查，精囊回声消失不见。在前列腺后方常见圆形强回声，周围绕有环形低回声，此是肛门横切面回声。

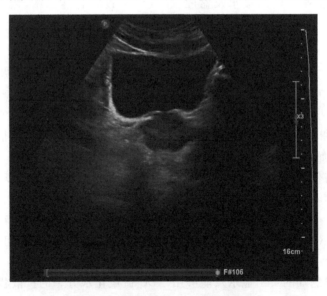

图 10 - 1　正常前列腺声像图（横切面）

二、前列腺及精囊矢状切面声像图

正常前列腺矢状切面呈椭圆形或慈姑形,其尖端向下后方。正中线矢状切面可见尿道内口呈微微凹入。包膜回声明亮、整齐,内部回声均匀(图10-2)。将声束扫查方向移向两侧,在膀胱底部后方见到左、右精囊回声,呈条状低回声区,其上端略尖如山羊角。

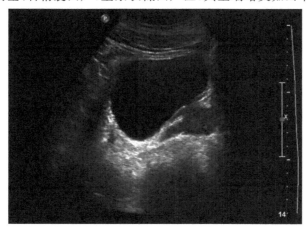

图10-2 正常前列腺声像图(矢状切面)

三、子宫声像图

纵切面前倾或平位子宫一般呈倒梨形,子宫体为实性结构,轮廓线光滑清晰,内部呈均匀的中等强度回声,宫腔呈线状高回声,其周围有内膜围绕(图10-3)。随月经周期的变化,内膜回声有所不同。宫颈回声较宫体稍强,且致密,常可见带状的颈管高回声。子宫颈阴道部即阴道的前后穹隆间常可呈圆形弱回声。横切面子宫(图10-4)近宫底角部呈三角形,体部呈椭圆形。其中心部位尚可见宫腔内膜强回声。后倾位子宫纵切面时其形态呈球形,且多呈弱回声,子宫内膜回声常难以显示(因与声束平行之故)。通过子宫纵切面观察宫体与宫颈的夹角或位置关系,可以了解子宫是否过度前倾或后倾。前位者可见宫体位置前于宫颈,平位者宫体与宫颈位置相等,而后位者宫体位置后于宫颈。子宫下端的阴道,其内气体呈线状强回声,壁为弱回声。

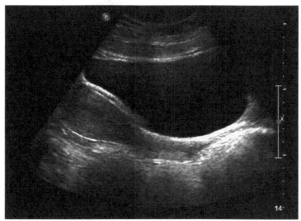

图10-3 正常子宫声像图(纵切面)

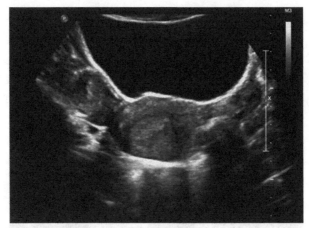

图 10-4　正常子宫声像图（横切面）

四、输卵管及卵巢声像图

　　子宫两侧的附件包括输卵管、阔韧带、输卵管系膜和卵巢。横向扫查时可显示两侧子宫角延伸出输卵管、阔韧带和两侧卵巢。输卵管自子宫底部蜿蜒伸展，呈强回声边缘的管状结构，其内径小于 5 mm，一般不易显示。卵巢通常位于子宫体部两侧外上方，但有很多变异。后倾子宫两侧卵巢位于宫底上方。正常位置的卵巢，其后外侧可显示同侧的输尿管和髂内血管，可作为卵巢定位的标志。正常卵巢切面声像图（图 10-5）呈杏仁形，其内部回声强度略高于子宫。成年女性的卵巢大小约 4 cm×3 cm×1 cm。青春前期，卵泡直径可达 9 mm，8 岁半后和未出现青春期临床征象前，卵巢的发育呈"多囊状"的形态学特点，至少含 6 个卵泡，直径为4 mm左右，这种多囊阶段出现在所有优势卵泡发育和排卵性月经周期前的正常女性儿童。生育期妇女，其大小随月经周期而有所变化，超声可观察到卵泡的生理变化过程，故用于监测卵泡发育。

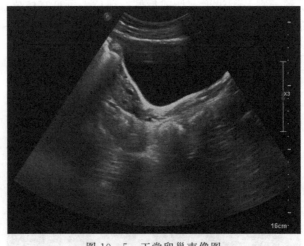

图 10-5　正常卵巢声像图

第三节 基本病变的影像学表现

生殖系统疾病的病理变化及其影像学表现多种多样,但大多包括下列一些基本病变。了解基本病变的病理变化即其影像学表现,对诊断生殖系统疾病是重要的。实际工作中就是观察这些影像学变化,加以综合分析,并作出诊断。

一、前列腺

前列腺对称性增大常见于 BPH 和炎性病变,少数见于前列腺癌。超声示腺体内部回声均匀或稍强并散在点状回声;CT 示腺体内可见点状高密度钙化,多提示 BPH。MRI 可提供更详细准确的诊断,以移行区增大为主并有多发不均匀高信号结节,提示为腺体增生为主的 BPH;若以中等信号结节为主时,则提示基质增生为主的 BPH。超声示内部回声不均且以低回声为主或有强弱不等点片状回声时,提示炎性病变。

前列腺非对称性增大,局部结节状膨隆、分叶状改变,超声示周围区有低、等或高回声结节,CDFI 显示结节内部及周围有丰富血流,血流方向紊乱,提示为前列腺癌;MRI 示 T_2WI 和 T_2 脂肪抑制序列上周围带内出现低信号病灶,常提示为前列腺癌,但也有可能为良性病变,如慢性前列腺炎、肉芽肿性病变和活检后出血。

MRS 有助于鉴别前列腺疾病,正常前列腺组织内含有高浓度的枸橼酸盐(citrate,Cit)、胆碱(choline,Cho)与肌酸(creatine,Cre)等代谢产物。BPH 外周带磁共振波谱表现与正常外周带相似,中央腺体区波谱表现取决于增生成分,腺体增生为主则 Cit 峰较高,Cho 峰和 Cre 峰变化不明显,Cit/Cho 比值增高;若基质增生为主则 Cit 和 Cho 浓度均降低;当 Cit 峰明显下降或消失,Cho 显著升高,两者波峰可呈现倒置,(Cho+Cre)/Cit 的比值显著增高,支持前列腺癌的诊断。PWI 示病灶区血流灌注明显高于正常前列腺组织,DWI 示病灶区 ADC 值低于正常外周带组织 ADC 值时,同样支持前列腺癌的诊断,当诊断前列腺癌时,同时注意周围结构浸润和有无远处转移等。

二、子宫

子宫形态异常,但宫壁各层回声/信号正常者,常见于各种子宫畸形,如双角子宫、单角子宫。若子宫明显小于正常,宫体与宫颈的比例小于 1∶1,常为子宫发育不良或幼稚子宫。

子宫增大,轮廓不规则或局限性隆起,常见于子宫肌瘤、子宫肉瘤或子宫内膜癌。近浆膜面的肌瘤易造成子宫形态的不规则;宫腔内膜呈现"宫腔分离征",其间有中等或弱回声团块,T_1WI 呈均匀中等信号、T_2WI 呈均匀低信号常见于黏膜下肌瘤或息肉,有时肌瘤可以有钙化表现。若为混杂回声的实性肿块,CDFI 显示肿块周围及内部血流丰富,MRI 示 T_1WI 呈等或高信号,T_2WI 呈中高信号并侵及邻近区带,有结合带破坏、中断,并呈不均匀强化,为子宫内膜癌。若 T_2WI 示子宫体的低信号结合带弥漫性或局限性增厚,超声示粗粒状不均匀强回声或低回声区,子宫内膜线呈弧形向前或向后移位,为子宫腺肌病。

宫颈外形异常,局部不规则增厚,前后唇不对称,表面不光滑,黏膜回声中断,肿块回声不均匀以低回声为主,MRI 示 T_1WI 呈等低信号,T_2WI 呈高信号,常为子宫颈癌。

三、卵巢

卵巢的囊性肿块，囊壁菲薄光滑，超声呈一致性透声暗区，MRI 呈水样信号，提示为卵巢囊肿或囊腺瘤。囊腺瘤还常同时伴有囊内分隔，其中，浆液性囊腺瘤分隔纤细，MRI 示较大的单房结节，T_1WI 呈低信号，T_2WI 呈高信号；黏液性囊腺瘤囊壁较厚，并常有较多的分隔，T_1WI 和 T_2WI 上囊液的信号均高于浆液性囊腺瘤，并且各囊间的信号也常不一致。囊壁不光滑，囊壁厚薄不均，囊内分隔较厚并见明显实性部分，超声示内部回声不均匀，MRI 呈混杂信号，并见实性部分强化，常为囊腺癌。超声示囊内有明显的点团状强回声，可伴声影，有时可见囊内"脂液分层"，MRI 示内部信号混杂，内有脂肪高信号或钙化低信号，常为囊性畸胎瘤。

卵巢实性肿块，形态规则，边缘光滑，内部回声/信号均匀，常不强化或轻度强化，常为良性肿瘤。形态不规则，边界不清，内部回声强弱不均并伴有杂乱的点团状回声，MRI 示信号不均匀，增强检查可见明显不均质强化，常为卵巢恶性肿瘤。

第四节　疾病诊断

一、先天畸形

生殖系统在胚胎发育过程中，由于激素不足、通道未闭合、发育不全或分隔不全等原因导致先天畸形。男性生殖系统先天畸形可发生于睾丸或尿道，病种少于女性生殖系统先天异常。不同的畸形可合并存在，亦可合并其他器官系统的畸形。女性生殖系统先天畸形可见于女性生殖系统各个部分。外阴异常容易发现，内生殖器异常要到青春期后或结婚、妊娠，乃至分娩时才能发现。

隐睾症

案例引入 ▶

　　患儿，男，1 岁，出生时即发现左侧阴囊空虚，未扪及睾丸，曾于当地医院诊断为左侧隐睾（腹股沟型），予药物治疗，左侧睾丸仍未降至阴囊，为求进一步诊治来我院就诊。专科检查：阴茎、阴囊发育尚可，右侧阴囊内可触及睾丸，大小、质地正常，左侧阴囊空虚，未及睾丸，左侧腹股沟区外环口上方可及大 2 cm×1.5 cm 包块，质中，边界清，活动度好。

　　超声所见：右侧睾丸大小约 1.4 cm×1.1 cm，左侧睾丸区未探及睾丸回声，左侧腹股沟区探及大小约 1.1 cm×0.8 cm 实性等回声包块，形态规则，内回声均匀（图 10-6）。超声印象：左侧隐睾。

【病因病理】

隐睾是指睾丸未能按照正常发育进程从腰部腹膜后下降达阴囊底部或下降不全，阴囊内没有睾丸或只有一侧有睾丸。睾丸胚胎期起源于后腹膜的生殖嵴，正常情况下，睾丸通过内环口、腹股沟管及外环口向外脱出，并跟随腹膜鞘突的外突而出现，再沿睾丸韧带尾端阴囊支而进入阴囊底部。但许多因素可影响睾丸的正常下降，造成睾丸在下降过程中停留在腹股沟的

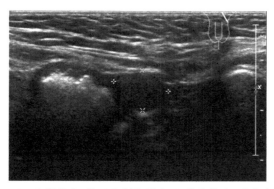

图 10-6　左侧睾丸,位于左侧腹股沟区,体积偏小,形态尚规则

内环、管内或外环,发生不同程度的下降不全。异位睾丸不多见,主要位于腹股沟皮下、会阴、大腿内侧及阴茎根部。

【临床表现】

大多数患者阴囊空虚,单侧或双侧腹股沟肿块,部分患者因不育就诊。

【影像学表现】

超声表现　位于腹股沟区隐睾的声像图表现为实性、边界清晰光滑的椭圆形或类圆形均匀致密的中等或较低回声团块,隐睾睾丸大小正常或较健侧小,边界清,内回声均质,与阴囊内正常睾丸声像图相似(图 10-7),但是隐睾无正常睾丸的可压缩性及周围液性暗带;位于腹腔内的隐睾与腹股沟部的超声表现大致相同,表现为腹腔内实性低回声团块,边界清,内部回声均质。隐睾的睾丸可萎缩并可钙化,部分隐睾内可见睾丸纵隔的强回声光带;CDFI 检查时,发育较好的隐睾内部及周围可见点状及条状血流信号,部分可见粗大的动脉血管流入,流速正常,其动脉频谱为低速低阻型血流频谱,发育不良的隐睾内一般无明显血流信号;若位于腹腔内的隐睾 CDFI 显示内部血流较丰富,伴有粗大的动脉血管流入,应高度怀疑恶变。

CT 表现　为睾丸下降通路区的卵圆形软组织肿块,带着一个鼠尾状软组织影。腹股沟管是好发部位,应该作为观察重点。盆腔内隐睾容易与肠襻、血管、淋巴结等混淆,增强扫描和口服对比剂便于区分。

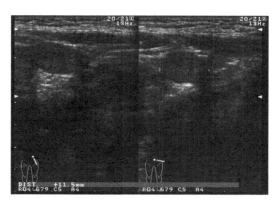

图 10-7　隐睾症

于左侧腹股沟区见一卵圆形类睾丸组织回声,大小约 1.2 cm×0.7 cm×0.6 cm,
边界清晰、光滑,内部回声均匀

MRI 表现 常见发生部位（腹股沟管及内、外环处）可见椭圆形软组织信号，T_1WI 睾丸与盆壁肌肉信号相似或稍低。T_2WI 为高信号，T_2 脂肪抑制序列上信号更高，接近膀胱内的液体信号，使睾丸显示更加清楚。大多数隐睾的体积较对侧正常睾丸小，呈椭圆形或结节状，且边缘欠光整，提示睾丸多伴有发育不良。

【诊断与鉴别诊断要点】

患者多为单侧或是双侧阴囊空虚、不育。超声诊断隐睾症是近年诊断隐睾的重要检查方法之一，对隐睾的定位、大小、内部结构异常及并发症的有无均有一定的诊断价值，它弥补了临床检查的不足，使术前对隐睾症可进行充分的评估。MRI 上隐睾需要和腹股沟疝、睾丸鞘膜下引带相鉴别，疝内肠襻多含水、气体或脂肪，仔细分析信号改变较易同隐睾相鉴别；睾丸鞘膜下引带为睾丸下极与阴囊间的索状引带为纤维结构，T_1WI 和 T_2WI 多为低信号且较细长，而隐睾相对较短，信号高于腹壁肌肉。

二、前列腺疾病

前列腺是男性特有的性腺器官，为不成对的实质性器官，由腺组织和肌组织构成，位于膀胱颈部下方，包绕尿道的前列腺部，其大小和重量随年龄而变化，随青春期发育而增长，进入老年后逐渐退化萎缩。前列腺疾病是成年男性的常见疾病，包括前列腺增生及前列腺癌等。

（一）前列腺增生

【病因病理】

前列腺增生（BPH）亦称前列腺肥大，是老年男性常见病。男性自 35 岁以上前列腺可有不同程度的增生，50 岁以后出现临床表现。良性前列腺增生的病因不清，但目前公认老龄和有功能的睾丸是发病的基础，两者缺一不可。

增生主要发生在仅占前列腺体积 5% 的移行带，多发生于尿道两侧与后方，起初呈多中心无腺体的纤维肌样结节，它的刺激使邻近的腺体增生，上皮向结节内浸润，形成间质腺样混合体。前列腺体积和重量都增加，质地较韧，重量达 100 g 或更多。前列腺腺体、结缔组织和平滑肌不同程度增生，形成单个或多个边界清楚的增生结节。

【临床表现】

本病的症状决定于梗阻的程度和病变发展的速度，以及是否合并感染和结石，而不在于前列腺本身的增生程度。尿频是前列腺增生最早期的症状，夜间较显著，以后出现进行性排尿困难，直肠指诊可触及前列腺体积增大和增生结节。

【影像学表现】

超声表现 显示前列腺呈均匀对称性增大，以内腺增大为主，前列腺失去原来的栗子形或三角形，常呈半圆形或球形。边界仍整齐、清晰，肿大的前列腺突向膀胱，各个经线均增大。前列腺内部回声增多、增粗、分布不均匀，表现为较强光点、光斑、钙化线，部分患者可见边界清晰、中等强回声结节影，可单发或多发，形态规则呈类圆形，界限清晰。前列腺体积的测量式为：总体积＝横径×前后径×长径×0.52（cm^3）。

TRUS 是经直肠探查前列腺，由于探头频率高，靠近前列腺，从而弥补了经腹壁受耻骨联合的限制而无法取得前列腺的完整图像的不足，可以精确测量前列腺的体积，观察前列腺的形态及回声变化。

　　彩色多普勒(CDFI)和多普勒能量图(PDI)可观察前列腺内血流情况。前列腺增生和前列腺癌均可见较丰富的血流信号,但前列腺增生多为对称性内腺血流增多,而前列腺癌则内、外腺血流分布不对称。

　　CT 表现　平扫前列腺体积弥漫性均匀增大。正常前列腺上缘低于耻骨联合水平,如耻骨联合上方 2 cm 或更高层面仍可见前列腺,或(和)前列腺横径超过 5 cm,即可诊断前列腺增生。平扫增生腺体呈等或略高密度,增大的前列腺密度均匀,形态规则,增生明显者呈结节状或分叶状软组织肿块影突入膀胱轮廓内,前列腺结节状增生表现为前列腺内见单个或多个大小不等的结节灶,结节与正常的前列腺组织密度相似。增生的前列腺内可见密度均匀或不均匀的点状或斑片状高密度钙化影,前列腺包膜完整,周围脂肪间隙清晰,增强扫描早期呈不均匀结节状强化,延迟扫描趋于均匀强化,增生结节与正常组织强化一致。

　　MRI 表现　在 T_1WI 上,增大的前列腺呈均匀低信号,边缘光整,形态对称,其内增生结节呈稍低信号。在 T_2WI 上,显示中央区和移行区体积明显增大,增生结节根据增生的组织成分不同其信号高低不同;若以腺体增生为主则为高信号;若以基质增生为主则主要表现为低信号;两种成分混杂存在时,则为高低不等混杂信号。增生结节周围可见菲薄而光滑的低信号环,为假包膜,以脂肪抑制的 T_2WI 显示较好。周围区仍是较高信号,显示受压变薄。在增大的移行区、中央区与变薄的周围区之间可见环形线状低信号影,代表外科包膜。增大的前列腺压迫并突入膀胱颈部,推移精囊。中叶增生结节向前、向上增生,压迫膀胱底部;在矢状面上显示"突入"膀胱内,呈圆形或是分叶状(图 10 - 8)。

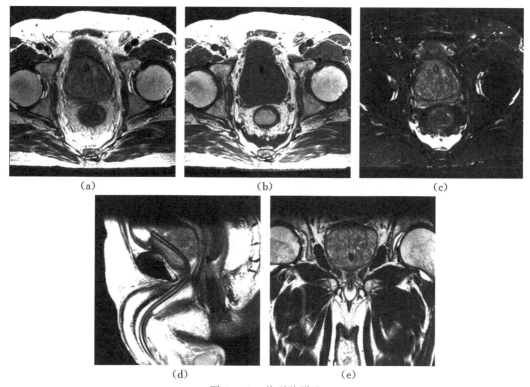

(a)　　　　　　　　　　(b)　　　　　　　　　　(c)

(d)　　　　　　　　　　(e)

图 10 - 8　前列腺增生

前列腺明显对称性增大,中央带和移行带明显增大,T_2WI 呈明显不均匀等高信号表现,双侧周围带明显变薄,并呈等 T_1 短 T_2 异常信号表现,中央带和移行带与周围带之间界限清楚,前列腺包膜光滑完整,尿道内可见一管状影

【诊断与鉴别诊断要点】

老年男性有进行性排尿困难的病史，膀胱及尿道无异常，影像学检查前列腺呈对称性增大，边界光滑整齐，超声、CT 和 MRI 显示内部回声、密度和信号均匀或不均匀，影像学检查一般能作出诊断，其中 MRI 在观察和诊断前列腺增生具有较大优势，应作为首选影像学检查方法。本病应与前列腺癌进行鉴别，在 MRI 的 T_2WI 表现为低信号肿块，病变可侵犯包膜及周围结构，MRS 显示（Cho＋Cre）/Cit 比值升高，对鉴别前列腺癌有较高的特异性。血清前列腺特异抗原（prostate specific antigen，PSA）水平明显升高。

（二）前列腺癌

【病因病理】

前列腺癌多发生于老年男性，其病因不明，可能与遗传、食物、环境、性激素等有关，其中以类固醇激素的关系最密切，降低体内雄激素的水平可抑制部分前列腺癌。前列腺癌 95％为腺癌，常从前列腺的外周带发生，并可突破前列腺被膜，进而侵犯周围脂肪、精囊和邻近结构。前列腺癌可经局部、淋巴结和血行扩散，血行转移以脊柱、骨盆最为多见。

【临床表现】

本病早期多数无明显临床表现，常在直肠指诊、超声检查、血清 PSA 测定或前列腺增生手术标本中偶然发现。前列腺癌常合并前列腺增生，其早期临床表现也类似。直肠指诊可触及前列腺硬结，表面不规则。当肿瘤较大，引起膀胱颈和后尿道梗阻时，可有排尿困难、尿潴留、尿失禁或血尿等。部分患者以转移症状就诊。

【影像学表现】

超声表现　前列腺增大，形态不规则，内部回声杂乱，可见团块结构。早期前列腺癌呈低回声结节，位于外腺区，少数肿瘤可为等回声或非均质回声病灶，病灶呈浸润性生长，边界模糊不清，形状不规则，呈分叶状，较大者可致局部被膜外突，可向后压迫直肠（图 10-9）。

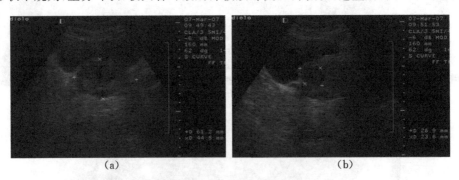

图 10-9　前列腺癌超声表现

(a)和(b)分别为前列腺横切面和纵切面，示前列腺明显不规则增大，大小约 6.1 cm×4.5 cm，边缘不规则，内部回声不均，于前列腺上部见一类圆形低回声区，大小约 2.9 cm×2.4 cm，病灶向膀胱腔内突出

CDFI 表现　前列腺癌的血流多位于结节周围或伸入其内，血流信号集中，呈枝条状或簇丛状。高分化者前列腺内血供较少，低分化者血供极丰富。

CT 表现　前列腺癌病灶未突破包膜者为包膜内型，CT 诊断较困难，当癌肿突破包膜时前列腺外形不规则,多表现为后侧缘低或略低密度结节状、块状突起。周围盆底筋膜受浸润,脂肪间隙消失,增强扫描多表现为均匀强化的前列腺组织内见无明显强化肿块影,也有不典型的小癌灶早期强化明显,延迟扫描强化程度减低呈充盈负影。前列腺癌一般在动脉晚期达到峰值,时间密度曲线呈缓升缓降型或是速升速降型。

MRI 表现　T_2WI 上主要表现为单发或多发的结节状的低信号区,或一侧前列腺外周带弥漫的低信号影和(或)前列腺带状结构破坏并且外周带与中央腺体界线消失,T_1WI 上肿瘤与前列腺呈等信号。

MRS　前列腺病变区 Cit 峰值明显下降,Cho 峰明显升高,而 Cre 一般无明显变化,(Cho+Cre)/Cit 的比值显著升高,提示前列腺癌。

DWI　前列腺癌的表观扩散系数(ADC)值要低于非癌区域(图 10 - 10)。

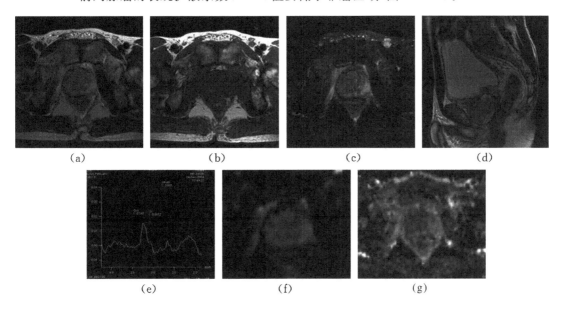

(a)　　　　　　　(b)　　　　　　　(c)　　　　　　　(d)

(e)　　　　　　　(f)　　　　　　　(g)

图 10 - 10　前列腺癌

前列腺形态无明显异常改变,右侧周围带和右侧中央腺区内见不规则等 T_1 短 T_2 异常信号灶,T_2 压脂像病灶呈不均匀低信号表现。DWI($b=600\ s/mm^2$)图像示病灶区呈混杂高低信号改变,于 ADC 图见病灶区呈明显低信号表现。MRS 示 Cit 峰明显降低,而 Cho 峰明显升高

PWI　发生于外周带和中央腺体的前列腺癌灌注扫描的开始强化时间和峰值出现时间均早于非癌组织,而且前列腺癌的平均血流量(BF)和血管间隙容量要明显高于非癌区域。

PET-CT 表现　通过 11C-胆碱 PET-CT 图像检测前列腺癌可见病灶区呈明显放射性浓聚。在目测法观察的同时,采用半定量分析,以前列腺病灶/肌肉组织>2.48 为诊断前列腺癌的标准,以骨骼、淋巴结及肺结节局部放射性浓聚为诊断转移灶的标准。

【诊断与鉴别诊断要点】

MRI 是较理想检查方法,通过前列腺外周带形态、信号的改变可以明确提示,但诊断位于中央区、移行区的肿瘤有一定的局限性,MRI 波谱成像有利于前列腺癌的诊断。影像学鉴别困难时,需要靠血清 PSA 及穿刺活检证实。

三、子宫疾病

子宫是女性生殖系统中重要的组织器官之一，涉及女性一生中的妇科、产科、计划生育、妇女保健和生殖健康等问题，也与性和生殖等关系十分密切。子宫疾病是指子宫区域发生的各种病变，如炎症、损伤、肿瘤以及癌前病变等，是女性最常见的疾患之一。子宫常见疾病包括子宫肌瘤、子宫内膜异位症、子宫息肉、子宫内膜癌等。子宫疾病的原因有流产、放取环等宫腔操作及感染等。

（一）子宫肌瘤

子宫肌瘤是女性生殖系统最常见的良性肿瘤，也是人体最常见的肿瘤，多发于 30～50 岁，其中 40～50 岁最多见。

【病因病理】

子宫肌瘤确切病因不明，可能与女性激素尤其是与雌激素有关，另外神经中枢活动对肌瘤的发生也可能起重要作用。

根据肌瘤发生部位可分为宫体部肌瘤和宫颈部肌瘤，以宫体部肌瘤占绝大多数。肌瘤原发于子宫肌层，可分为肌壁间肌瘤、浆膜下肌瘤和黏膜下肌瘤 3 种，其中肌壁间肌瘤最为常见。子宫肌瘤常多发，各种类型肌瘤可发生于同一子宫，称子宫多发肌瘤。肌瘤为实性球形占位，表面光滑，界限清楚，肌瘤周围肌层受压形成假包膜。常见肌瘤变性有玻璃样变、囊性变、红色变性、脂肪变性、钙化及肌瘤恶变，其中以玻璃样变最为常见。

【临床表现】

子宫肌瘤患者多无明显症状，偶于体检时发现。常见症状有经量增多、经期延长甚至继发贫血，肌瘤较大时患者自诉与下腹正中可扪及质硬肿块，有时可有腰酸、下腹坠胀及白带增多。

【影像学表现】

超声表现 肌壁间肌瘤声像图可显示为子宫增大，单发肌瘤表现为低回声团块，肌瘤内可呈漩涡状或条纹状回声，肌瘤可压迫宫腔使内膜线偏移。黏膜下肌瘤声像图常显示"宫腔分离征"，其间可见等回声或弱回声肿块；浆膜下肌瘤显示为子宫体浆膜下有球形或结节状肿物突出，瘤体与子宫相连无分离现象。子宫肌瘤变性可使声像图表现复杂化、多样化，当肌瘤体积较大血供不足时可出现玻璃样变，肌瘤内漩涡状结构消失，回声减低。囊性变时肌瘤内可见不规则囊性结构，肌瘤钙化时常表现为肌瘤周边弧形强回声伴后方明显衰减。

CT 表现 平扫显示子宫体积增大，轮廓不规整，向外突出的瘤体与周围脂肪有清晰界限。肌瘤与肌层可呈均质或不均质的等密度，瘤体有时可见环状或弧状钙化（图 10 - 11）。增强扫描可见肌瘤与肌层呈明显均匀强化，囊性变区域无强化。肌瘤变性时，肌瘤密度一般低于肌层。对肌瘤玻璃样变、红色样变，CT 图像无特异性。

MRI 表现 子宫增大，轮廓不平整。在 T_1WI 上肌瘤与周围肌层信号相近，T_2WI 上肌瘤呈极低信号。肌瘤变性可致信号明显不均，根据不同病理改变其信号各异。玻璃样变 T_2WI 上呈低信号，黏液样变 T_2WI 上呈高低混杂信号，囊性变 T_2WI 上呈高信号，红色样变及脂肪变性时 MRI 影像上呈不同时期的出血信号和脂肪信号。肌瘤恶变时因肌瘤内有不规则出血及坏死，T_1WI 上呈高信号，在 T_2WI 上呈混杂信号，增强后早期即有强化是其特点。

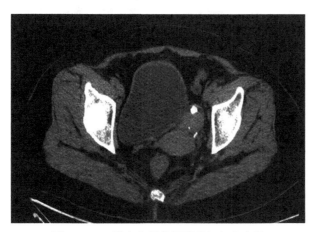

图 10-11 子宫左侧类圆形软组织密度影
密度与子宫呈等密度,边缘可见钙化

【诊断与鉴别诊断要点】

子宫肌瘤应与以下疾病进行鉴别:子宫腺肌病、卵巢肿瘤、子宫内膜息肉、子宫恶性肿瘤、子宫肥大症、子宫先天畸形、葡萄胎、陈旧性异位妊娠等。

(二)子宫颈癌

子宫颈癌在妇科恶性肿瘤中占第一位。患者发病年龄有两个高峰,分别是 35～39 岁和 60～64 岁。

【病因病理】

子宫颈癌可能由多种因素综合导致,一般认为其发病与性生活紊乱、早年分娩、多产、密产及经济状况和地理环境等因素有关。近年研究表明,某些病毒如人乳头瘤病毒、单纯疱疹病毒Ⅱ型等与子宫颈癌有一定关系。

子宫颈癌好发于宫颈鳞状上皮和柱状上皮交界的移行带区,鳞癌占绝大多数,其次为腺癌。子宫颈癌经历宫颈正常上皮—上皮内瘤样病变—癌的发展过程,其病程一般较长,甚至达 10 年。

【临床表现】

早期子宫颈癌常无症状。常见症状有接触性阴道流血;阴道排液增多,可呈白色或血性,有腥臭;至晚期病灶侵及周围盆腔组织及盆壁、压迫直肠、输尿管、坐骨神经时可出现腰痛、肛门坠胀、便秘、里急后重、尿频、尿急、下肢疼痛等症状。

【影像学表现】

超声表现 Ⅰ期,超声对癌灶不能识别,或仅显示为宫颈局部低回声区;宫颈不规则增大,宫颈管受浸润阻塞时表现为子宫增大,尤其绝经后的子宫增大,宫腔内可见积液。Ⅱ期,肿块向宫旁浸润,宫旁可见不规则低回声包块(图 10-12)。Ⅲ期及Ⅳ期,肿块向前侵及膀胱,可见膀胱后壁浆膜层及肌层回声中断并向膀胱内突出,与后方肿瘤病灶无分界;肿块侵及输尿管可见肾积水及输尿管梗阻的声像图改变。

CT 表现 Ⅰ期,CT 平扫检查可无异常,肿瘤较大时显示宫颈增大,但边缘规整,其内可因坏死呈略低密度灶,强化扫描肿瘤强化程度低于残留的宫颈组织,宫旁结构无异常密度灶。

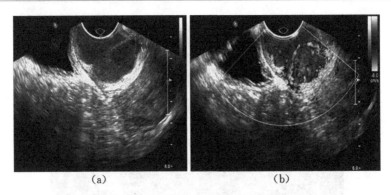

图 10 - 12　子宫颈癌超声图像

宫颈处见一范围约 2.4 cm×3.4 cm 不规则低回声区,内见丰富血流信号,考虑子宫颈癌

Ⅱ期,宫颈增大,边界模糊,轮廓不规整,宫旁可见与宫颈相连的软组织密度包块,宫旁脂肪组织密度增高。Ⅲ期,肿瘤可侵犯盆壁,累及闭孔内肌及梨状肌,盆腔淋巴结可显示肿大。Ⅳ期,肿瘤累及膀胱及直肠时,这些结构周围低密度脂肪间隙消失,膀胱及直肠壁增厚,可见肿块影,可有其他脏器转移灶及腹膜后淋巴结肿大。

MRI 表现　可清晰显示宫颈各带解剖及宫颈与阴道的分界,因此肿瘤范围的显示要优于 CT 检查(图 10 - 13)。Ⅰ期,对于微小肿瘤,MRI 不能辨别,当癌灶明显侵犯宫颈基质时,T_2WI 上显示为中等信号包块,低信号纤维性宫颈基质中断,它使宫颈管扩大或脱入阴道内。Ⅱ期,宫颈显示增大,宫旁出现包块,宫旁脂肪组织内出现异常信号影。Ⅲ期,肿瘤累及盆壁,向下侵及阴道下部,可出现肾积水表现。Ⅳ期,膀胱及直肠受累,其周围脂肪层消失,膀胱壁或直肠壁增厚或有肿块。

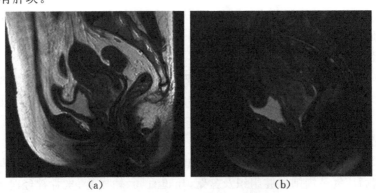

图 10 - 13　子宫颈癌 MRI 图像

宫颈增大,可见软组织肿块,T_2WI、压脂像序列像呈略高信号

【诊断与鉴别诊断要点】

　　子宫颈癌需与子宫颈肥大、子宫颈部肌瘤、子宫内膜癌等疾病相鉴别。宫颈肥大由子宫颈慢性炎症及多产等原因所致,宫颈与宫体肌层连续,回声均匀。子宫颈部肌瘤虽有宫颈部肿块,但肿块边界清晰,无浸润征象。子宫颈癌合并宫腔积液应与子宫内膜癌合并宫腔积液相鉴别,子宫内膜癌患者除有绝经后阴道排液及流血,还表现为子宫内膜弥漫性不均质增厚或形成团块状回声,子宫肌层常受累有浸润征象。

（三）子宫内膜癌

子宫内膜癌又称子宫体癌，多数为腺癌，为女性生殖道常见三大恶性肿瘤之一，高发年龄为绝经后 60 岁左右的老年患者。

【病因病理】

子宫内膜癌确切病因未明，可能与广泛应用外源性雌激素使子宫内膜处于长期持续刺激状态、体质因素、遗传因素及绝经后延等有关。大体病理依病变形态和范围可分为局限型和弥漫型。局限型多见于宫底部及宫角部，呈小菜花样或息肉样。弥漫型分布范围广，累及大部甚至全部子宫内膜，伴子宫肌层不同程度受浸润。转移途径主要有直接蔓延、淋巴转移，晚期可有血行转移。

【临床表现】

本病早期无明显症状，仅在体检时偶然发现。常见症状有绝经后阴道流血、阴道排液增多伴异味、下腹部及腰骶部疼痛，晚期常伴全身症状呈恶病质及全身衰竭。早期妇科检查可无异常，随病情进展可扪及子宫增大、子宫固定及盆腔不规则肿物。

【影像学表现】

超声表现　早期子宫内膜癌，超声可无特殊异常表现。进展期及晚期子宫内膜癌超声表现：子宫体积增大，轮廓规则或呈分叶状；弥漫性肿瘤显示内膜不均匀增厚，并可向下延伸至宫颈管（图 10-14），局限性肿瘤仅累及部分内膜，呈结节状回声，肿瘤出现出血、坏死时，其内部呈不规则无回声区；肿瘤侵及肌层时，肌层内可见不规则团块状回声，CDFI 示肿瘤周边及内部实性成分较丰富的血流信号，频谱多普勒显示为低阻动脉血流信号；肿瘤阻塞宫颈管时可见宫腔积液；宫旁受累时可见宫旁不规则实性肿物，累及膀胱时可见膀胱壁不规则增厚或肿块形成；腹膜后可有肿大淋巴结。

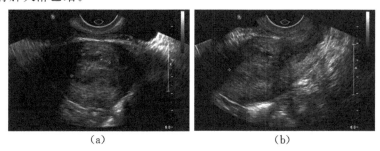

　　　　　（a）　　　　　　　　　　　　（b）

图 10-14　子宫内膜癌超声图像

宫腔内膜增厚，呈结节状，不规则，范围约 2.4 cm×1.7 cm×3.3 cm，连续至宫颈内膜，考虑为子宫内膜癌

CT 表现　Ⅰ期肿瘤，当病灶较小未侵犯肌层时，显示正常；当肿瘤浸润肌层时，子宫显示增大，增强扫描肿瘤强化不如正常肌层明显而显示为低密度肿块，边界欠清。Ⅱ期肿瘤，累及宫颈时，显示宫颈不规则增大，由于肿瘤阻塞宫颈管而致宫腔积液。Ⅲ期肿瘤，宫旁组织受累，正常脂肪低密度消失，代之以不规则肿块影。Ⅳ期肿瘤，膀胱或直肠受累时显示局部膀胱壁或直肠壁增厚或形成肿块，也可发现腹膜后淋巴结肿大及远处脏器转移。

MRI 表现　MRI 具有较高诊断价值，可判断肌层受累深度、有无宫颈侵犯及宫外蔓延，有助于临床治疗及预后判断。Ⅰ期肿瘤，病变局限于内膜时，MRI 仅显示内膜增厚，T_2WI 上呈中等或高信号，但比正常内膜信号为低。增强 T_1WI 检查示子宫内膜癌的信号强化程度不同于正常肌层，可准确评价肿瘤的范围及侵犯深度。Ⅱ期肿瘤，T_2WI 示肿块延伸至宫颈并使宫颈管扩张，肿瘤进一步侵犯可破坏和中断低信号的宫颈纤维基质带。Ⅲ期及Ⅳ期肿瘤蔓延至宫旁组织，使信号发生改变，盆腔及腹膜后淋巴结肿大，同时可有宫腔积液（图 10 - 15）。

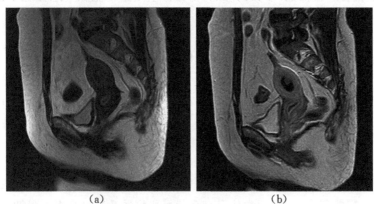

(a)　　　　　　　　　　　(b)

图 10 - 15　子宫内膜癌 MRI 图像

子宫内膜增厚，子宫体部宫腔内见软组织信号，增强扫描中度强化

【诊断与鉴别诊断要点】

本病主要与以下疾病进行鉴别：子宫内膜增生症、子宫肌瘤变性、绒癌、子宫平滑肌肉瘤等。子宫内膜癌的诊断主要依赖分段诊断刮宫及细胞学检查，影像学检查的目的在于明确肿瘤范围。

四、卵巢疾病

卵巢是女性生殖腺，能产生并排出卵子，分泌甾体激素，具有生殖和内分泌功能。卵巢常见疾病包括卵巢囊肿、多囊卵巢综合征、卵巢良性肿瘤和卵巢癌等。这些卵巢疾病都会导致女性卵巢功能衰退，造成内分泌紊乱，出现提前衰老的现象，同时也是女性不孕的重要原因。

（一）卵巢囊肿

卵巢囊肿一般指非赘生性囊肿，主要包括滤泡囊肿、黄体囊肿、黄素囊肿、多囊卵巢综合征等。功能性囊肿和单纯性囊肿可自行消退。多数囊肿为单侧发生，部分可为双侧性。简要分述如下。

滤泡囊肿　由于卵泡不成熟或成熟后不排卵，卵泡未破裂或闭锁而持续性增大，卵泡液潴留而形成。直径一般 1～3 cm，最大不过 5 cm。此型多单发。

黄体囊肿　黄体形成过程中，黄体血肿、液化所致。直径一般 3 cm 左右。妊娠黄体也可形成囊肿，一般于妊娠 3 个月内消失。

黄素囊肿　与滋养层细胞伴发，葡萄胎患者一半以上有黄素囊肿，由于 HCG 刺激卵泡使之过度黄素化所致，多为双侧性。

多囊卵巢综合征　与内分泌失调有关，临床多伴闭经、多毛、肥胖、不孕等症状。此型多双侧发病。

【影像学表现】

超声表现　超声检查为检查卵巢囊肿的最简要方法。一般表现为单侧或双侧附件区圆形、卵圆形壁薄囊性无回声结构，边界清晰，形态规则，透声好或欠佳，后方有增强效应，多房性囊肿内可见纤细分隔样回声。

CT 表现 单侧或双侧附件区圆形及类圆形液体密度囊腔。增强扫描无信号强化。

MRI 表现 大多数囊肿在 T_1WI 上为水样低信号,在 T_2WI 上为高信号。囊液含蛋白时,在 T_1WI 信号高于水。囊肿内有出血时,T_1WI 呈高信号,增强扫描无信号强化。

【诊断与鉴别诊断要点】

根据上述典型表现一般不难诊断,有些囊肿内有分隔,需与卵巢囊腺瘤进行鉴别。

(二)卵巢囊腺瘤

卵巢囊腺瘤是发生于体腔上皮的卵巢良性肿瘤,系来自覆盖卵巢表面的上皮组织,具有高度多能性。其向输卵管上皮化生,则形成浆液性肿瘤;向宫颈柱状上皮化生,则形成黏液性肿瘤。

【病因病理】

浆液性囊腺瘤占所有卵巢良性肿瘤的 25%,主要发生于生育年龄妇女,双侧发病率占 15%,分为单纯性及乳头状两种。前者囊壁光整,多为单房;后者囊壁有乳头状物突起,有时可见沙粒体样钙化,多为双侧多房性。浆液性囊腺瘤的囊内液体呈草黄色或棕色稀薄浆液。黏液性囊腺瘤较浆液性囊腺瘤少见,多为单侧多房性,囊壁较厚,囊内含黏液性或胶冻状、藕糊状液体,囊肿一般体积较大,破裂可引起腹膜种植,产生广泛的腹膜黏液瘤。

【临床表现】

肿瘤较小时,多无症状,可在妇科检查时偶然发现。肿瘤较大时,可于腹部扪及肿块。肿瘤占据盆腔、腹腔时,即出现压迫症状,如尿频、便秘、心悸、气促等症状。

【影像学表现】

超声表现 浆液性囊腺瘤声像图表现有:肿瘤边界清晰,形态规则,囊壁光整较薄,有的囊内可见纤细分隔回声,肿块后方可见回声增强。CDFI 示乳头状突起可见点状血流信号。黏液性囊腺瘤声像图表现为:肿瘤呈圆形、椭圆形无回声区,多单侧性,囊壁较厚。无回声区内可见细密散在光点无回声区内可见多发分隔,呈多房性改变,分隔较浆液性囊腺瘤厚,肿瘤一般较大,多在 10 cm 以上,甚至占满腹腔、盆腔,少数肿瘤囊壁可见乳头状突起。CDFI 示囊壁及部分分隔可见点状血流信号。

CT 表现 其为盆腔较大肿块,肿块呈水样低密度。黏液性者密度较高,可为单房性或多房性,少数囊壁可见乳头样突起。增强扫描囊壁、内隔及乳头样突起,可见信号强化(图 10 - 16)。

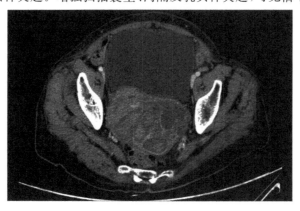

图 10 - 16 卵巢囊腺瘤 CT 图像
盆腔内多房肿块,轻度强化,子宫受压右移

MRI 表现 两种肿瘤均显示为大小不等、边界清晰的肿块，呈圆形或类圆形，囊内可有分隔，有的囊壁可见乳头状突起。浆液性囊腺瘤表现为长 T_1 低信号和长 T_2 高信号；黏液性囊腺瘤因囊内含蛋白成分在 T_1WI 和 T_2WI 上均呈较高信号。增强扫描检查后囊壁和内隔及乳头，可见强化信号。

【诊断及鉴别诊断要点】

单纯性浆液性囊腺瘤应与卵巢非赘生性囊肿鉴别，体积较大的浆液性囊腺瘤应与重度肾积水、过度充盈的膀胱、膀胱憩室等疾病进行鉴别。黏液性囊腺瘤应与阑尾黏液性肿瘤、腹腔内囊性包块及包裹性积液等进行鉴别。浆液性囊腺瘤、黏液性囊腺瘤之间及与囊腺癌之间也需进行鉴别。

（三）卵巢癌

卵巢癌是女性生殖系统常见的恶性肿瘤。囊腺癌占多数，其中浆液性囊腺癌占卵巢恶性肿瘤的 50% 左右。

【病因病理】

卵巢囊腺癌来源于体腔上皮，多由囊腺瘤恶变而来。浆液性囊腺癌为最常见的卵巢恶性肿瘤，多为双侧性，体积较大，呈囊实性，腔内充满乳头状突起，易出血、坏死，囊液混浊，30% 有沙粒体。黏液性囊腺癌约占卵巢恶性肿瘤的 10%，单侧多见，瘤体一般较大，囊壁可见乳头状突起或不规则实性成分，囊实性，囊内可见分隔且分隔较厚，囊液混浊或血性。

【临床表现】

早期常无症状，妇科检查时偶有发现。一旦发现，常伴有腹部肿块和腹水等症状。肿瘤周围神经受累可致腰腹或下肢疼痛，压迫盆腔静脉可致下肢浮肿，晚期可出现消瘦、严重贫血等恶病质征象。

【影像学表现】

超声表现 单侧或双侧附件区可见囊实性包块，囊壁厚薄不均匀，分隔厚且不均匀，其上可见乳头状回声突入囊内或侵犯壁外。肿瘤伴出血、坏死时，可见无回声区内点团状回声，随体位改变而移动。晚期肿瘤向腹膜转移，可出现腹水及腹膜多发结节。实质性脏器转移可见相应占位征象，腹膜后可见肿大淋巴结。

CT 表现 盆腔内可见较大占位，其内有大小不等、形态不规则的低密度囊性成分。囊壁及间隔厚薄不均，囊壁可见不规则实性成分，增强扫描囊壁间隔及实性成分时，均见明显强化信号。肿瘤有腹膜转移时，可致大网膜弥漫性增厚，密度增高，不均质，如同饼状，称为网膜饼征（图 10-17）。在腹水衬托下，腹膜表面可见多发小结节。黏液性囊腺癌发生种植性转移时，可形成腹腔假性黏液瘤。

MRI 表现 卵巢癌肿瘤形态学表现类似 CT 检查所见，表现为囊实性占位，囊液视其成分在 T_1WI 上显示为低至高信号，T_2WI 上均呈高信号。增强扫描囊壁、间隔及实性结构时，均见强化信号，但囊液无强化。MRI 影像检查同样显示有转移征象。

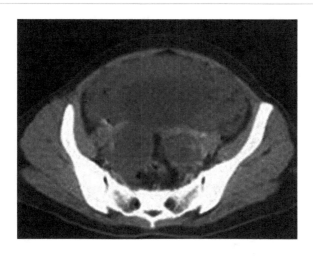

图 10-17 卵巢癌腹膜转移呈饼状

【诊断与鉴别诊断要点】

卵巢囊性癌应与囊腺瘤鉴别诊断。影像检查下,囊腺瘤轮廓清晰、光滑完整,囊壁薄而均匀,有乳头状突起,囊壁、分隔及乳头状突起为均匀轻度强化信号。囊腺癌表现为边界模糊、囊壁及分隔不规则增厚,有较多乳头状突起及团块,囊壁、分隔及乳头状突起呈明显强化信号,但强化信号不均匀。

五、异常妊娠

产科影像检查首选超声检查,孕妇应避免 X 线及 CT 检查。超声检查可以观察大部分宫内变化过程,孕期超声检查的目的:一是观察胎儿形态结构有无发育异常,二是测量胎儿大小、判断生长状况,三是了解胎儿附属结构有无异常。对于某些超声检查不能确诊的胎儿畸形,可适当用 MRI 检查。

1.异位妊娠

案例引入

患者,女,27 岁。停经 55 天,自测尿妊娠试验呈弱阳性。近一周无诱因出现阴道少量流血,近两天出现下腹隐痛,为明确诊断来院就诊。专科检查:子宫略大、质软,轻压痛;双侧附件区增厚,轻压痛,未触及明显包块。

超声所见:宫腔内未见明显妊娠囊回声,右侧附件区探及大小约 23 mm×22 mm 厚壁囊样结构,内见胎芽、卵黄囊及原始心管搏动(图 10-18)。右附件区妊娠囊回声,提示异位妊娠。

受精卵于子宫体腔以外着床称为异位妊娠,习惯称为宫外孕。异位妊娠中以输卵管妊娠最为多见,输卵管妊娠又以壶腹部妊娠最多见。患者有停经史,异位妊娠破裂可致一侧下腹部突发剧痛,晕厥及休克。

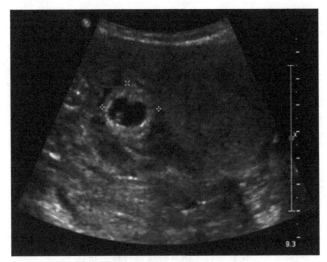

图 10 - 18　异位妊娠超声图像

右侧附件区探及妊娠囊回声,内可见胎芽及卵黄囊

超声表现　子宫稍增大,宫腔内无真正妊娠囊(妊娠囊为偏心性囊性结构,周围由绒毛回声产生亮的光环),假妊娠囊虽也表现为宫腔内囊性结构,但位置不偏于宫腔一侧。附件区可见囊性结构,如其内可见胚芽显示及心管搏动,则异位妊娠诊断可确立。附件区囊性结构破裂后可形成混杂回声团块,盆腔及肝肾间隙、脾肾间隙可见不规则液性暗区。

2. 流产

妊娠不足 28 周,胎儿体重不足 1 000 g 而终止者称流产。早期流产指流产发生在妊娠12 周之前,妊娠 12 周但不足 28 周者称晚期流产。流产临床表现主要为阴道流血及腹痛。依自然流产发展的不同阶段,其临床类型可分为先兆流产、难免流产、不全流产、完全流产。

超声表现　妊娠囊变形,失去正常妊娠囊的球体感,变得狭长、塌陷;妊娠囊大小与停经周数不符,妊娠囊无生长反而缩小,妊娠囊与宫腔之间可见不规则液性暗区;妊娠囊位置下移至子宫下段或宫颈部;8 周后,妊娠囊内未见胚芽显示及心管搏动。

3. 前置胎盘

案例引入

　　患者,女,33 岁,停经 36 周以上,就诊 3 小时前于睡眠中突然感有阴道出血,出血量与平时月经量相当,不伴有疼痛,无心慌、恶心等症状,急来我院就诊。专科检查:子宫底在剑突下四横指处,左枕前胎位,未扪及宫缩,子宫局部无压痛。

　　超声所见:胎盘位于子宫后壁,下缘覆盖宫颈内口(图 10 - 19)。超声提示:前置胎盘,考虑完全型。

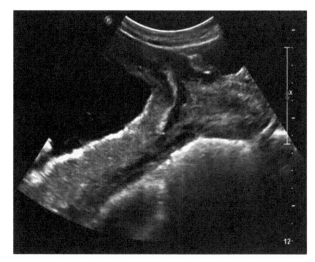

图 10 - 19 前置胎盘超声图像

胎盘位于子宫下段,下缘覆盖宫颈内口

正常情况下胎盘附着于子宫体部前壁、后壁或侧壁。妊娠 28 周后胎盘附着位置低,位于子宫下段,甚至胎盘下缘抵达或覆盖于宫颈内口,位置低于胎儿先露部位称为前置胎盘。前置胎盘是妊娠晚期出血的主要原因之一。

超声表现 胎盘低置状态,胎盘下缘距宫颈内口距离小于 3 cm。中央性前置胎盘,或称完全性前置胎盘,宫颈内口完全为胎盘所覆盖;部分性前置胎盘,宫颈内口部分为胎盘所覆盖;边缘性前置胎盘,胎盘下缘抵宫颈内口,但并未超越宫颈内口。

4. 胎盘早剥

妊娠 20 周以后至分娩期,正常位置的胎盘在胎儿娩出前,部分或全部从子宫壁剥离,称为胎盘早剥。胎盘早剥的重要病理变化为底蜕膜层出血,形成血肿,使胎盘自子宫壁剥离。胎盘早剥分为显性剥离和隐性剥离。

超声表现 应注意观察剥离部位、剥离面积大小,声像图表现随胎盘剥离时间长短而有不同。隐性剥离常表现为胎盘与宫壁之间出现不规则液性暗区,其内可见散在点状回声(图 10 - 20)。胎盘与宫壁之间可见略高回声团块,为机化血凝块;胎盘边缘长条状肿物回声,或胎膜与

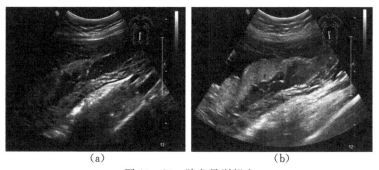

(a)　　　　　　　　　　(b)

图 10 - 20 胎盘早剥超声

胎盘与宫壁之间不规则液性暗区,内见散在点状回声,提示胎盘早剥

宫壁间凸向羊膜腔的肿物,呈低回声或超声,可见散在光点,为胎盘边缘血窦破裂出血,胎膜下血块附着。若羊水内可见散在点状回声浮动,为血性羊水的声像图表现。显性剥离由于胎盘形态明显变化,超声难以诊断。

【参考文献】

[1] 韦嘉瑚. 泌尿生殖系统疾病影像学[M]. 北京:科学出版社,2004.

[2] 白人驹. 医学影像诊断学[M]. 2 版. 北京:人民卫生出版社,2005.

[3] 常钢,陈志强,杨志刚,等. 前列腺动脉造影表现及方法探讨[J]. 介入放射学杂志,2004,13(1):28-30.

[4] 史家蓉,廖邦兴. 阴道超声引导下子宫输卵管声学造影的应用价值[J]. 中国医药导报,2008,5(9):84-85.

[5] 任静,宦怡. 磁共振动态扫描和扩散加权成像在前列腺疾病中的应用[J]. 现代泌尿外科杂志,2006,11(5):309-310.

第十一章　骨骼肌肉系统

第一节　检查技术的应用

一、X线检查

对很多不同种类的骨关节病变,X线检查可以显示出病变的位置和范围,作出疾病性质的诊断。X线检查空间分辨率高,对骨膜反应的程度和范围显示较其他影像学检查手段具有优势,但其密度分辨率低且具有影像的重叠,因此对细微病变和复杂部位骨骼肌肉系统病变的显示不够理想。X线检查方法简便,费用较低,目前仍是骨骼肌肉系统病变的首选影像学检查手段。

二、CT检查

CT检查骨骼肌肉系统时,其密度分辨率高,没有影像的重叠,对细微病变和复杂部位骨骼肌肉系统病变的显示优于X线平片。因此,对于X线检查未能显示出的病变或显示不清的疑难病例,可以进一步做CT检查。CT检查可以显示组织结构的空间解剖关系,区分密度差异较小的脂肪肌肉和椎间盘等组织,显示细微的钙化和骨化。由于骨骼与软组织的密度差别较大,一般采用不同的窗宽和窗位观察不同组织,如观察骨骼时,可采用较高的窗位和较大的窗宽,而观察软组织时,则采用较低的窗位和较窄的窗宽,一般窗位定在与所观察组织的CT值附近。

三、MRI检查

MRI检查骨骼肌肉系统时,其组织对比分辨率高,可以显示出X线和CT所不能分辨的软骨、肌腱、韧带和骨髓等结构,对病变内的组织成分显示能力强,可以区分出血、坏死和水肿等变化,使得对骨骼肌肉系统尤其是软组织病变的诊断能力明显提高,出现了一个飞跃性的进步。由于MRI检查对钙化和细小骨化的显示不如X线检查和CT检查,所以对多数骨关节病变,仍应首先进行X线检查。正确评价和合理选用不同的影像学检查手段,对骨骼肌肉系统疾病的诊断非常重要。

四、核医学

放射性核素扫描对骨骼肌肉系统血流和代谢的变化敏感性较高，可以发现病变早期的血流和代谢变化。大多数骨病在早期先出现血流和代谢的变化，而对于出现非解剖结构和形态变化者，采用对探查骨骼疾病具有很高敏感性的放射性核素骨扫描，不仅能够显示骨骼的形态结构，还能反映骨骼血流和代谢的变化，其骨显像还能够实现由一次成像而显示全身骨骼的形态和代谢状态，可以在 X 线和 CT 检查出现异常前，更早地显示病变存在。

PET 灵敏度高，是一种反映分子代谢的显像。放射性核素扫描空间分辨率低，对病变的定位能力较差。

第二节　正常影像学表现

骨与关节系统的 X 线、CT 图像是利用人体不同密度的组织结构形成的自然对比，得到的低密度、高密度及等密度的影像，反映正常及异常的组织。MRI 则以高信号、低信号及等信号的图像反映正常和异常组织。

一、骨的结构与发育

人体骨骼因形状不同而分为长骨、短骨、扁骨和不规则骨四类。骨质按结构分为密质骨（compact bone）和松质骨（spongy bone）。骨的发育包括骨化和生长，在胚胎期即开始进行。骨化主要有两种形式：膜化骨和软骨内化骨。骨骼的发育主要是以成骨和破骨的形式进行。

二、四肢长骨

（一）小儿长骨

小儿长骨一般有 3 个骨化中心，一个在骨干，为原始骨化中心；另两个在两端，为继发骨化中心。小儿长骨可分为骨干（diaphysis）、干骺端（metaphysis）、骺板（epiphyseal plate）和骨骺（epiphysis）等部分（图 11－1），在影像表现上与成人骨有所不同。

1. 骨干

骨干外围为高密度骨皮质，中央为低密度骨髓腔。骨皮质表面有骨膜覆盖，骨膜属于软组织，在 X 线片上不能辨认，在 CT 及 MRI 上均不能显示，如出现骨膜影则为病理性改变。骨皮质在 X 线上表现为密度均匀的致密影，外缘清楚，在骨干中段最厚，向两端逐渐变薄，骨髓腔则表现为骨皮质包绕的半透明区。CT 上骨皮质为线状或带状高密度，骨髓腔因红、黄骨髓的含量不同而密度不一；在 MRI 上 T_1WI、T_2WI 均为低信号，而骨髓腔可为等信号或高信号。

2. 干骺端

骨干两端增宽部称为干骺端，由松质骨构成，是骨骼生长最活跃的部位。干骺端的密度较低，X 线为灰黑色，骨干与干骺端无明显的分界线。干骺端紧贴骺板的为一不规则的致密线，即先期钙化带，由骺板软骨内钙化的软骨基质和初级骨小梁所组成。CT 骨窗上干骺端表现为高密度的骨小梁交错而构成细密的网状影，密度低于骨皮质。MRI 上由于干骺端骨髓常为红骨髓且含有一定量的骨小梁,故信号低于骨髓腔。

3.骨骺

骨骺位于长骨骨端或某些骨突部位(如股骨大粗隆和肱骨大结节)。X线上初期表现为一个或多个小点状骨化影,逐渐增大形成骨松质,其边缘由不规则渐变为光整,最后与骨干愈合。CT上骺软骨为软组织密度影,骨化中心密度类似干骺端。MRI上骺软骨为等信号,骨化中心与干骺端类似。

4.骺板和骺线

骺板和骺线是干骺端和继发骨化中心之间的软骨的投影。儿童期显示为一较宽的透亮带,称骺板;随年龄增长,骨骺板逐渐变窄,以至表现为一透亮线,称为骺线。骺线在 CT、MRI上的密度及信号特点与骺软骨相似。

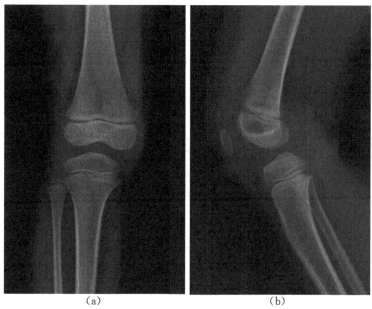

(a)   (b)

图 11 - 1 儿童正常膝关节
(a)正位片;(b)侧位片

(二)成人长骨

成人长骨骨骼已发育完全,骨骺与干骺端愈合,骺线消失。成人骨皮质较厚,密度高。长骨骨端由松质骨组成,骨端的骨皮质显著变薄,骨端的顶端有一层薄层壳状骨板,即骨性关节面。关节附近肌腱中常有光滑的骨块,即籽骨,以手足部多见。随年龄的增长,骨髓腔中红骨髓减少,黄骨髓增多。

三、滑膜关节

四肢关节均为滑膜关节,基本结构包括关节面、关节囊及关节腔(图 11 - 2)。关节骨端有关节软骨,关节囊内衬以滑膜,关节囊内或外有韧带附着,关节腔内有少量滑液。

1. 关节面

X 线所见的关节面实际上是关节软骨深层的菲薄钙化带和其下的薄层致密骨质，可称为骨性关节面。X 线片上表现为边缘锐利光滑的线样致密影。CT 能很好显示关节骨端和骨性关节面，骨性关节面表现为线样高密度影。关节软骨常不能显示。在适当的窗宽和窗位时，可见关节囊、周围肌肉和囊内外韧带的断面，这些结构均呈中等密度影。MRI 上 T_1WI、T_2WI 均呈低信号影，关节软骨呈弧形稍低信号影，脂肪抑制 T_2WI 上为高信号。

2. 关节间隙

为两个相对骨端的骨性关节面之间的透亮间隙。由于关节软骨与其他软组织密度一致而不能辨别，X 线片上显示的关节间隙实际上代表关节组成骨骨端的关节软骨和解剖学上真正的关节腔。CT 可显示关节骨端的低密度间隙，正常关节腔内的少量液体在 CT 上难以辨认。MRI 在 T_1WI 显示薄层低信号，T_2WI 为线状高信号。

3. 关节囊、韧带、关节盘

关节囊由于其密度与周围软组织相同，一般 X 线平片上不能显示，有时在关节囊外脂肪层的衬托下可见其边缘。关节囊在 CT 上显示为细条状等密度影，韧带为条带状等密度影。MRI 图像上关节囊呈光整弧线样低信号，韧带为低信号影。关节盘，如膝关节半月板，CT 显示其呈"C"形或"O"形均匀高密度影，MRI 的 T_1WI 及 T_2WI 均为低信号。

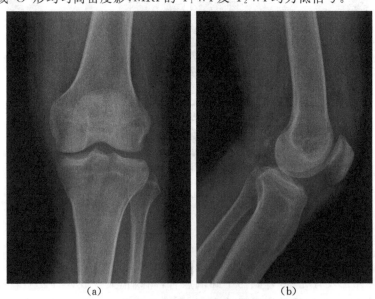

(a)   (b)

图 11-2　成人正常膝关节

(a)正位片；(b)侧位片

四、脊柱

脊柱为软骨内化骨。每个脊椎有三个原始骨化中心，一个形成椎体，另两个形成椎弓，出生时均已完成骨化。婴儿期脊椎椎体如横卵圆形，形成椎体和左、右椎板的骨化中心尚未相互愈合。约 1 岁时，两侧椎板开始在棘突处愈合，形成完整的椎弓，这种愈合最初见于腰部。4～8 岁时，椎体与椎弓愈合，开始为颈部，最后为下腰部和骶部。学龄前儿童脊椎椎体呈钝角的矩形。在8~13岁时,椎体上下面边缘的环状骨骺内各出现一个继发骨化中心。约16岁时,每个横突和棘突的顶端各出现一个继发骨化中心,这些骨化中心逐渐增大并于25岁左右时与其所附着的结构愈合。脊柱在婴儿时只有一个后突的弯曲,到能站立时脊柱即显示四个弯曲,近于成年人的曲度。

1. X线表现

正位片上[图11-3(a)],椎体呈长方形,从上向下依次增大。椎体主要由松质骨构成,纵行骨小梁比横行骨小梁明显,周围为一层骨皮质,密度均匀,轮廓光滑。椎体两侧有横突影,其内侧可见椭圆形环状致密影,为椎弓根的横断面投影,称椎弓环。椎弓根的上、下方为上、下关节突的影像。椎弓板由椎弓根向后内方延续,并于中线联合成棘突,呈尖部向上的类三角形线状密影,投影于椎体中央偏下方。椎体上下缘的致密线状影为终板,彼此平行。

侧位片上[图11-3(b)],椎体也呈长方形,其上下缘与后缘成直角。椎弓居于后方。椎管在椎体的后方为纵行半透明区。椎弓板位于椎弓根和棘突之间,棘突指向后下方。上、下关节突分别起于椎弓根与椎弓板连接的上、下方,下关节突在下一脊椎的上关节突后方,以保持脊柱的稳定。同一脊椎的上下关节突之间为椎弓峡部。脊椎小关节间隙为均匀的半透明影,颈椎、胸椎小关节于侧位片显示较为清楚,腰椎小关节在正位片上显示较为清楚。椎间孔位于相邻的椎弓根、椎体、关节突和椎间盘之间,颈椎在斜位上显示较为清楚,胸椎、腰椎在侧位片上显示较为清楚。

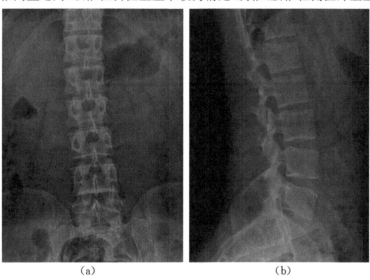

(a)   (b)

图11-3 正常成人腰椎
(a)正位片;(b)侧位片

相邻两椎体终板间的透亮间隙为椎间隙,是椎间盘的投影。侧位片上可以更好地观察椎间隙,胸椎间隙较窄。自下胸椎起,椎间隙有向下逐渐增宽的趋势,以第4腰椎与第5腰椎间隙最宽,第1腰椎与第1骶椎间隙又变窄。在侧位片上,椎间隙前后部并不等宽,随脊柱生理弯曲有一定的变化。老年人的椎间隙较年轻人略窄。

正位脊柱片上还可见一些软组织影,如胸椎旁线和腰大肌影。胸椎旁线是胸腔内侧后部胸膜反折的投影,是一条与胸椎平行的中等密度线样影,以左侧较常见,同时其也较右侧的宽。腰大肌影起于第12胸椎下缘,两侧对称,斜向外下方,其外缘在片上易于辨认。

2. CT 表现

脊椎的 CT 横断面影像上，经过椎体中部的层面上可见由椎体、椎弓根和椎弓板构成的椎管骨环。椎骨骨环的两侧有横突，后方可见棘突。椎体的断面呈后缘向前凹的圆形。在经过椎体上部和下部的层面上，椎体断面呈后缘前凹的肾形，其后外侧方可见椎间孔和上下关节突。黄韧带为软组织密度，附着在椎弓板和关节突的内侧，厚 2～4 mm。硬膜囊居椎管中央，呈软组织密度，其与椎管骨壁间有数量不等的脂肪组织。在椎间盘层面上，可见椎间盘影，其密度低于椎体，CT 值为 50～110 HU（图 11 - 4）。

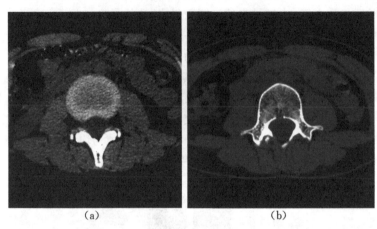

（a）　　　　　　　　　　　（b）

图 11 - 4　正常成人腰椎 CT 图像
（a）椎间盘层面；（b）椎体层面

3. MRI 表现

在 MRI 的 T_1WI、T_2WI 信号上，脊柱各种骨性结构的皮质均呈低信号影，髓质呈等信号或高信号，椎间盘在 T_1WI 是较低信号，T_2WI 示纤维环为低信号；髓核为高信号；脊髓在 T_1WI 及 T_2WI 上均为中等信号。

另外，人体骨骼有很多正常的解剖变异，例如副骨、骨岛、生长障碍线、永存骨骺等，而这些解剖变异与骨病引起的破坏或增生病灶类似，可造成误诊，在临床工作中应加以注意。

第三节　骨骼基本病变的影像学表现

一、骨质疏松

骨质疏松是指一定单位体积内正常钙化的骨组织量的减少，骨组织内的有机成分和钙盐同时减少，但骨内单位体积的有机成分和钙盐含量比例仍然正常。病理变化表现为骨皮质变薄，中央管扩大和骨小梁变细，数量减少。X 线表现为骨密度减低。长骨表现为骨皮质出现分层和变薄现象，骨松质内骨小梁变细、减少、间隙增宽。脊椎骨表现为椎体内骨小梁呈纵形条纹状改变，周围骨皮质变薄。椎体变形变扁，其上下缘内凹，呈鱼脊椎状（图 11 - 5）。椎间隙相对增宽，呈梭形，有时可压缩呈楔状骨折。

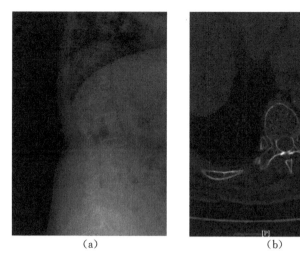

（a）　　　　　　　　　　（b）

图 11 - 5　骨质疏松 CT 图像

腰椎多发椎体变扁，呈鱼脊椎样改变，骨小梁稀疏，骨密度减低

二、骨质软化

骨质软化是指一定单位体积内骨组织有机成分含量正常，而钙盐含量减少。骨质软化的病理表现为骨样组织钙化不足，常为骨小梁中央部分钙化，外面包裹一层未钙化的骨样组织。X 线表现为骨密度减低，与骨质疏松不同的是，骨小梁和骨皮质边缘模糊，系因内含有大量未经钙化的骨样组织所致；承重骨骼可发生各种变形；还可见假骨折线，表现为宽 1～2 mm 的光滑透明线，与骨皮质垂直，边缘稍致密，好发于耻骨支、肱骨、股骨上段和胫骨等。CT 表现与 X 线平片基本相同。MRI 表现为骨松质 T_2WI 信号增高，但不具特异性。

三、骨质破坏

骨质破坏是骨骼局部骨组织被病理组织所代替而造成的骨组织缺失。X 线表现可见骨骼局限性密度减低，骨松质破坏早期表现为骨小梁稀疏；骨皮质破坏早期发生于中央管周围，呈筛孔状，骨皮质表层的破坏，则呈虫蚀状（图 11 - 6）。骨质破坏进一步发展可形成骨质缺损，

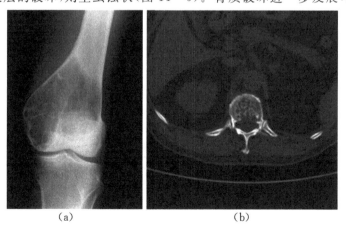

（a）　　　　　　　　　　（b）

图 11 - 6　骨质破坏 CT 图像

股骨骨端骨密度减低，呈膨胀性骨质破坏；椎体示虫蚀样骨质破坏

其中全无骨质结构。CT 对于早期小的骨质破坏和复杂部位的骨质破坏显示优于 X 线平片，松质骨破坏早期表现为局部骨小梁稀疏，逐步发展为斑片或大片状骨质缺损，CT 值呈软组织密度。皮质骨破坏表现为其内出现小透亮区，骨皮质表面出现虫蚀状改变，骨皮质变薄，进一步发展形成全层骨皮质缺损。MRI 对松质破坏显示为 T_1WI 和 T_2WI 信号均呈高信号的黄骨髓内，出现 T_1WI 低信号，T_2WI 高信号区；皮质骨破坏表现为 T_1WI 和 T_2WI 信号均呈低信号的皮质内，出现 T_1WI 低信号，T_2WI 高信号区，其形态可以多种多样。

四、骨质增生硬化

骨质增生硬化是指一定单位体积内，骨组织量的增多，如骨组织内的有机成分和钙盐同时增多。骨质增生硬化的病理改变表现为骨皮质增厚，骨小梁增粗、增多。

X 线表现是骨质密度的增高，伴有或不伴有骨骼的增大。骨小梁增粗、增多、密集，骨皮质增厚、致密。骨质增生硬化明显者，难于分清骨皮质与骨松质。发生于长骨的骨质增生硬化可见骨干粗大，骨髓腔变窄或消失。CT 表现与 X 线平片相似，但对于显示骨质增生硬化区内的结构，如硬化区内小的骨质破坏区等优于 X 线平片。骨质增生硬化区 MRI 表现为 T_1WI 和 T_2WI 信号均呈低信号或无信号区。

五、骨膜增生或骨膜反应

骨膜增生是由于骨膜受到刺激，骨膜内层的成骨细胞活动增加所产生的骨膜新生骨。骨膜增生的病理改变表现为骨膜内层成骨细胞增多，形成新生的骨小梁。骨膜增生 X 线表现为，早期骨膜增生呈一段长短不定、与骨皮质平行的细线状致密影，同骨皮质间可见 1～2 mm 宽的透亮间隙；大量骨膜增生表现为骨皮质增厚。新生骨小梁排列形式不同，表现为多种不同的形态，可为与骨皮质面平行排列的线状、层状或花边状等。随着病变的好转与痊愈，骨膜增生可变得致密，逐渐与骨皮质融合，表现为皮质增厚，骨膜新生骨可逐渐被吸收。骨膜增生 CT 表现与 X 线平片表现基本相同，CT 常不能显示多层的骨膜增生，有时也不能显示增生的骨膜与骨皮质间的透亮间隙，对于扁平骨的骨膜反应常不易显示。骨膜增生 MRI 表现为 T_1WI 和 T_2WI 均呈低信号或无信号的骨皮质表面，出现 T_1WI 中等信号，T_2WI 高信号的连续线样影。MRI 对骨膜增生的显示早于 CT 和 X 线平片，但显示骨膜增生的形态不如 X 线平片精细、直观。

六、骨内与软骨内钙化

骨内与软骨内钙化为生理性或病理性的骨内与软骨内局限性钙质沉着。X 线表现为颗粒状、小环状、半环状或斑块状无结构的高密度影，分布较局限。CT 表现与 X 线相同，其对病变内小的钙化和钙化形态特征的显示优于 X 线平片。MRI 由于组织内钙化，钙质沉着程度的不同，出现各种不同的信号改变，其对骨内与软骨内钙化的显示不如 X 线平片和 CT，但 MRI 新的成像序列，如磁敏感加权成像对组织内钙化的显示能力大为提高。

七、骨质坏死

骨质坏死是骨组织局部代谢的停止，而坏死的骨质称为死骨。形成死骨的主要原因是血液供应的中断。病理改变表现为骨细胞死亡、消失和骨髓液化、萎缩。骨质坏死 X 线表现为，早期骨小梁和钙质含量没有任何变化，此时 X 线上无异常表现。当血管丰富的肉芽组织长向坏死的骨质,则出现破骨细胞对死骨的吸收和成骨细胞的新骨生成,其X线表现为骨质局限性密度增高的死骨。表现为高密度的原因:一是死骨骨小梁表面有新骨形成,骨小梁增粗,骨髓内亦有新骨形成,即绝对密度增高;二是死骨周围骨质被吸收,或在肉芽、脓液包绕衬托下,死骨亦显示为相对高密度。死骨的形态因疾病的发展阶段而不同,随时间而逐渐被吸收。CT表现与X线平片相同,其对病变内较小的死骨和复杂解剖部位死骨的显示优于X线平片。骨质坏死的MRI表现较X线平片和CT早,死骨中央区表现为T_1WI呈均匀或不均匀低信号,T_2WI呈中到高信号;外围区为新生骨质硬化带,T_1WI和T_2WI均呈一低信号带。死骨周围为肉芽组织和软骨化生组织的修复带,T_1WI呈低信号,T_2WI呈高信号。随时间延长死骨逐渐被吸收,死骨区出现纤维化和骨质硬化等改变,表现为T_1WI和T_2WI均呈低信号。

第四节 关节基本病变的影像学表现

一、关节肿胀

关节肿胀包括关节腔积液和关节周围软组织肿胀。X线平片表现为关节周围软组织膨隆,密度增高,脂肪垫和肌肉间脂肪间隙移位变形或模糊消失;关节间隙增宽。CT具有密度分辨率高的优点,可以显示增厚软组织内的结构,关节腔内积液显示为水样密度,合并积血或积脓则密度增高。MRI对软组织的对比分辨率高,在检查增厚软组织内的结构时显示效果较CT检查理想,可以分辨其内不同软组织成分。而且MRI对关节腔积液显示敏感,可以根据信号的改变区分不同性质的积液。

二、关节破坏

关节破坏是指关节软骨及其下方的骨性关节面骨质被病理组织所侵犯、代替。X线平片不能显示早期对关节软骨的破坏,只有当关节软骨破坏明显时,才能表现为关节间隙变窄。当损伤累及关节面骨质时,可出现相应区的骨质缺损。虽然CT对显示关节软骨的破坏有一定的限度,但其可显示关节软骨下骨质的细微破坏。MRI不仅对关节软骨的破坏显示效果明显优于CT,而且可显示破坏区的组织成分,对关节面下骨质破坏的显示也较为敏感。

关节破坏的部位与进程因疾病而异,是诊断关节疾病的重要征象。如急性化脓性关节炎的软骨破坏开始于关节持重面侵及软骨下骨质,且病程进展迅速;关节滑膜结核的软骨破坏开始于边缘,逐渐累及骨质,表现为边缘部分的虫蚀状破坏;类风湿性关节炎晚期才会引起关节破坏,其破坏也是从软骨边缘开始,多呈小囊状,且多为双侧同时出现。关节破坏常见于关节感染、肿瘤、痛风和代谢性骨病等,根据关节破坏特点,结合其他影像学征象进行综合分析,可对关节疾病作出较正确的定性诊断。

三、关节退行性改变

关节退行性改变的早期改变开始于关节软骨,软骨缓慢发生变性、坏死和溶解,随着病情的进展,可出现关节面骨质被吸收,并逐渐为纤维组织或纤维软骨所代替。继而机体在开展修复反应时,可造成骨性关节面骨质增生、硬化,并于骨缘形成骨赘,关节囊肥厚,韧带骨化。

四、关节强直

关节强直（ankylosis）可分为骨性关节强直与纤维性关节强直两种。骨性强直是关节明显破坏后，关节骨端由骨组织所连接。X 线表现为关节间隙明显变窄或消失，并由骨小梁通过关节连接两侧骨端。纤维性强直是关节破坏后，关节内有纤维组织粘连并失去关节活动功能。虽然关节活动消失，但 X 线上仍可见狭窄的关节间隙，且无骨小梁贯穿。

五、关节脱位

关节脱位（dislocation）是由于组成关节的骨骼脱离、错位而造成，表现为构成关节的两个骨端的正常相对位置发生改变或距离增宽。关节脱位分为完全脱位和半脱位两种。完全脱位的 X 线表现为构成关节的两个骨端完全脱离，半脱位的 X 线表现为构成关节的两个骨端尚有部分对在一起。

第五节　疾病诊断

一、骨发育障碍性疾病

石骨症

【病因病理】

石骨症（osteopetrosis）又称大理石骨、原发性脆性骨硬化症、粉笔样骨等。本病为常染色体隐性异常或显性遗传，主要特点为广泛的骨质硬化，病理变化表现为骨中缺少骨板层及成骨细胞，持续性地保存着钙化的软骨基质（正常情况下，这些钙化的软骨基质在成长过程中将受到破坏），患者骨骼失去弹性，骨小梁力学结构不良，海绵样骨松质变为致密骨质，并将髓腔填塞，造成骨髓量减少。

【临床表现】

石骨症可分为四型：婴儿恶性常染色体隐性遗传型（重型）、轻型隐性遗传型、碳酸酐酶 Ⅱ 缺陷型、常染色体显性遗传型。但以轻型和重型两型较为常见。①轻型：儿童期及成年期均不显任何症状，预后较好；②重型或早老型：表现为身材较矮小或发育不良，肝、脾肿大，可有进行性低血色素型贫血、肾小管性酸中毒及肌无力。因本病可致骨质变致密和变脆，进而易导致骨折的发生。

【影像学表现】

本病通常累及全身大部分骨骼，X 线下多表现为骨密度显著增加，皮质增厚，髓腔变窄甚至闭塞。长骨干骺端可见塑形不良，骨小梁消失，出现多条纵行条纹，干骺端膨大（图 11-7）。颅骨板障闭塞，颅底骨质硬化，视神经孔变窄，边缘模糊。乳突气房及鼻旁窦腔皆小或不发育。脊椎椎体上下骨板增厚致密，中间层相对疏松透亮，状如"夹心蛋糕"（图 11-8）。有时中间透亮带内可见致密小骨片，称为"骨中骨"，椎间隙一般无改变。

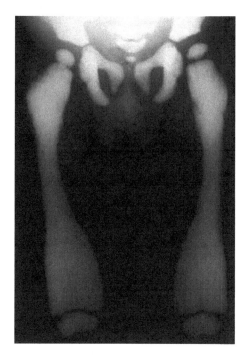

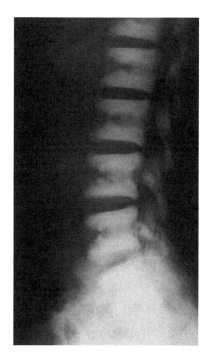

图 11-7 石骨症长骨

双侧股骨密度增高,髓腔消失,干骺端增粗并有
纵行条纹

图 11-8 石骨症脊椎

椎体上下骨板增厚致密,中间疏松透亮,
状如"夹心蛋糕"

【诊断与鉴别诊断要点】

石骨症影像学表现典型,故不难诊断,但有时需与以下疾患相鉴别。

1. 磷、氟元素中毒

磷中毒的骨骼表现与石骨症相似,有时在长骨还可出现层状纹理。但患者有氟斑牙和地方病区居住史者,影像学除骨骼密度增高以外,可见广泛韧带骨化和骨间膜玫瑰刺状钙化。

2. 畸形性骨炎

本病好发于中老年男性,可为多发性骨硬化改变,常累及颅骨、长骨,通常骨硬化与骨破坏并存,长骨骨皮质松质化,常伴有弯曲畸形。血清碱性磷酸酶升高。

二、骨与关节创伤

骨与关节创伤(trauma of bone and joint)是常见病、多发病,X线平片检查是诊断骨折、观察骨折、指导骨折临床治疗最简便有效的方法。骨与关节创伤要进行影像学检查,其目的:明确有无骨折或脱位;了解骨折和脱位的详情;在透视监视下行复位治疗;复位固定后摄片,便于复查复位情况;定期复查时摄片,便于观察骨的愈合和有无并发症;轻微外伤引起的骨折进行摄片,可判断是否为病理性骨折。

(一)骨折

骨折(fracture)是指骨骼的完整性和连续性中断,以长骨骨折和脊椎骨折常见。根据作用力的方式和骨折的性质，骨折分为创伤性骨折、疲劳骨折和病理骨折。儿童可以发生骺板骨折。

【临床表现】

骨折可表现为局部肿痛、变形、患肢缩短、保护性姿势及功能障碍等；活动患肢时，可听到或触之骨的摩擦音（感）。骨折常合并局部软组织撕裂，有时出现相邻脏器或神经损伤。

【影像学表现】

X 线表现　骨折断裂多为不整齐的断面，X 线平片上所呈现的不规则透明线，即为骨折线。骨皮质显示清楚、整齐，骨松质则表现为骨小梁中断、扭曲、错位。骨干的骨折线应同骨滋养动脉管影相区别，干骺端的骨折则需同骺线相区别。当中心 X 线通过骨折断面时，则骨折线显示清楚，否则显示不清，甚至难于发现。根据骨折线的形状和走向，可将骨折分为线形、星形、横行、斜行和螺旋形骨折。复杂的骨折又可按骨折线形状分为"T"形、"Y"形骨折等。根据骨碎片情况可分撕脱性、嵌插性和粉碎性骨折。椎体骨折常表现为压缩骨折；颅骨骨折表现为塌陷、线形或星芒状骨折。仅有部分骨皮质、骨小梁断裂时，称为不完全骨折，仅表现为骨皮质的皱褶、成角、凹折、裂痕或骨小梁中断。儿童青枝骨折也属于不完全骨折，常见于四肢长骨骨干，表现为骨皮质发生皱褶、凹陷或隆起，但不见骨折线，似嫩枝折曲后的表现。嵌入性骨折 X 线平片上并不显示透明的骨折线，反而表现为密度增加的条带状影，系因相互嵌入的骨断端重叠所致。骨皮质与骨小梁连续性消失，断裂相错。同时由于骨嵌入而引起骨骼的缩短与变形，其断端移位多不明显。嵌入性骨折以股骨颈部发生较多。

骨折 1 周内形成的纤维骨痂及骨样骨痂在 X 线平片中不显示。2～3 周后，形成骨性骨痂，在 X 线检查中外骨痂表现为断端外侧与骨干平行的梭形高密度影。同时可见因内骨痂、环形骨痂和腔内骨痂密度增高所致的骨折线模糊。如因骨折部位无外骨膜，或骨膜受损而不能启动骨外膜成骨活动者，则仅见骨折线变模糊。松质骨如椎体、骨盆等骨折，也仅表现为骨折线变模糊。网织骨被成熟的板层骨所代替，X 线表现为骨痂体积逐渐变小、致密，边缘清楚，骨折线消失和断端间有骨小梁通过。骨折愈合后有一个逐渐塑形的过程，骨骼可进行再建，使承力部骨小梁致密，不承重骨痂被吸收。骨痂不足处，如弯曲、变形等，可经骨膜生骨而补足，使断骨恢复正常形态，但如变形严重则不能恢复。儿童骨折愈合后可看不到骨折痕迹。

CT 表现　可发现 X 线平片上不能发现的隐匿骨折。对于结构复杂和有骨性重叠部位的骨折，CT 比 X 线平片能更精确地显示骨折移位情况。但当骨折线与 CT 扫描处于平行平面时，则可能漏掉骨折。多平面和三维重建可以全面直观地了解骨折情况。

MRI 表现　MRI 检查能清晰地显示早期骨挫伤的情况，发现隐匿骨折较 CT 更敏感，还能及时发现骨折对软组织、血管、神经及脊髓的损伤。

儿童骨折多发生在儿童长骨，由于骨骺尚未与干骺端结合，外力可经过骺板达干骺端，引起骨骺分离，即骺离骨折。由于骺板软骨不能显影，所以它的骨折并不能在 X 线平片上显示，只显示为骺线增宽，骺与干骺端对位异常，或骺与干骺端一并撕脱。儿童骨骼柔韧性较大，外力不易使骨质完全断裂，仅表现为局部骨皮质和骨小梁的扭曲，而不见骨折线，或只引起骨皮质发生皱褶、凹陷或隆突，即青枝骨折（图 11 - 9）。

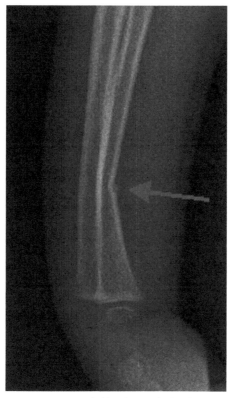

图 11 - 9　青枝骨折,骨皮质皱褶

不同部位的骨折有以下几类。

1. Colles 骨折

此型又称伸展型桡骨远端骨折,为桡骨远端 2～3 cm 以内的横行或粉碎骨折,远侧段向背侧或桡侧移位,断端向掌侧成角畸形,可伴尺骨茎突骨折。骨折线常为横形,有时为粉碎性骨折,并累及关节面。此种骨折常合并尺骨茎突骨折和下尺桡关节分离。桡骨远端骨骺联合前,常发生桡骨远端骨骺分离。同一部位的骨折,如因作用力相反,手背着地,使桡骨远侧断段向掌侧移位和向背侧成角,则称为屈曲型桡骨远端骨折(史密斯骨折)。

2. 肱骨髁上骨折

此型多见于儿童。其骨折分为伸直型和屈曲型两型。①伸直型:较为多见,为远侧断段向背侧倾斜,致骨折向掌侧成角;②屈曲型:较为少见,为远侧断端向掌侧倾斜,致骨折向背侧成角。肱骨髁上骨折经常有旋转移位(图 11 - 10)。

3. 股骨颈骨折

此型多见于老年人。骨折可发生于股骨颈头下部、中部或基底部,断端常有错位或嵌入。按骨折是否稳定可分为无错位嵌入型骨折和错位型骨折(图 11 - 11)。股骨颈头下部骨折在关节囊内,易引起关节囊的损伤,影响关节囊血管对股骨头及股骨颈的血供,使骨折愈合缓慢,甚至发生缺血性坏死。

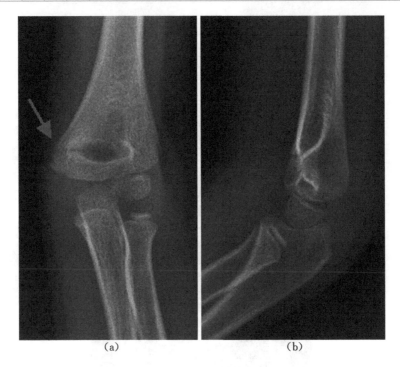

图 11-10　肱骨髁上骨折

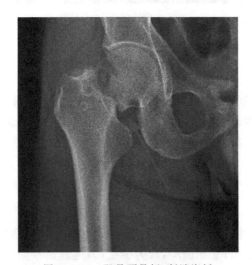

图 11-11　股骨颈骨折,断端嵌插

4.脊椎骨折

　　暴力突然使脊柱过度弯曲,由于外力与体重的关系而形成椎体压缩性骨折,易发生于脊柱活动较大的胸椎下段和腰椎上段。以单个椎体的骨折多见。脊椎骨折分为次要损伤和重要损伤,前者包括单纯的横突、棘突、关节突和椎弓峡部骨折;后者包括压缩或楔形骨折、爆裂骨折(图 11-12)、安全带型损伤及骨折。

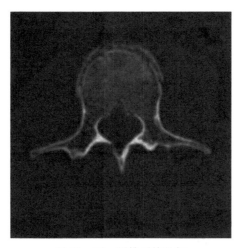

图 11 - 12 腰椎压缩骨折
椎体前缘可见"双边"征象

（二）关节脱位

1. 肩关节脱位

肩关节活动范围最大,肩胛盂浅,关节囊与韧带松弛而薄弱,易因外伤而脱位。肩关节脱位分为肱骨头前脱位和肱骨头后脱位两种,以前脱位常见。肱骨头前脱位常同时向下移位,位于肩胛盂的下方,称为盂下脱位。若向上移位,位于喙突下方或锁骨下方,分别称之为喙突下或锁骨下脱位。肩关节脱位常并发肱骨大结节骨折或肱骨颈骨折(图 11 - 13)。肱骨头后脱位较少见,一旦发生,只有在侧位才能发现肱骨头在肩胛盂后方,正位则易漏诊。

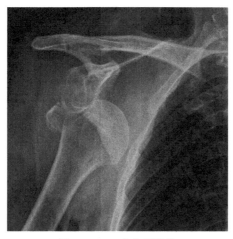

图 11 - 13 喙突下脱位

2. 肘关节脱位

肘关节脱位多因肘关节过伸引起,以肘关节后脱位常见。多因尺骨与桡骨端同时向肱骨后方脱位,尺骨鹰嘴半月切迹脱离肱骨滑车,进而发生肘关节后脱位。少数可为侧方脱位,尺、桡骨向外侧移位。肘关节脱位常并发骨折。

（三）椎间盘突出

椎间盘突出以腰椎最为多见，颈椎次之。多因慢性劳损引起椎间盘纤维环破裂，髓核与纤维环可向后、向两旁或向前脱出，向后及后外方突出时，可压迫脊髓或脊神经而引起症状。若髓核穿破椎体软骨板而突入椎体，称为施莫尔结节（Schmorl nodules）。

【影像学表现】

CT 表现　可以较准确地显示椎间盘突出的情况，CT 可见椎间盘后缘或侧缘局限性向外突出，密度与椎间盘一致，形态不一。突出部位椎管内硬膜外脂肪间隙变窄，移位或消失（图 11-14）。硬膜囊前缘或侧方及神经根或脊髓受压移位；相应部位椎管或椎间孔可以变狭窄。脱出的椎间盘内可有钙化。

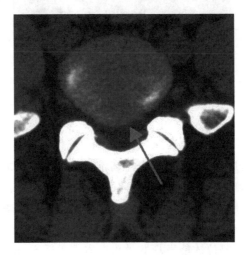

图 11-14　椎间盘突出，椎管狭窄

MRI 表现　突出的椎间盘 MRI 表现与 CT 一致，可以较理想地显示髓核游离的情况，游离的髓核位于椎间盘的上方或下方，各不同序列信号均与椎间盘一致。同时，MRI 还可较好地显示合并的椎间盘和椎体退行性改变的情况，对脊髓受压和神经根受压情况的显示优于 CT。

三、骨与关节感染

（一）骨关节化脓性感染

1. 化脓性骨髓炎

化脓性骨髓炎是骨髓、骨和骨膜的化脓性炎症，多见于儿童和青少年，常由于金黄色葡萄球菌进入骨髓所致。以血源性细菌经血流侵犯骨骼而感染，较为多见。外源性细菌经附近软组织或关节直接延伸或经开放性骨折或火器伤进入亦可导致感染。按发病时间分为急性化脓性骨髓炎和慢性化脓性骨髓炎；按病灶的多少可分为单发化脓性骨髓炎和多发化脓性骨髓炎；按病灶范围可分为局限性化脓性骨髓炎和弥漫性化脓性骨髓炎。

（1）急性化脓性骨髓炎：由细菌引起的骨髓腔、骨和骨膜的急性化脓性炎症性疾病。

【病因病理】

本病以血源性感染常见。细菌由血液经滋养动脉进入骨髓，广泛地侵犯骨髓和骨皮质，常停留于近骺软骨干骺端的骨松质部分，形成局部小的脓肿。病变先由髓腔方向直接延伸，也可由病灶向外扩展，突破干骺端的骨皮质，在骨膜下形成脓肿。骨膜下脓肿压力大时，可再经中央管进入骨髓腔。病变好发于长骨的干骺端，是由于此区血运丰富，末梢血管呈弯曲走行，终支吻合呈网状血管窦，血流缓慢，细菌易于在此处停留。骺软骨对化脓性感染有一定的阻力，故在儿童，除少数病例外，感染一般不能穿过骺软骨而侵入关节。

【临床表现】

该病多急性发病，主要表现为：发病急、高热和明显中毒症状；患肢活动障碍和深部疼痛；局部红肿和压痛。

【影像学表现】

X线表现 急性骨髓炎早期（发病7～10天），数字X线摄影周围软组织显影良好。因系软组织充血、水肿，可表现为皮下脂肪层内骨出现致密的条纹影，皮下组织与肌肉间的分界变模糊，肌肉间隙模糊或消失。随着疾病的发展，干骺端骨松质中可出现局限性骨质疏松，继而形成多数分散不规则的骨质破坏区，表现为骨小梁模糊、消失，破坏区边缘模糊，骨皮质可表现为虫噬状不规则形破坏。骨质破坏向骨干延伸，范围扩大，小的破坏区融合而成为大的不规则形破坏区，有时可引起病理性骨折。由于骨膜下脓肿的刺激，骨皮质周围出现骨膜增生，表现为一层密度不高的新生骨与骨干平行。骨膜增生一般同骨的病变范围一致，骨膜增生形态完整，不出现破坏。新生骨广泛，可形成包壳。由于骨膜掀起和血栓性动脉炎，使骨皮质血供发生障碍而出现骨质坏死，沿骨长轴形成长方形死骨，其与周围骨质分界清楚，呈高密度。病变是以骨质破坏为主，但同时机体出现修复反应，骨质增生也已开始，在骨质破坏周围有骨质密度增高，但范围较小、程度较轻。

CT表现 CT可以早期显示急性骨髓炎的软组织变化，如软组织的蜂窝织炎和脓肿。增强扫描对软组织病变的位置和范围显示更为理想，软组织的脓肿可出现环状强化。对小的骨质侵蚀破坏和小死骨，CT可以较早显示。对于早期出现的细的骨膜反应，CT常难以发现。

MRI表现 MRI下的组织对比分辨率高，对急性骨髓炎的软组织变化显示最为理想，表现为软组织的水肿、炎性浸润和脓肿形成。MRI还可以早期显示骨髓的水肿和炎性浸润，发现骨质破坏前的早期感染。对于急性骨髓炎的骨膜反应和小死骨的显示，MRI也较CT敏感，但其在发现早期骨皮质破坏方面不如CT检查。

【诊断与鉴别诊断要点】

急性化脓性骨髓炎应与尤因肉瘤和骨肉瘤等恶性骨肿瘤相鉴别。三者均可出现溶骨性骨质破坏和骨膜反应等征象，但急性骨髓炎临床上有发热，局部红肿；骨质破坏区内可有死骨形成；骨膜反应完整，形态多规整；周围软组织水肿的范围多较广，边界不清晰等表现。有脓肿形成时，可以表现为软组织肿块。增强扫描有利于鉴别脓肿与肿瘤。

（2）慢性化脓性骨髓炎：是急性化脓性骨髓炎未得到及时而充分的治疗所导致。由于遗留感染病变脓腔或死骨的存在，临床出现经久不愈或时发时愈的情况。

【影像学表现】

X 线表现　表现为软组织肿胀或局部软组织肿块；病变区可见骨质破坏,破坏区形态多规整,边缘清晰光整。X 线片可见到明显的修复,即在骨破坏周围有明显骨质增生硬化现象。骨膜的新生骨增厚,并同骨皮质相融合,呈分层状,外缘呈花边状。骨干增粗,轮廓不整,骨内膜也增生,致使骨密度明显增高,甚至使骨髓腔闭塞。病变内有时可见死骨形成。

CT 表现　因慢性化脓性骨髓炎有软组织肿胀和脓肿形成,增强扫描有利于显示脓肿的形态和范围。由于骨密度增高,骨皮质增厚,骨髓腔变窄,CT 检查有利于显示增生骨质内骨质破坏的情况。死骨表现为孤立性高密度骨块,周围由低密度区包绕。

MRI 表现　MRI 对软组织水肿和脓肿形成的情况显示较 CT 理想。骨质增生硬化表现为骨髓腔内 T_1WI 与 T_2WI 均呈低信号区,骨皮质增厚,其内骨质破坏区表现为 T_1WI 低信号与 T_2WI 高信号区,压脂序列有利于小的骨质破坏区的显示。死骨表现为 T_1WI 均匀或不均匀低信号,T_2WI 中到高信号区,周围环以肉芽组织和脓肿形成的 T_1WI 低信号、T_2WI 呈高信号带。

慢性骨髓炎愈合后,骨质破坏与死骨消失,骨质增生硬化逐渐吸收,骨髓腔沟通。影像学检查主要用于显示残留病灶,活动病灶可表现为软组织肿胀,骨质硬化区内仍有骨质破坏区或小死骨,骨质硬化区内无骨纹理结构,病灶周围有骨膜反应。

【诊断与鉴别诊断要点】

慢性骨髓炎临床病程较长,反复发作,可出现发热和局部肿痛。影像检查可见病变区内骨质增生硬化明显,骨质破坏边界多较清晰,内可有小的死骨。软组织肿块抗感染治疗后可以缩小或消失,这些表现均有利于慢性骨髓炎的诊断。

(3)慢性骨脓肿:慢性骨脓肿又称 Brodie 脓肿,为慢性局限性骨髓炎,一般认为是低毒力化脓性感染。慢性骨脓肿多见于青年和儿童,常发生在胫骨上下端和桡骨下端干骺端骨松质。临床表现比较轻微,多有局限性疼痛,夜间加重。影像学表现为长骨干骺端中心或略偏一侧部位的圆形、椭圆形或不规则形骨质破坏区,边缘较整齐,周围绕以骨硬化带。破坏区内很少有死骨,多无骨膜增生、软组织肿胀或肿块形成。

(4)硬化型骨髓炎:硬化型骨髓炎亦称 Carre 骨髓炎,一般是低毒力化脓性感染,发病常与外伤有关,挫伤后骨膜下出血是发病的重要因素。其多发于抵抗力较强的青年人。临床表现为局限性软组织肿胀,疼痛,夜间加重。影像学表现为骨质增生硬化,骨膜与骨内膜都明显增生。骨皮质增厚,骨髓腔变窄或闭塞,骨干增粗,边缘不整。骨质硬化区内一般无或有小的不规则斑点状骨质破坏区,多无死骨形成。

2.化脓性关节炎

化脓性关节炎是细菌血性感染关节滑膜或因骨髓炎继发侵犯关节所致,致病菌多为金黄色葡萄球菌,以青年和儿童多见,多位于承受体重的关节,常单发。临床表现为感染自滑膜开始,滑膜充血水肿,关节腔内多量渗出液,滑膜坏死,肉芽组织增生,关节软骨和软骨下骨质发生破坏。愈合期,关节腔内肉芽组织增生,发生纤维化和骨化,出现关节纤维性或骨性强直。骨髓炎可继发侵犯关节。

【临床表现】

本病发病急,关节部出现红肿热痛,关节部有波动感,运动功能受限。

【影像学表现】

X 线表现　早期为关节囊肿胀和关节间隙增宽,此时化脓病变极易破坏关节囊、韧带而引起关节的半脱位或脱位,以婴儿和儿童的髋关节和肩关节最常见。构成关节的骨骼有明显骨质疏松。病变进一步发展,在关节内脓液中蛋白质溶解酶的作用下,出现关节软骨被破坏,表现为关节间隙的狭窄。由于肉芽组织的增生并侵及骨端,可出现关节软骨下骨质破坏,骨质破坏周围可出现不规则硬化,以承受体重的部分表现明显。恢复期,骨质破坏停止进行,出现修复。症变区骨质增生硬化,骨质疏松消失。

CT 表现　CT 下可见关节软组织肿胀和关节积液,关节软骨下小的骨质破坏显示理想。

MRI 表现　MRI 对关节积液显示敏感,可以显示关节软骨破坏的情况,可以较早显示关节周围软组织水肿和脓肿的形成情况。

【诊断与鉴别诊断要点】

化脓性关节炎临床上表现为发病急,进展快。短期内出现关节间隙变窄,关节骨质破坏以承重区出现最早和表现最明显,晚期可出现骨性强直。实验室检查可见白细胞增高等,这些表现有利于化脓性关节炎的诊断。本病主要需与滑膜型关节结核和类风湿性关节炎等鉴别。

(二)骨关节结核

【病因病理】

骨关节结核(osteoarticular tuberculosis)是结核杆菌血源性感染导致的骨关节炎症,多发生于儿童和青年。结核杆菌经血行到骨或关节,停留在血管丰富的骨松质内,脊椎是好发部位,其次是髋和膝等处。结核病变最初为非特异性的炎性反应,随后出现结核性肉芽组织增生,形成结核结节。增殖性病变形成结核结节为骨关节结核的特征,结节中央有干酪性坏死。

【临床表现】

骨关节结核多无急性发病史,经过缓慢。局部可有肿、痛和功能障碍等表现,此外,还可伴有血红细胞沉降率增快等表现。

(1)骨骺及干骺端结核:骨骺及干骺端是结核在长骨中的好发部位,好发于股骨近端、尺骨近端和桡骨远端。临床表现为邻近关节活动不灵,酸痛不适,不适感尤以负重、活动后和夜间加重。

【影像学表现】

骨骺及干骺端结核分为中心型和边缘型两种,其中骨骺结核多为中心型,干骺结核可以为中心型也可以为边缘型。中心型早期表现为局限性骨质疏松,随后出现弥漫的点状骨质破坏,破坏区逐渐扩大并相互融合,形成类圆形、边缘较清楚的骨质破坏区,破坏区常横跨骨骺板。在骨质破坏区有时可见碎屑状死骨,密度不高,边缘模糊,称之为"泥沙"状死骨。邻近无明显骨质增生现象,骨膜反应亦较轻微。病变发展易破坏骨骺而侵入关节,形成关节结核。干骺端结核很少向骨干发展,但病灶可破坏骨皮质和骨膜,穿破软组织而形成瘘管,并引起继发感染,进而出现骨质增生和骨膜增生。边缘型多见于骨骺板愈合后的干骺端,早期表现为局部骨质糜烂,病变进展可形成港湾状的骨质缺损,可有薄层硬化边缘。

(2)短骨结核:多发生于 5 岁以下儿童的掌骨、跖骨、指或趾骨,常为双侧多发。临床表现为局部软组织呈梭形肿胀,肤色正常或稍变红,多无痛感和压痛,活动不受限或稍感不适。影像学初期改变表现为软组织梭形肿胀和骨质疏松,继而在骨内形成囊性破坏,或呈多房性骨质缺损,大多位于骨中央,长径与骨干长轴一致,内有粗大而不整的残存骨脊。骨皮质变薄,骨干膨胀。多数可见广泛平行分层状骨膜增生,使骨干增粗,呈纺锤形。病变很少累及关节,但有时可形成瘘管。成人短骨结核病变范围比较局限，多靠近干骺端，呈蜂窝状骨质破坏，局部骨皮质稍有膨胀；破坏区周围的骨质可有不同程度的硬化。

（3）脊椎结核：是最常见的骨关节结核，好发于胸椎、腰椎交界处和腰骶椎交界处；儿童好发于胸椎，成人则好发于胸椎。病变多累及相邻的两个椎体，附件较少受累。

【临床表现】

脊柱活动受限，局部疼痛，脊柱畸形，寒性脓肿和窦道形成，还可出现脊髓受累的症状。

【影像学表现】

X 线表现　椎体结核主要引起椎体的骨质破坏：按照骨质破坏最先发生的部位，分为中心型、边缘型、韧带下型和附件型。中心型多见于胸椎结核，病变开始于椎体中央，早期表现为局限性骨质疏松，随着病变的发展可出现圆形或不规则形骨质破坏区，边缘清楚，内可有小死骨，严重的骨质破坏可见椎体塌陷。边缘型多见于腰椎结核，病变开始于椎体的上下缘，边缘不规整，范围较局限。病变向椎体或椎间盘蔓延，使椎体破坏范围加大，或直接破坏椎间盘而波及相邻椎体。韧带下型多见于胸椎结核，常继发于椎旁韧带下脓液的侵蚀，病变开始于脊柱腹侧的椎旁韧带或前纵韧带下，该处椎体前缘呈糜烂性骨质破坏，可产生椎体凹陷性改变，病变常累及多个椎体，但椎间盘可保持完整。附件型较少见，多见于青壮年。椎弓、椎板及上下关节突由于相互紧密连接，常同时受累，表现为附件骨质疏松，关节面骨质破坏。

椎间隙变窄或消失：由于病变开始多累及椎体的上下缘及邻近软骨板，发病早期即可引起软骨板破坏，进而侵入椎间盘，使椎间隙变窄，甚至消失和椎体互相嵌入融合而难于分辨。脊柱曲度改变：由于骨质破坏和脊柱承重的关系，椎体塌陷变扁或呈楔形，常出现后突变形。椎旁寒性脓肿形成：病变在破坏骨质时可产生大量干酪样物质，流入脊柱周围软组织中而形成寒性脓肿。腰椎结核干酪样物质沿一侧或两侧腰大肌引流，称为腰大肌脓肿，表现为腰大肌轮廓不清或呈弧形突出。胸椎结核的脓肿在胸椎两旁，形成椎旁脓肿，表现为局限性梭形软组织肿胀，边缘清楚。颈椎结核的脓肿则使咽后壁软组织增厚，并呈弧形前突，侧位上易于观察。寒性脓肿内可有不规则形钙化。

CT 表现　CT 对脊柱细小和较隐蔽部位的骨质破坏显示优于 X 线平片，可较好地显示结核性脓肿的位置、范围、病变位置内钙化的情况，也可较准确地显示椎管内病变的情况。增强扫描结核性脓肿可出现薄壁环状强化，有利于显示椎旁或椎管内脓肿的大小范围。

MRI 表现　MRI 能够清楚地显示病变椎体中心、边缘和附件骨质破坏的情况。对椎间盘的破坏显示理想，可以早期显示椎间盘的信号改变。同时 MRI 可较好地显示结核性脓肿的位置范围，准确地显示病变椎管内蔓延的情况，对脊髓和神经根受压情况显示最为理想（图11 - 15）。

【诊断与鉴别诊断要点】

椎体结核病程长，临床表现不明显。椎体骨质破坏以两个或两个以上椎体的破坏较为多见，单个椎体少见。骨质破坏区内死骨多为砂粒状，但较少见，附件骨质破坏较为少见。椎间盘受累常见，表现为椎间盘信号的改变或椎间隙变窄；椎体内和椎旁可有脓肿形成，脓肿内可出现钙化。

本病需与化脓性脊柱炎、脊柱转移瘤和椎体压缩骨折等相鉴别。化脓性脊柱炎病程进展多较快，椎体骨质破坏多为单节或双节，骨质增生硬化明显，椎间隙早期出现变窄，椎体内和椎旁脓肿壁多较厚，外壁可不规整，但内壁规整。脊柱转移瘤临床上多有原发肿瘤的病史，椎体骨质破坏区组织和周围软组织肿块增强扫描多出现明显强化，周围软组织肿块内液化坏无效

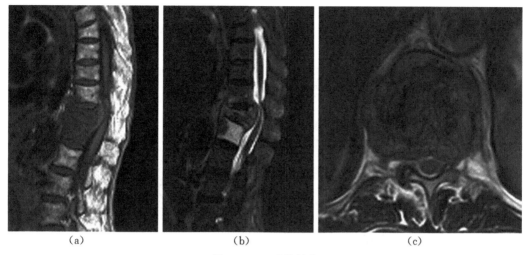

（a）　　　　　　　　　（b）　　　　　　　　　（c）

图 11 - 15　胸椎结核

腔多不规则,壁不规整。椎间盘较少受累,椎间隙变窄少见,常出现椎弓根和附件的骨质破坏。

四、慢性关节病

慢性关节病是指发病缓慢、逐渐发展、病程长、涉及全身关节的疾病。其不易治愈,病因多不明。

（一）退行性骨关节病

【病因病理】

退行性骨关节病(degenerative osteoarthropathy)又称骨性关节炎、增生性或肥大性关节炎,是一种由于关节软骨退行性改变所引起的慢性骨关节病,不是真正的炎性病变。

退行性骨关节病早期改变开始于关节软骨,为缓慢发生的软骨变性、坏死和溶解,代之以纤维组织,软骨可碎裂,游离于关节腔内。随着病情的进展,可出现关节面骨质被吸收,并逐渐为纤维组织或纤维软骨所代替,继而机体的修复反应造成骨性关节面骨质增生、硬化,并于骨缘形成骨赘。软骨损坏后,滑液可凿入局部骨皮质内形成小囊状改变,关节囊和关节周围韧带可出现肥厚、骨化。

【临床表现】

常见症状是局部疼痛,运动受限,关节变形,但无肿胀和周身症状。症状轻重与关节变化程度并不平行。

【影像学表现】

1. 四肢关节退行性骨关节病

X 线表现　早期关节软骨损坏变薄,表现为关节间隙变窄。病变进一步发展为关节面变平,边角锐利或有骨赘突出,软骨下骨质致密,关节面下方骨内出现圆形或不规整形透明区。晚期可见关节半脱位和关节内游离骨体,但多不造成关节强直。

CT 表现　CT 表现与 X 线平片相同,对显示关节内游离体和关节面细微的骨质改变显示较好。

MRI 表现　可以显示早期关节软骨的改变,表现为关节软骨变薄,不规则缺损。对关节盘软骨的变性可以早期显示;对关节腔内积液和关节囊及关节周围韧带的改变显示理想(图11－16)。

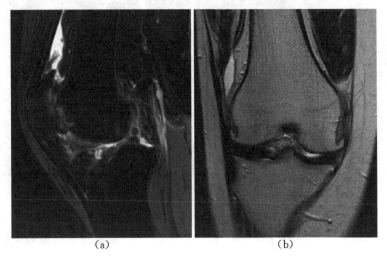

（a）　　　　　　　　　　　　（b）

图 11－16　膝关节退行性改变

膝关节骨质增生,髌骨软化症,膝关节少量积液

2. 脊椎退行性骨关节病

X 线表现　可出现脊柱生理曲度的改变,如变直或侧弯。椎体终板骨质增生硬化,边缘可见唇样骨质增生。脊椎小关节改变包括上下关节突变尖、关节面骨质硬化和关节间隙变窄。

CT 表现　可显示椎间盘的变性膨出,椎间盘的真空现象和髓核钙化。对椎体后缘骨质增生进入椎间孔或椎管内、椎管内韧带、脊椎小关节囊的增生肥厚,或椎板增厚引起的椎管和椎间孔狭窄,显示更为理想。对硬膜囊和神经受压的情况可以较好显示。

MRI 表现　MRI 可以早期显示椎间盘的变性和膨出。对椎间盘膨出、骨质增生和韧带肥厚导致的椎管和椎间孔狭窄,以及继发的脊髓和神经根受压情况,显示最为理想。

（二）类风湿性关节炎

【病因病理】

类风湿性关节炎(rheumatoid arthritis)是一种常见的自身免疫介导的,以侵犯关节滑膜为主要特征的炎症性、系统性结缔组织病,具有疏松结缔组织黏液样水肿和类纤维蛋白变性两种基本病变。病变位置主要在滑膜。病变初期可见滑膜充血、水肿及渗出,随后滑膜逐渐增生变厚,滑膜表面产生绒毛样的富含血管的肉芽组织,形成血管翳。血管翳具有侵蚀关节软骨的作用,当血管翳侵入关节面并覆盖关节软骨后,可引起关节软骨变性、破坏,关节间隙变窄,软骨下骨质破坏,最后导致纤维性或骨性强直。病因不明。

【临床表现】

本病多见于中年女性。早期症状包括低热、疲劳、消瘦、肌肉酸痛和血红细胞沉降率增快等。关节呈梭形肿胀、疼痛,活动受限,肌无力、萎缩和关节半脱位等。本病常累及近侧指间关节,呈多发性、对称性和侵蚀性慢性关节炎。部分病例出现较硬的皮下结节。实验室检查主要有血清类风湿因子阳性、血清白蛋白低、球蛋白高等。

【影像学表现】

X线表现　骨关节的X线改变大多出现在发病3个月以后。主要改变有关节软组织梭形肿胀,局部软组织层次不清,出现这些变化系因滑膜及周围软组织充血水肿和关节积液所致。关节间隙早期因关节积液而增宽,待关节软骨破坏,则变窄。关节面骨质侵蚀多见于边缘,是滑膜血管翳侵犯的结果,也可累及邻近骨皮质。小关节,特别是第2,3指的近端指间关节最为常见。骨性关节面模糊、中断,软骨下骨质吸收囊变是血管翳侵入骨内所致,内充纤维肉芽组织及滑膜液,呈透明影,周围有硬化,最后为骨质充填。关节邻近骨骼发生骨质疏松,病变进展则延及全身骨骼。邻近关节的骨骼可出现骨膜增生,呈层状;膝、髋等大关节可形成滑膜囊肿向邻近突出。晚期可见四肢肌萎缩,关节半脱位或脱位,骨端破坏后形成纤维性或骨性强直。半脱位可发生于寰枢椎,可以是最早的变化。

CT表现　类风湿性关节炎各个阶段的CT表现基本与X线表现相一致,在观察关节间隙有无变窄或半脱位方面,常规横断面CT扫描不如X线平片,但三维重建图像可以弥补这一不足。

MRI表现　MRI能够早期显示关节滑膜增厚和关节积液及软组织内的类风湿结节,这些改变在T_2WI上均呈高信号。增强扫描可见增厚的滑膜和类风湿结节被强化。MRI也可显示类风湿关节炎性腱鞘滑膜炎,表现为液性腱鞘膨胀和滑膜增厚,晚期病例则可发现肌腱萎缩或断裂。

【诊断与鉴别诊断要点】

类风湿性关节炎多见于中年女性,常累手足小关节,呈多发性、对称性发病。关节面骨质侵蚀多见于边缘,晚期指间、掌指间关节半脱位明显,且常造成手指向尺侧偏斜畸形,这些表现均有利于类风湿性关节炎的诊断。

(三)强直性脊柱炎

【病因病理】

强直性脊柱炎是一种主要侵犯骶髂关节、脊柱和髋关节的慢性、炎症性疾病。虽确切的病因不明,但与感染、遗传和自身免疫功能障碍有关。与类风湿性关节炎不同的是,强直性脊柱炎基本病变不仅是非特异性滑膜炎,更主要的是肌腱韧带的骨附着性炎症。在骶髂关节,关节软骨被肉芽组织覆盖,但关节翳形成较轻。增生的纤维组织可呈软骨化生或进一步骨化,邻近的骨膜也呈反应性增生,最后导致骨性强直。

【临床表现】

本病好发于青年或中年男性,表现为无明显诱因出现腰背僵硬和疼痛,僵硬以晨起明显,稍微活动后缓解。进而轻微的体力劳动即出现腰背疼痛。随病情的发展,出现腰背活动受限,并逐渐出现胸腰后凸畸形。

【影像学表现】

X线表现　强直性脊柱炎几乎都从骶髂关节开始,双侧受累,逐渐向上累及脊柱(图11-17)。骶髂关节的改变分为五级:0级为正常;1级为可疑病变,关节间隙模糊;2级为局限性关节骨皮质侵蚀,边缘粗糙伴硬化,关节间隙无改变;3级为中度或进展性骶髂关节炎,关节间隙增宽,狭窄或部分强直;4级为完全性关节骨性强直。

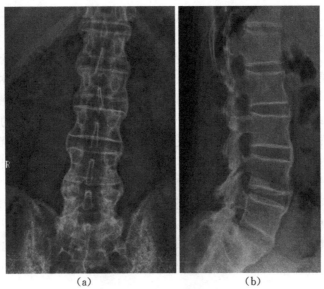

(a)   (b)

图 11 - 17　强直性脊柱炎
腰椎呈竹节样改变

强直性脊柱炎脊柱早期小关节模糊，骨质疏松，进展期椎体变方，晚期典型表现为竹节样脊柱。强直性脊柱炎由于骨质疏松和脱钙，可发生病理性骨折。

CT 表现　CT 能显示骶髂关节的 X 线平片难以发现的早期软骨下骨侵蚀和囊变。腰椎椎间小关节及椎板内面广泛的骨侵蚀伴硬化。骶髂关节边缘呈毛刷状和锯齿状，关节间隙宽窄不均。重者关节间隙可完全消失，关节呈骨性强直（图 11 - 18）。

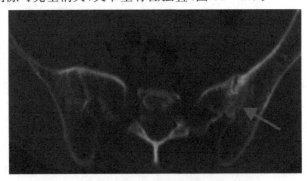

图 11 - 18　骶髂关节骨质硬化
左侧关节间隙变窄，右侧间隙消失

MRI 表现　可显示椎体和椎间盘联结部及小关节的骨侵蚀和骨强直，当有骨折发生时，可见骨折周围出血或血肿形成。硬膜外血肿可压迫脊髓。

【诊断与鉴别诊断要点】

强直性脊柱炎好发于青年或中年男性，人体组织相容性抗原 HLA - B27 抗体多阳性。强直性脊柱炎主要的是肌腱韧带的骨附着性炎症，表现以骨质增生和韧带肌腱附着处的钙化和骨化，多从骶髂关节开始，双侧受累，逐渐向上累及脊柱。本病需与类风湿性关节炎、致密性骨炎和脊柱退行性改变等相鉴别。

（四）痛风性关节炎

【病因病理】

痛风（gout）是一种尿酸代谢障碍性疾病。特点是血清及体液中尿酸增加，导致尿酸盐结晶沉着于各种间叶组织内，引起受累组织的炎症反应。当关节受累时，则称之为痛风性关节炎。尿酸盐沉积于软骨，引起异物反应和炎症反应，导致血管翳形成，滑囊增厚，形成肉芽组织，进一步侵蚀破坏软骨，直至软骨下骨皮质，使关节面骨质出现多发的小囊样骨质缺损，关节面变得不整齐，并反应性骨质增生、硬化，随着病程进展，软骨破坏，关节间隙狭窄，进而发展成关节强直、畸形。尿酸盐还可沉着于关节周围的韧带、滑囊、腱鞘及皮下组织。

【临床表现】

本病以男性多见，按病变进行时期，可分为三个阶段：潜伏期、急性关节炎发作期、慢性痛风关节炎期。潜伏期是关节病变发生的前期，此期长短不定，常无任何自觉症状，但也有些患者有肾绞痛或尿酸含量增高。急性关节炎发作期临床上发生关节疼痛，一个或几个关节屡发生关节炎，常侵犯四肢关节，尤以第一跖趾关节最易受累。血中尿酸含量增高。慢性痛风关节炎期当病变多次发作，骨和关节发生永久性改变，关节的改变，一般不对称，呈不规则结节样肿胀。

【影像学表现】

X 线表现　病变初期多累及手足小关节，尤其累及第一跖趾关节。手足关节的骨端边缘出现囊性缺损，骨缺损如同穿凿或呈虫咬状，多为圆形或长轴与骨干长轴相一致的卵圆形骨缺损；软骨破坏常在骨破坏后才出现，表现为关节间隙变窄，关节面不规则；软组织痛风结节可对邻近骨造成单个或多发的压迫性骨缺损。痛风结节于关节周围呈偏心性软组织肿胀。

CT 表现　早期仅表现为关节周围软组织肿胀，随着病情发展关节周围可出现沉积在滑膜、关节囊、韧带和肌腱上的软组织密度结节，伴斑点状钙化，邻近骨皮质出现不规则或分叶状骨质缺损，边缘清晰。

MRI 表现　痛风结节 T_1WI 呈低信号，T_2WI 呈高信号，其内钙化和尿酸结晶 T_1WI 和 T_2WI 均呈低信号。

【诊断与鉴别诊断要点】

痛风性关节炎多见于壮年男性，多侵犯第一跖趾关节，单侧或双侧发病，应与类风湿性关节炎、退行性关节病、银屑病性关节病鉴别。银屑病性关节病常不对称性累及远端指间关节，指（趾）端骨质吸收，关节破损，临床伴有皮损。

五、代谢与内分泌性骨病

佝偻病

【病因病理】

佝偻病（rickets）是在骨骺板愈合之前，由于维生素 D 或其活性代谢产物缺乏，引起钙、磷代谢紊乱所致。病理上表现为骨骺软骨矿化不足和骨样组织聚积，使得骨骼质地变软。

【临床表现】

佝偻病发生于婴幼儿，可因颅骨软化、前后囟门闭合延迟而呈方颅，肋骨前端与肋软骨结合处肿大形成串珠样肋，尺桡骨干骺端手镯样肿大；患儿开始行走后，由于下肢负重，干骺端两侧压力不平衡，可出现膝内翻（"O"型腿）或膝外翻（"X"型腿）。

【影像学表现】

佝偻病活动期可有以下表现：骺软骨板增厚、膨出，呈展开状。干骺端骨小梁紊乱、稀疏、粗糙。干骺端增宽、中央部凹陷呈杯口状，边缘呈毛刷状（图 11 - 19）。骨化中心出现延迟，形状小，密度低且不规则。全身骨质普遍疏松，皮质变薄，骨小梁粗糙。由于骨承受能力减弱，长骨可有弯曲畸形，下肢呈膝内翻或膝外翻。颅骨前后囟门闭合延迟，头颅呈方形。佝偻病经治疗后，干骺端预备钙化带先出现并逐渐加厚，干骺端边缘变清楚而规则。骨骺骨化中心先出现环状致密影，逐渐增厚，并与骨化中心中央骨质相融合。

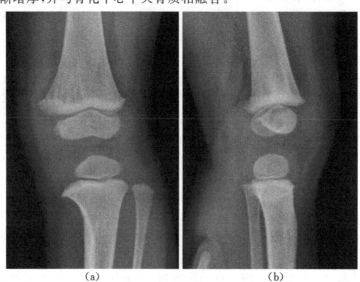

(a)　　　　　　　　　　(b)

图 11 - 19　佝偻病

股骨、胫骨干骺端增宽、中央部凹陷呈杯口状，边缘呈毛刷状

【诊断与鉴别诊断要点】

佝偻病主要发生于婴幼儿，多为轻型佝偻病，典型的营养性佝偻病已很少见，重型佝偻病多为肾性佝偻病，鉴别如下：肾性骨营养不良多表现为严重的佝偻病，可伴有继发性甲旁亢或出现骨质硬化的改变，如椎体的"橄榄球运动衫征"、颅底骨硬化、干骺端骨硬化等。患者可有家族史，实验室检查可发现肾功能损害或低血磷。

六、骨缺血性坏死

（一）股骨头缺血性坏死

【病因病理】

股骨头缺血性坏死（arascular necrosis of femoral head）常见病因为酒精中毒、皮质激素治疗和外伤。外伤或非外伤性因素导致股骨头血供减少、中断，引起骨髓水肿，骨髓细胞及骨细胞坏死，骨陷窝空虚，坏死骨周围充血，进而新骨形成和肉芽组织增生。股骨头软骨下由于负重而出现关节面塌陷。

【临床表现】

本病好发于 30～60 岁男性。50％～80％的患者最终累及双侧。主要症状和体征为髋部疼痛、压痛、活动受限、跛行及"4"字试验阳性；晚期关节活动受限加重，同时还有肢体短缩、肌肉萎缩和屈曲、内收畸形。

【影像学表现】

X 线表现　股骨头缺血坏死大致可分为三期。①早期：股骨头外形和关节间隙正常。股骨头内出现散在的斑片状或条带状硬化区，边界模糊，其中邻近颈部的横行硬化带称为颈横线。少数混杂有斑片状和(或)伴硬化边的囊状透光区。②中期：股骨头塌陷，但关节间隙无变窄。股骨头内以混杂存在的致密硬化区和斑片状、囊状透光区为主（图 11－20）。部分表现为单纯硬化性死骨和混合性死骨，即承重部致密硬化区和硬化、透光并存区周围伴有内外并行的透光带和硬化带。少数仍可呈单纯致密硬化改变。③晚期：股骨头塌陷、变形加重，承重部位关节间隙变窄。股骨头内多见混合性死骨改变，关节继发退行性病变等。

CT 表现　早期表现为股骨头内簇状、条带状和斑片状高密度硬化影，边缘较模糊。条带状硬化粗细不均，斑片状高密度硬化区，其内正常骨小梁结构模糊或消失，可呈毛玻璃样改变，周围多有高密度硬化条带构成的边缘，颇具诊断特征。随病程

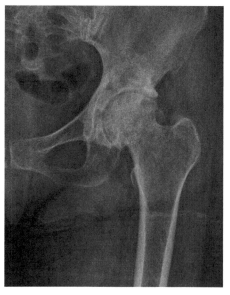

图 11－20　股骨头缺血性坏死 X 线表现
左股骨头内混杂存在的致密硬化区和斑片状、囊状透光区

进展，股骨头前上部高密度硬化周围和边缘部出现条带状或类圆形低密度区，内为软组织密度（图 11－21）。条带状低密度区外侧多伴有并行的高密度硬化带，低密度区所包绕的高密度硬化区随病程进展可逐渐变小，或呈高低混杂密度改变。股骨头塌陷表现为股骨头皮质成角、双边征、裂隙征和股骨头碎裂。本病可伴有关节腔积液，关节内游离体，关节囊肥厚、钙化和髂腰肌囊状扩张，合并关节腔积液时股骨头颈和关节囊之间液性低密度区，关节内侧间隙略增宽。

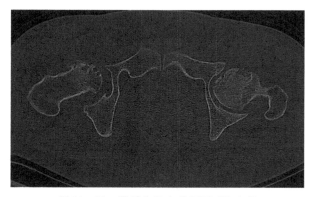

图 11－21　股骨头缺血性坏死 CT 表现
双侧股骨头前上部类圆形低密度区周围伴高密度硬化，前方皮质骨折

MRI 表现 MRI 是早期诊断股骨头缺血坏死最敏感的方法，能直接多方位确定骨缺血坏死的位置和范围，对平片和 CT 阴性的患者作出诊断。MRI 表现为股骨头前上部边缘的异常条带影，T_1WI 上为低信号、T_2WI 亦为低信号或两条内外并行的高低信号，称为双线征（图 11-22），是较特异的诊断征象。条带影所包绕的股骨头前上部可呈四种信号特点：①正常骨髓信号；②T_1WI 低信号，T_2WI 高信号；③T_1WI 低信号，T_2WI 低信号；④混合信号，即以上三种信号特点混合存在。

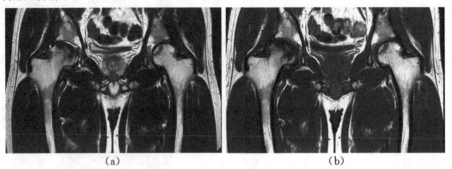

（a）　　　　　　　　　　　　（b）

图 11-22　股骨头缺血性坏死 MRI 表现

（a）右股骨头类圆形 T_1WI 等信号；（b）T_2WI 不均质高信号，边缘有双线征

【诊断与鉴别诊断要点】

本病应与以下疾病或正常变异鉴别：

（1）退变性囊肿：局限于骨性关节面下，形态规整，无明显股骨头塌陷。

（2）暂时性骨质疏松：MRI 虽可出现 T_1WI 低信号和 T_2WI 高信号，与股骨头缺血坏死早期改变相似，但本病短期随访信号可恢复正常，不出现双边征。

（二）胫骨结节缺血性坏死

【病因病理】

胫骨结节缺血性坏死称胫骨结节骨软骨病，又称 Osgood-Schlatter 病。发病机制以往倾向于胫骨结节的软骨炎或缺血坏死，而现多认为系髌韧带慢性牵拉性损伤所致的胫骨结节撕脱骨折和髌韧带骨化。此外，髌韧带牵拉也可刺激胫骨结节处的成骨细胞增生成骨，故病变晚期胫骨结节常有增大。由于发病基础不在骨骺而是韧带，所以成人亦可发病。

【临床表现】

本病好发于 10～14 岁儿童，多单侧发病，常有明确的外伤史。局部轻度疼痛，股四头肌用力收缩时疼痛加剧。局部多有肿胀，髌韧带部软组织增厚，胫骨结节明显突出，明显压痛。

【影像学表现】

（1）骨结节软组织肿胀，髌韧带肥厚，髌韧带下可见多个骨片。

（2）髌韧带中可见到游离的圆形、卵圆形或三角形骨化或钙化影。胫骨结节骨骺不规则增大，密度增高，可节裂形成大小、形态不一、排列不整的骨块，并常向上方移位（图 11-23）。

（3）胫骨干骺端前缘常有较大的骨质缺损区，范围常大于骨碎块。病变修复后，胫骨结节骨质可恢复正常。撕下的软骨块可因软骨化骨而继续长大，并与胫骨结节愈合而形成骨性隆起，亦可长期游离于髌韧带内或下方。

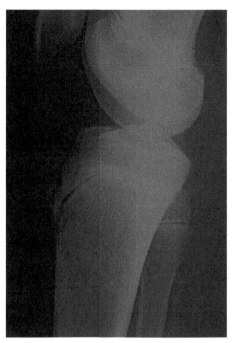

图 11-23　胫骨结节缺血性坏死
胫骨结节骨骺不规则增大、节裂,密度增高

【诊断与鉴别诊断要点】

正常发育的胫骨结节骨化中心可表现为数个骨块,但排列规整,胫骨结节前软组织无肿胀、无压痛。

（三）骨梗死

【病因病理】

骨梗死(bone infarction)又称髓质骨梗死、骨髓梗死或脂肪梗死,是指骨髓细胞的缺血坏死。临床上通常所称的"缺血性骨坏死",一般是指骨骺或关节面下方的骨性坏死。而骨梗死是指发生于干骺端和骨干部位的弥漫性或局灶性骨坏死。引起骨梗死的病因较多,常见的有外伤、动脉粥样硬化、镰状细胞贫血、结缔组织病,感染、激素、酗酒等。骨梗死好发部位:股骨下段、胫骨上段及肱骨上段,可单发或多发。病理改变:骨髓局部持续性缺血而引起骨髓细胞坏死,中心为完全坏死区,外围为部分坏死区和充血区。坏死区逐渐被肉芽组织和纤维组织替代,最终发生钙化和骨化。

【临床表现】

本病通常无症状,多为偶然发现。重度的尤其是急性的骨梗死可引起局部疼痛,功能障碍等症状。慢性期症状缓解。陈旧性骨梗死病灶可长期处于静息和非侵袭状态,少数可发生恶变和继发囊肿或骨髓炎。

【影像学表现】

X 线表现　早期无异常发现,1～2 月后可见局部骨质疏松及轻微的密度不均,当骨坏死组织被清除吸收、新骨尚未形成时,则表现为囊状或分叶状透亮区伴有潜钙化。后期松质骨内或髓腔内出现条带状、辫状、气泡状、蜂窝状、斑片状不均匀高密度影和梅花样及斑块状钙化。病变通常位于骨的一端，长度大于宽度，边缘清楚并起伏不平，表现为若干粗细不等、相互交叉和蜿蜒而行的高密度影，病灶呈匍行形轮廓，边缘可见尖角样突出，邻近的骨皮质和软组织不受累（图11-24）。

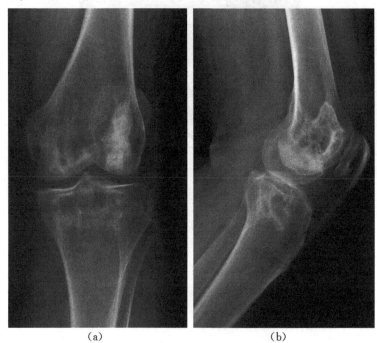

（a）　　　　　　　　　　（b）

图11-24　骨梗死X线表现

股骨正侧位片示股骨下段髓腔内不规则钙化

CT表现　最早出现的征象是梗死区骨质疏松和周边部位细微钙化，梗死灶内密度不均，可见小囊状或蜂窝状低密度夹杂钙化。病变不累及骨皮质，皮质无侵蚀变薄或膨胀。周围软组织不受累。后期表现为骨内的花环样钙化或钙化性致密斑块。

核素扫描　早期骨梗死显示骨髓摄取减低，周边呈环形浓聚。后期缺乏特异性。

MRI表现　骨梗死的MRI表现颇具特征性。梗死灶形态奇特，轮廓似珊瑚状或地图板块样。在T_1WI上急性或亚急性骨梗死灶的中央部分呈中等或略低信号，而梗死灶的边缘为迂曲匍行的低信号带。T_2WI上病灶中央部分信号强度与相邻的骨髓组织相仿或略高，在高信号之间可见多发低信号环。而周边呈迂曲的高信号带，部分可见双线征（图11-25）。在梗死的后期或成熟期，病灶的最外缘在T_1WI和T_2WI上均呈低信号。

【诊断与鉴别诊断要点】

X线与CT对急性或亚急性骨梗死不敏感，后期由于梗死机化出现周边性钙化，典型的成熟型骨梗死表现为地图板块样或岛屿样钙化，因边缘钙化多而呈环状致密带，需与钙化性内生软骨瘤鉴别，骨梗死的特点是边缘呈迂曲匍行形，皮质不受侵犯。MRI对骨梗死的敏感性和特异性很高，可作为早期诊断和鉴别诊断的重要手段。

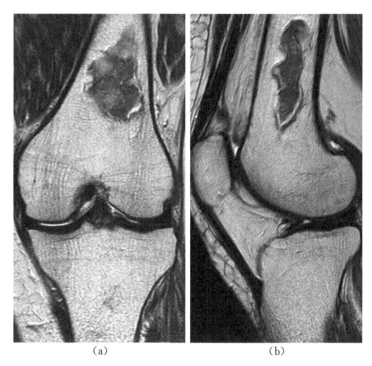

(a)　　　　　　　　　　　(b)

图 11 - 25　骨梗死 MRI 表现

MRI 显示股骨下端有地图样异常信号，边缘迂曲匍行，可见双线征

七、骨肿瘤与肿瘤样病变

（一）骨肿瘤概论

骨肿瘤与瘤样病变比其他系统的肿瘤发病率低，原发性骨肿瘤的发病率只占全身各系统肿瘤的 2%～3%，但其临床、病理和影像学表现复杂而多样。影像学检查除对少数征象典型的骨肿瘤易于确诊外，大多数病例的影像学表现缺乏特征性，临床表现也不具特异性，有些病例病理学诊断也有一定困难，因此影像学检查结合临床和病理检查是诊断骨肿瘤的正确途径。

1. 骨肿瘤的分类

骨肿瘤（bone tumor）包括骨原发性肿瘤、继发性肿瘤和瘤样病变。原发性骨肿瘤包括骨基本组织（骨、软骨和纤维组织）发生的肿瘤、骨附属组织（血管、神经、脂肪和骨髓）发生的肿瘤，以及特殊组织来源的肿瘤（如脊索瘤）和组织来源未定的肿瘤（如骨巨细胞瘤）。继发性骨肿瘤包括恶性肿瘤的骨转移和骨良性病变的恶变。瘤样病变是指临床、病理和影像学表现与骨肿瘤相似而非真性肿瘤，但具有骨肿瘤的某些特征如复发和恶变的一类疾病，如骨纤维异常增殖症和畸形性骨炎等。

2. 骨肿瘤的临床表现

（1）一般资料：原发性骨肿瘤占所有肿瘤的 2%～3%。良、恶性肿瘤的比例为 2∶1。良性骨肿瘤以骨软骨瘤发病率最高，其次为软骨瘤和巨细胞瘤。恶性骨肿瘤则以转移性骨肿瘤多见，原发性骨肿瘤以骨肉瘤常见，次为骨髓瘤、软骨肉瘤。良性骨肿瘤多见于青少年。骨巨细胞瘤多发于 20～40 岁的成人。神经母细胞瘤见于 5 岁以内的婴幼儿。骨血管瘤最好发 10～20 岁的青少年。骨髓瘤和转移性骨肿瘤则多见于 40 岁以上的中、老年人。

（2）症状与体征：良性骨肿瘤很少有局部疼痛，但良性骨样骨瘤和软骨母细胞瘤则疼痛明显。骨样骨瘤疼痛呈持续性，夜间尤甚，水杨酸类药物可缓解为其临床特点。恶性骨肿瘤的首发症状为局部疼痛，早期呈间歇性，晚期则为持续性，夜间加重是其特点。多发性骨髓瘤表现为全身性多处疼痛。

良性骨肿瘤可触及边界清晰之坚硬肿块，局部无明显压痛。恶性骨肿瘤出现的肿块边界不明确，局部有明显压痛。

3. 骨肿瘤的综合诊断

（1）病变部位：不同类型的骨肿瘤，其发病部位亦不相同：骨肉瘤的好发部多为长骨的干骺端；骨巨细胞瘤则好发于长骨之骨端；尤因肉瘤则好发于骨干；软骨母细胞瘤的好发部位常在骨骺；颅骨和脊椎则是骨髓瘤的好发骨骼。

（2）骨质破坏

①囊性骨破坏：常见于良性骨肿瘤改变，表现为圆形、卵圆形之骨密度减低影；边缘光滑锐利，常有硬化缘，其内可见钙化影。

②膨胀性骨破坏：为囊性骨破坏的继续扩大，除有囊性骨破坏 X 线表现外，皮质变薄，膨胀性向四周扩大是其主要表现，亦是良性骨肿瘤的另一种 X 线表现。

③浸润性骨破坏：为恶性骨肿瘤的主要 X 线表现。早期骨破坏呈筛孔状、虫蚀状密度减低影，进而表现为斑片状、大片状的溶骨性破坏。破坏区形态不规则，与未受累骨组织无明确的分界。

（3）软骨破坏：正常骨软骨有暂时阻止肿瘤生长蔓延的作用，但当肿瘤发展到一定程度时，软骨组织可被肿瘤组织所替代。肿瘤侵及骺软骨板时，临时钙化带密度减低、中断或消失，骺软骨板增宽。肿瘤侵入关节，则有关节面软骨破坏、塌陷，关节腔内软组织肿块等。软骨破坏多是恶性肿瘤所致，但良性软骨母细胞瘤亦可有此表现。

（4）肿瘤骨：肿瘤细胞形成的骨组织称"肿瘤骨"。恶性成骨性骨肿瘤常有此表现，根据瘤骨的密度和形状分为下列三种。

①象牙样瘤骨：瘤骨结构均匀致密，其内无骨小梁结构，密度极高，如象牙样密实。

②絮状瘤骨：瘤骨密度不均匀增高，呈毛玻璃样之斑片、絮状或团块状影，边缘模糊，其内无骨结构，多见于成骨型骨肉瘤。

③针状或须状瘤骨：肿瘤组织穿破骨皮质或骨膜向软组织内发展形成的肿瘤新生骨，呈放射针状或须状，骨针粗细不均。

（5）瘤软骨（钙化）：由肿瘤细胞形成的软骨组织易发生病理性钙化，瘤软骨钙化最典型的表现为环形或半环状的钙化，常见为斑点状、颗粒状、雪花样钙化，也可呈片絮状、菜花样或团块状密度增高影。钙化是诊断软骨类肿瘤的重要依据。良性肿瘤软骨钙化环完整，密度高，边缘清楚。恶性肿瘤之软骨钙化环密度较低，边缘模糊，钙化环残缺不全。

（6）反应骨：反应骨包括反应性骨增生硬化和骨膜反应。反应性骨硬化是指瘤周骨组织出现的反应性骨质增生。X 线表现为瘤周之环状密度增高影或硬化边缘。骨硬化环常见于良性骨肿瘤。骨膜反应是肿瘤刺激骨膜产生的反应性新生骨，X 线表现为层状、葱皮样、垂直状或放射状三角形（Codman 三角）的密度增高影。Codnman 三角是由于骨膜反应性新生骨的中央部分被迅速发展的肿瘤组织破坏,两端残留的骨膜新生骨向外掀起而形成的三角形阴影,亦称"肿瘤三角",常见于恶性骨肿瘤,特别是骨肉瘤,偶见于急性骨髓炎。

(7)残留骨和死骨:残留骨是骨组织遭到破坏后残留下的骨质,夹杂在肿瘤破坏区内,呈不规则网条状和岛样。残留骨可因缺少血供而变为死骨。

(二)成骨性肿瘤

1.骨样骨瘤

【病因病理】

骨样骨瘤是良性成骨性肿瘤,由成骨性结缔组织及其形成的骨样组织和编织骨所构成。肿瘤本身称为瘤巢,直径一般不超过 1.0 cm,常埋在增生的骨质内。肉眼下瘤巢为暗红色肉芽组织,其中有砂粒样的钙化和骨化灶。镜下瘤巢由新生骨样组织所构成,瘤巢中心部分以编织骨为主,且有钙化。瘤巢周围由增生致密的反应性骨质包绕。瘤巢及其周围含有无鞘膜交感神经纤维,可能与临床上出现特殊的疼痛有关。

【临床表现】

本病多见于 20 岁以下的青少年。起病较缓,症状以患骨疼痛为主,夜间加重。疼痛可局限于病变处,也可向肢体远端或周围扩散。疼痛可发生在 X 线征象出现之前。用水杨酸类药物可缓解疼痛,为本病的特点。

【影像学表现】

任何骨均可发病,但以胫骨和股骨最为多见。肿瘤多发生于长管状骨骨干,85%发生于骨皮质,其次为松质骨和骨膜下,少数发生于关节囊内的骨骼。X 线下据受累部位大致可分为皮质型、松质型和骨膜下型,基本表现是瘤巢所在部位的小圆形骨破坏区以及周围不同程度的反应性骨硬化(图 11-26),约半数病例瘤巢内可见中心钙化或骨化。骨样骨瘤根据发生部位可分为三型:①皮质型:瘤巢位于骨皮质,周围多有明显骨质增生硬化和实体样骨膜反应,皮质呈梭形增厚,甚至可遮盖瘤巢。②松质型:瘤巢位于松质骨内,周围仅有轻度的骨硬化带,发生于末节指(趾)骨者可无骨质硬化。③骨膜下型:瘤巢所在部位骨皮质可出现凹陷,肿瘤可将骨膜掀起形成数量不等的骨膜新生骨,邻近骨皮质硬化。

CT 表现　CT 是骨样骨瘤最佳检查方法,薄层扫描显示瘤巢所在的骨破坏区为类圆形低密度灶,其中央可见瘤巢的不规则钙化和骨化影,周边密度较低为肿瘤未钙化的部分(图 11-27)。骨破坏区周围有不同程度的硬化带、皮质增厚和骨膜反应。

MRI 表现　瘤巢未钙化的部分在 T_1WI 呈低到中等信号、T_2WI 上呈高信号;钙化部分在 T_1WI 和 T_2WI 上均呈低信号,肿瘤增强后强化明显。瘤巢周围骨质硬化呈低信号。肿瘤周围的骨髓和软组织常有充血和水肿,呈 T_1WI 低信号和 T_2WI 高信号,并可有一定程度的强化,部分肿瘤甚至伴有邻近关节积液和滑膜炎症。

【诊断与鉴别诊断要点】

(1)慢性骨脓肿:多见于长骨干骺端,临床可有反复发作的炎症表现。骨破坏呈圆形,内无钙化或骨化,周围常有骨质增生或骨膜反应。

(2)硬化性骨髓炎:双侧骨皮质对称性增厚硬化,表面光滑,无软组织密度瘤巢。疼痛常呈间歇性,服用水杨酸类药物无效。

（3）应力性骨折：骨皮质断裂，局限性骨膜增生和骨质硬化，颇似骨样骨瘤。但无小圆形骨质破坏区，MRI显示横行骨折线。临床上多有连续运动史。

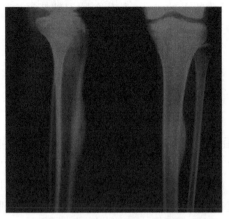

图 11-26 骨样骨瘤 X 线表现

骨前内侧皮质呈梭形增厚，内有小的透光瘤巢

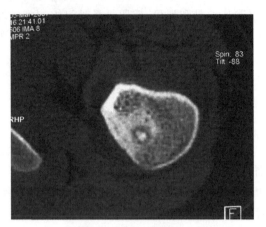

图 11-27 骨样骨瘤 CT 表现

股骨近端髓质骨内小圆形低密度灶，瘤巢中央见斑点状钙化

2. 骨母细胞瘤

【病因病理】

骨母细胞瘤又称成骨细胞瘤，起源于成骨性结缔组织，具有骨样骨瘤的病理特点，肿瘤呈膨胀性生长。肿瘤好发于脊柱（44%）、四肢长骨（29%）和手足骨（18%）。本病绝大多数为良性，恶性或发生癌变者称侵袭性成骨细胞瘤或恶性骨母细胞瘤。

【临床表现】

发病年龄多在 30 岁以下，起病隐缓，多仅有局部钝痛和肿胀。脊柱病变涉及椎弓者，常出现脊柱或神经根压迫症状。

【影像学表现】

X线与CT主要特点为膨胀性软组织密度骨破坏，厚薄不一的高密度硬化缘和其内不同程度的钙化或骨化。在管状骨，病变多位于干骺端，亦可累及骨端或骨干，多为中心型，大小 2~10 cm 不等。骨皮质膨胀变薄、缺失或因骨外膜增生而致相邻骨皮质增厚，但较骨样骨瘤为轻。发生于脊柱者，病变多位于棘突、椎弓和横突，椎体病变多由附件蔓延所致，中心膨胀性生长并渐进性出现成骨改变，表现为病灶内有骨化或钙化（图 11-28）。

MRI 表现 病灶 T_1WI 为中等信号，T_2WI 为高信号，发生钙化或骨化后，T_1WI 和 T_2WI 均可出现斑点状、索条状、团块状或不规则形低信号。病灶周围硬化缘 T_1WI 和 T_2WI 均表现为低信号环。病灶相邻髓腔和软组织内范围不一的充血水肿区，脂肪抑制 T_2WI 上呈明显高信号。增强扫描后显示血供丰富的骨样组织明显强化，病灶相邻髓腔和软组织轻度强化，而病灶内钙化、囊变和出血区无强化。

【诊断与鉴别诊断要点】

（1）骨样骨瘤：发展缓慢，无恶变，瘤巢较小，直径多在 2 cm 以内，周围骨硬化区较大，临床有明显疼痛症状，与成骨细胞瘤不同。

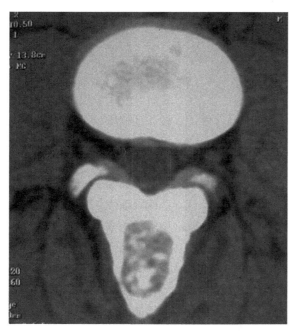

图 11-28 腰椎棘突成骨细胞瘤

腰椎棘突膨胀性破坏,内有多发钙化

(2)骨囊状膨胀类病变:此类疾病有骨巨细胞瘤、动脉瘤样骨囊肿、骨囊肿等,成骨细胞瘤常有钙质样高密度影可与此类疾病鉴别。

3. 骨肉瘤

【病因病理】

骨肉瘤(osteosarcoma)是指瘤细胞能直接形成骨样组织或骨质的恶性肿瘤,其恶性度高、发展快,是青少年最常见的原发性恶性骨肿瘤。骨肉瘤具有分化为骨样组织和骨质、软骨以及纤维组织的潜能。肿瘤的外观取决于各种组织成分的量和反应骨的多少、原有骨质的破坏、出血坏死灶的多少等。长骨的骨肉瘤多发生于干骺端,侵及骨髓腔且向一侧或四周骨皮质侵犯,穿透骨皮质将骨膜掀起,突入周围软组织生长而形成肿块。骨肉瘤的主要成分是肿瘤性成骨细胞、肿瘤性骨样组织和肿瘤骨,还可见多少不等的肿瘤性软骨组织和纤维组织。

【临床表现】

骨肉瘤好发于 15～25 岁青少年。好发部位是四肢长骨,尤以膝关节周围和肱骨近端最为多见。常见症状是局部疼痛、肿块和运动障碍。疼痛初为间断性,以后为持续性,夜间尤甚,药物治疗无效。骨肉瘤恶性程度高,发展快,易发生肺转移。

【影像学表现】

X 线表现 骨肉瘤有以下基本的 X 线表现。

(1)骨质破坏:多始于干骺端中央,松质骨出现虫蚀样或小斑片状骨质破坏,继而出现骨皮质边缘破坏区,在皮质内表现为哈氏管扩张而呈筛孔状破坏。以后骨破坏区融合扩大形成大片的骨缺损。

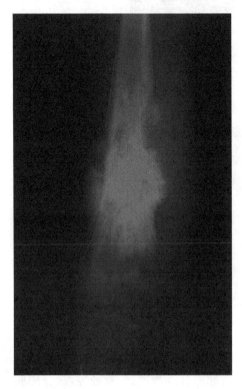

图 11-29　骨肉瘤 X 线表现
股骨下段骨质破坏伴有大量光芒样和斑片
状瘤骨及骨膜反应

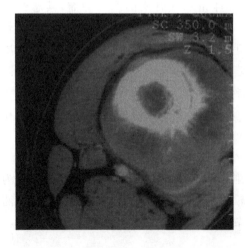

图 11-30　骨肉瘤 CT 表现
CT 显示股骨下段光芒样骨针伴有软组织
肿块，不均匀强化

（2）肿瘤骨：肿瘤细胞形成的骨组织"肿瘤骨"。骨破坏区和软组织肿块内的肿瘤骨是骨肉瘤本质的表现，也是影像诊断的重要依据。瘤骨的形态主要有：①棉絮状瘤骨：密度较低，边界模糊，是分化较差的瘤骨；②斑块状瘤骨：密度较高，边界清晰，多见于髓腔内或肿瘤的中心部，为分化较好的瘤骨；③针状瘤骨：为骨皮质外呈放射状向软组织伸展的肿瘤新骨，骨针粗细不均，其成因是肿瘤向软组织浸润发展时，肿瘤细胞沿供应肿瘤的微血管周围形成肿瘤性骨小梁。

（3）骨膜增生和 Codman 三角：骨肉瘤可引起各种形态的骨膜新生骨和 Codman 三角。Codman 三角是由于骨膜反应性新生骨中央部分被快速发展的肿瘤侵蚀破坏，两端残留的骨膜新生骨向外掀起而形成的三角形阴影。

（4）软组织肿块：表示肿瘤已侵犯骨外软组织，肿块多呈圆形或半圆形，界限多不清楚。在软组织肿块内可见瘤骨。

按骨质破坏和肿瘤骨的多少，骨肉瘤可分为三种类型：①硬化型：有大量的肿瘤新生骨形成，骨内大量云絮状、斑块状瘤骨，密度较高，明显时呈大片象牙质改变。软组织肿块内也有较多的瘤骨。骨破坏一般并不显著。骨膜增生较明显。②溶骨型：以骨质破坏为主。早期常表现为筛孔样骨质破坏，进而呈虫蚀状、大片状骨质破坏。此型也可见少量瘤骨及骨膜增生。③混合型：即肿瘤骨与溶骨性破坏并存（图 11-29）。

CT 表现　骨肉瘤的骨破坏以溶骨性为主，在 CT 上表现为松质骨的斑片状缺损和骨皮质内表面的侵蚀或骨皮质全层的虫蚀状、斑片状缺损甚至大片的缺损。骨质增生表现为松质骨内不规则斑片状高密度影和骨皮质增厚。有时可见骨膜反应呈与骨干表面平行的弧线状高密度影并与骨皮质之间有线样透亮带。软组织肿块常偏于病骨一侧或围绕病骨生长，其边缘大多模糊而与周围正常的肌肉、神经和血管分界不清，其内常见片状低密度区（图 11-30）。CT 发现肿瘤骨较平片敏感，瘤骨分布在骨破坏区和软组织肿块内，形态与平片所见相似,密度差别较大,从数十至数百 HU 或更高。CT 能较好地显示肿瘤在髓腔的蔓延范围,表现为低密度含脂肪的骨髓被软组织密度或成骨密度的肿瘤所取代。增强扫描肿瘤的实质部分可有较明显的强化,使肿瘤与瘤内坏死灶和周围组织的分界变得清楚。

MRI 表现 大多数骨肉瘤在 T_1WI 上表现为不均匀的低或中等信号,在 T_2WI 上表现为不均匀的高信号(图 11-31),肿块外形不规则,边缘多不清楚,周围可伴有水肿带。骨膜增生、瘤骨在 T_2WI 上显示为低信号,其形态与 CT 所见相似,但 MRI 对显示细小、淡薄的骨化或瘤软骨钙化的能力不及 CT。MRI 多方位成像可以清楚地显示肿瘤与周围正常结构,如肌肉、血管、神经等的关系。MRI 是显示髓腔肉瘤浸润范围的最好方法,也是发现跳跃病灶的较理想的检查方法。

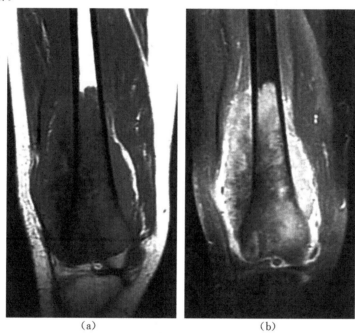

(a)　　　　　　　　　　(b)

图 11-31 骨肉瘤 MRI 表现

肿瘤在 T_1WI 上表现为略低信号,在 T_2WI 上表现为不均匀的高信号

【诊断与鉴别诊断要点】

(1)化脓性骨髓炎:骨髓炎的骨破坏、新生骨和骨膜反应从早期到晚期的变化是有规律的,即早期骨破坏模糊,新生骨密度低,骨膜反应轻微,到晚期骨破坏清楚,新生骨密度高,骨膜反应光滑完整,有死骨形成,无软组织肿块。

(2)骨转移瘤:发病年龄较大,常在 40 岁以上。本病好发于躯干骨和四肢长骨骨端,表现为松质骨内的多发性骨硬化灶,边界清楚,骨破坏少见,骨皮质一般不受累。有的以溶骨性为主。

(三)成软骨性肿瘤

1. 骨软骨瘤

【病因病理】

骨软骨瘤又名外生骨疣,是指在骨的表面覆以软骨帽的骨性突出物。骨软骨瘤是最常见的骨肿瘤,据国内统计,其占骨良性肿瘤的 31.6%。骨软骨瘤有单发和多发之分,以单发多见。

肉眼所见肿瘤大小不一,可由数厘米至十余厘米,巨大的肿瘤表面分叶状或菜花状。肿瘤由骨性基底、软骨帽和纤维包膜三部分构成,骨性基底可宽可窄,为骨小梁和骨髓,外被薄层骨皮质,两者均分别与母体骨的相应部分相连续。软骨帽位于骨性基底的顶部,为透明软骨,其厚度一般随年龄增大而减小,至成年也可完全钙化。

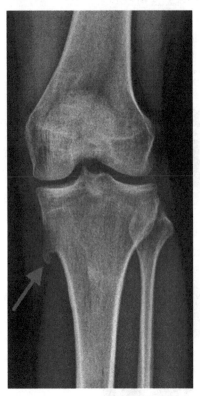

图 11-32 骨软骨瘤 X 线表现
胫骨骨上端宽基底的骨性突起,
呈反关节方向生长

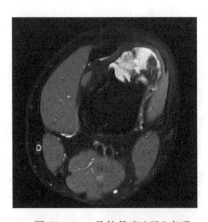

图 11-33 骨软骨瘤 MRI 表现
软骨帽在脂肪抑制 T_2WI 上为明显的
高信号,其内斑点状低信号为钙化

【临床表现】

本病好发于 10～30 岁,男性多于女性。肿瘤好发于股骨远端和胫骨近端。肿瘤早期一般无症状,仅局部可扪及一硬结。肿瘤增大时可有轻度压痛和局部畸形。若肿瘤突然长大或生长迅速,应考虑有恶变的可能。

【影像学表现】

X 线表现 骨软骨瘤可发生于任何软骨内化骨的骨,长骨干骺端为好发部位,以股骨下端和胫骨上端最常见,约占 50%。肿瘤起始于干骺端,随骨的生长而向骨干移行。发生于长管状骨者多呈背离关节生长。X 线片上肿瘤包括骨性基底和软骨帽两部分。前者为母体骨骨皮质向外伸延突出的骨性赘生物;其中可见骨小梁,也与母体骨的小梁相延续(图 11-32)。基底部顶端较为膨大,或呈菜花状,或呈丘状隆起。基底部顶缘为不规则的致密线。软骨帽在 X 线片上不显影。当软骨钙化时,基底顶缘外出现点状或环形钙化影。肿瘤骨性基底在非切位上可呈环形致密影。发生于扁骨或不规则骨的肿瘤多有较大的软骨帽,瘤体内常有多量钙化而骨性基底相对较小。

CT 表现 骨性基底的骨皮质和骨松质均与母体骨相延续,表面有软骨覆盖表现为低密度区,当软骨帽钙化时可见肿瘤顶部高密度影。

MRI 表现 软骨帽在 T_1WI 上呈低信号,在脂肪抑制 T_2WI 上为明显的高信号,信号特点与关节透明软骨相似(图 11-33)。

【诊断与鉴别诊断要点】

(1)骨旁骨瘤:肿瘤骨皮质和松质与母骨均无连续性。

(2)肌腱和韧带钙化:发生于肌腱韧带附着处,沿肌腱韧带走行,多呈尖角状或条带状,平片或 CT 上为钙化密度,MRI 为低信号,而无松质骨结构和骨髓信号。

2. 软骨瘤

【病因病理】

软骨瘤(chondroma)为常见的良性骨肿瘤,据病灶数目可分为单发性软骨瘤和多发性软骨瘤,据病变部位可分为内生性软骨瘤和外生性(皮质旁)软骨瘤。单发性内生软骨瘤多见于干骺和骨干髓腔,是形成成熟软骨的肿瘤,可能由正常骨内异位性的软骨残留发展而来,占良性肿瘤的 13.9%,仅次于骨软骨瘤和骨巨细胞瘤,居第三位。

肉眼所见肿瘤组织为灰白色,呈半透明略带光泽,切面可见白色坚硬的钙化区或黄色的骨小梁,有的部位可呈胶冻状。有时可见大小不等的囊变区,内含液体。邻近骨皮质可受肿瘤压迫而变薄,其内侧有不规则的骨嵴。镜下所见肿瘤由软骨细胞和软骨基质构成。

【临床表现】

单发性内生软骨瘤多发生于 11~30 岁,其次是 31~50 岁。软骨瘤多发生于四肢短管状骨,其次是股骨、肋骨、胫骨。软骨瘤生长缓慢,症状轻,常因肿瘤长大发生畸形而发现。主要症状是轻微疼痛和压痛,位于表浅部位者可见局部肿块。肿块表面光滑,质硬,局部皮肤正常。患部运动可有轻度受限,少数可合并病理性骨折。

【影像学表现】

X 线表现 病变常开始于干骺端,随骨生长而逐渐移向骨干。病变位于骨干者多为中心性生长,而位于干骺端者则以偏心性生长为主。单发性内生软骨瘤位于髓腔内,表现为边界清晰的类圆形骨质破坏区,多有硬化缘与正常骨质相隔(图 11 - 34)。病变邻近的骨皮质变薄或偏心性膨出,其内缘因骨嵴而凹凸不平或呈多弧状。由于骨嵴的投影,骨破坏区可呈多房样改变。骨破坏区内可见小环形、点状或不规则钙化影,以中心部位较多。发生于指骨者多位于中段和近段,而发生于掌、跖骨者多位于骨干中远侧。

CT 表现 可显示髓腔内异常软组织影,密度略低于肌肉,其内可见小环形、点状或不规则钙化影;邻近皮质膨胀变薄,边缘光整、锐利,一般无中断,其内缘凹凸不平。增强扫描可见肿瘤轻度强化。

MRI 表现 未钙化的瘤软骨呈长 T_1、长 T_2 信号,已钙化部分均呈低信号,MRI 难以显示微小的钙化。

【诊断与鉴别诊断要点】

软骨瘤发于短管状骨,其内常有钙化为其特点。注意应与以下疾病鉴别。

(1)骨囊肿:极少发生于短管骨,也少见偏心性生长。骨破坏区内无钙化影。

(2)指骨结核:早期手指呈梭形,仅见软组织肿胀,手指呈梭形增粗和局部骨质疏松,继而骨干内出现圆形、卵圆形膨胀性骨破坏,骨增生少见。

3. 软骨母细胞瘤

【病因病理】

软骨母细胞瘤又称成软骨细胞瘤,起源于成软骨细胞或成软骨性结缔组织,有良、恶性之分,良性者占绝大多数。肿瘤主要由成软骨细胞构成,肿瘤基质内和细胞胞浆内可有钙化,常出现于软骨成熟后的变性期。肿瘤好发于四肢长管骨骨骺区,55% 起源于骺板,再侵及骺部和干骺端,很少原发于干骺端。半数以上发生于膝关节周围,具有二次骨化中心的骨骼皆可发生。

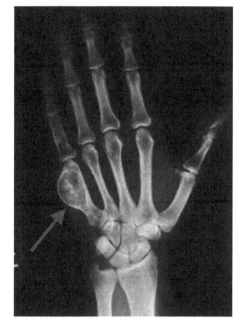

图 11 - 34 软骨瘤
第五掌骨椭圆形膨胀性骨质破坏,病灶内可见钙化

【临床表现】

本病好发于 5～25 岁青少年男性。临床上病情进展缓慢，一般症状轻微，主要为邻近关节的不适、疼痛和肿胀。

【影像学表现】

X 线表现 病灶常局限于骨骺，亦可跨越骺板向干骺端扩展，多为圆形或椭圆形低密度区，直径一般在 3～5 cm 之间，肿瘤内常有斑点状钙化密度影。多有完整或不完整的薄层硬化边，也可由较广泛的轻度松质骨硬化。累及干骺端时，可出现线样骨外膜增生。

CT 表现 类圆形或分叶状轻度膨胀的软组织密度区，边缘硬化，偶可见明显膨胀，病灶内常见钙化（图 11-35），相邻关节可见积液和滑膜增厚等表现。

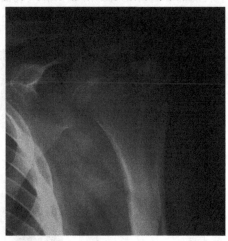

图 11-35 成软骨细胞瘤

肱骨大结节处见类圆形骨质破坏，病灶内可见斑片状钙化

MRI 表现 肿瘤 T_1WI 与肌肉信号相似，T_2WI 多为不均匀高信号，常呈簇集的小结节类似葡萄状。肿瘤与关节软骨信号基本一致为本病特点。肿瘤内钙化较多则出现斑点状、形状不定的更低信号，信号强度与钙化多少有关。周围可伴有骨髓水肿（图 11-36）或关节积液。

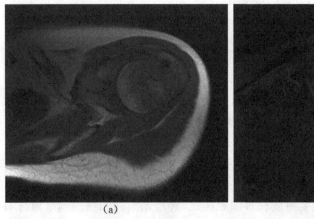
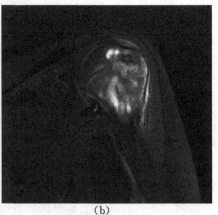

（a）　　　　　　　　　　　　（b）

图 11-36 MRI 显示肿瘤

T_1WI 与肌肉信号相似，T_2WI 为不均匀高信号，内含低信号钙化，周围伴有骨髓水肿

【诊断与鉴别诊断要点】

软骨母细胞瘤好发于长骨骨骺或骨端,边缘硬化,其内常有钙化,注意与以下疾病相鉴别。

(1)骨骺、干骺端结核:病灶多较小,多有邻关节间隙狭窄和周围软组织肿胀,少有周边硬化和骨膜反应。

(2)骨巨细胞瘤:发病年龄较晚,多在干骺骨骺闭合后。发展较快,局部症状明显。病灶较大,多横向发展,膨胀明显,紧邻关节面,易向骨突部位生长。

(3)内生软骨瘤:多见于成年人的短管骨,呈囊状膨胀性低密度区。发生于长骨者,病变自干骺端向骨干延伸,周围无水肿改变。

4. 软骨肉瘤

【病因病理】

软骨肉瘤是一种起源于软骨或成软骨结缔组织的一种较为常见的骨恶性肿瘤。在原发性恶性骨肿瘤中发病率仅次于骨肉瘤,其病理特征为瘤细胞直接形成软骨,它可经软骨内化骨产生钙化和骨化,但不产生肿瘤细胞直接形成的肿瘤性骨样组织或骨组织。根据肿瘤的发病过程,分为原发性和继发性软骨肉瘤。前者一开始即为恶性,后者则是在骨软骨瘤、软骨瘤等良性软骨病变的基础上发生恶性变。

【临床表现】

临床上常见于 30 岁以上,男性高于女性,多发于骨盆骨、股骨、胫骨、肋骨及肩胛骨等。病程缓慢,主要表现为疼痛,逐渐加重呈持续性剧痛,局部可扪及质硬的肿块。

【影像学表现】

X 线表现　中心型软骨肉瘤在骨内呈溶骨性破坏,X 线平片表现为髓腔内高、低混杂密度肿块,其中肿瘤破坏区呈低密度,边界多不清楚,破坏区残留骨、瘤骨及软骨钙化呈高密度;邻近骨皮质膨胀变薄,或穿破骨皮质形成大小不等、密度不均匀的软组织肿块;肿块内有斑片状、环状或半环状钙化灶是其特征。偶可见骨膜反应和 Codman 三角。周围型软骨肉瘤多为继发性。继发于骨软骨瘤者,肿瘤与相应骨皮质相连,顶部有一较厚的软骨帽,形成界限模糊的软组织肿块,内有较多的不规则钙化灶。

CT 表现　平扫有助于发现骨破坏区残留骨、钙化(图 11 - 37)或软组织肿块,大的软组织肿块内可见坏死囊变,肿瘤钙化常见,多呈颗粒状、斑点状、环状及半环状钙化灶(图 11 - 38),CT 增强扫描后肿瘤边缘及分隔状强化。

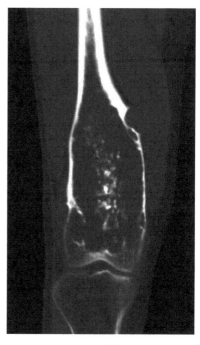

图 11 - 37　股骨软骨肉瘤
CT 冠状面重组示股骨下端膨胀性骨破坏,内有颗粒状、环状及半环状钙化

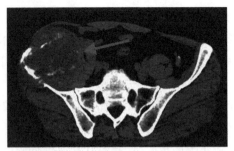

图 11 - 38　右髂骨软骨肉瘤

CT 轴位右髂骨破坏伴巨大软组织肿块，内有钙化

MRI 表现　MRI 能清楚地显示肿瘤的轮廓及向髓内和软组织侵犯的范围。肿瘤常呈分叶状，信号不均匀，其信号特点与其组织成分和恶性程度有关。低度恶性者内含透明软骨成分，T_1WI 上呈低信号，T_2WI 上呈均匀高信号；高度恶性者内含黏液和软骨细胞，T_1WI 呈低信号，T_2WI 上呈不均匀中等信号，瘤内骨化和钙化灶呈低信号。骨外软组织呈分叶状，T_1WI 和 T_2WI 上多呈低信号，MRI 增强扫描骨内肿瘤呈中等强化，软组织肿块强化明显，但坏死区无强化。

【诊断与鉴别诊断要点】

软骨肉瘤发病年龄较大，病程较长，骨破坏边界较清楚，可形成大的软组织肿块，内有点状或小环形密集钙化或囊变，极少有骨膜反应。

(1)骨肉瘤：发病年龄低，进展快，好发长骨干骺端，骨破坏边界多不清，常出现斑片或棉絮状瘤骨及各种骨膜反应。

(2)软骨瘤：低度恶性软骨肉瘤在组织学上有时难与软骨瘤区别。肿瘤部位对良恶性的判断有关，位于长骨、中轴骨、肩胛骨和骨盆等处的软骨肿瘤尤其是较大的，即使影像学表现为良性也应视为低度恶性。

(四)骨髓源性肿瘤

1. 尤因肉瘤

【病因病理】

尤因肉瘤(Ewing sarcoma，简称 Ewing 肉瘤)又称尤文肉瘤的起源仍有争议，多数学者认为其起源于骨髓未分化的间叶细胞。病理上，该肿瘤基本上是由小圆形未分化的肿瘤细胞组成，与原始神经外胚层瘤(PNET)有相似的组织学表现，两者鉴别困难。虽然 Ewing 肉瘤富有血管，但常伴有出血和范围大的坏死区或囊性变。

【临床表现】

约 90% 的病例发病年龄在 20 岁以下，男性多见，5～15 岁为高峰年龄。症状类似感染，表现局部疼痛、肿胀，伴低热。局部肿块有时早于骨骼改变，肿块发生部位常可见静脉扩张，但皮肤通常不发红。发病部位与年龄及红骨髓的分布有关。20 岁以前好发于长骨，以股骨、胫骨和肱骨等多见，管状骨的近端发病较远端常见，尤其好发于干骺骨干交界处，并非仅位于骨干。20 岁以后好发于扁骨，以髂骨、肋骨和肩胛骨等部位多见。

【影像学表现】

X 线表现　Ewing 肉瘤按病变部位分为中心型和周围型，以中心型常见，骨干呈纺锤状增大或膨胀,髓腔呈弥漫性骨质疏松及斑点状、虫噬样破坏,边界不清,周围骨皮质呈筛孔样或花边样缺损。偶可表现为地图样大片骨质破坏,类似于溶骨性骨肉瘤。骨膜反应呈葱皮样,可被破坏、中断形成骨膜三角,并可见细小放射状骨针。病变早期即可穿破皮质形成软组织肿块。周围型其皮质外缘常呈碟形破坏,肿瘤多呈卵圆形或分叶状向外扩展,软组织肿块较大,与骨破坏不成比例,具有一定特征性(图11-39)。

CT 表现 CT 基本表现是骨破坏,皮质侵蚀,骨膜反应和软组织肿胀。虽然该肿瘤起源于骨髓,但骨皮质改变明显,表现为皮质分层状及皮质表面浅碟状。骨膜反应明显,呈多层状或葱皮状,或呈短发状垂直于骨干。短骨可表现类似变化,但骨膨胀和囊状表现多见,而骨硬化、骨膜反应、骨皮质增厚则比长骨少见。扁骨及不规则骨表现为不规则溶骨性破坏,常合并软组织肿块,约 1/3 发生于扁骨的病例呈弥漫性骨硬化,或两种表现同时存在(图 11-40)。

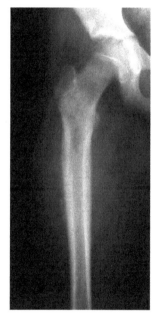

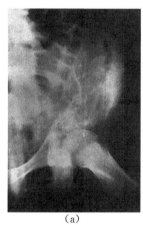
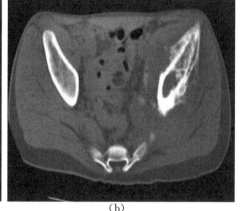

(a)   (b)

图 11-39 股骨 Ewing 肉瘤
股骨上段髓腔内不规则骨质破坏,周围见葱皮样骨膜反应

图 11-40 髂骨 Ewing 肉瘤
(a)平片示髂骨不规则骨质破坏;(b)CT 显示左侧髂骨膨胀性破坏伴有骨质硬化,骨膜反应呈分层状并破坏中断,周围见软组织肿块

MRI 表现 肿瘤呈不均匀长 T_1 长 T_2 信号,皮质信号不规则中断,骨膜反应呈长 T_1、中或短 T_2 信号,病变周围见梭形软组织肿块,呈长 T_1 长 T_2 信号,瘤内可见多发性细薄的低信号间隔。

【诊断与鉴别诊断要点】

长骨骨干或干骺部位边缘不清的溶骨破坏,伴皮质侵蚀、骨膜反应和软组织肿胀是典型改变。有时骨改变不明显而软组织肿块很明显。鉴别诊断包括:

(1)急性骨髓炎:早期两者表现相似,但骨髓炎常有弥漫性软组织肿胀,而 Ewing 肉瘤为局限性肿块;前者病史短,以周计,后者病史较长,以月计。前者多有明确急性病史,有死骨,骨破坏与增生同时存在,后者却无此关系。鉴别困难时,可用诊断性放射治疗来区分。

(2)骨肉瘤:一般位于干骺端,与 Ewing 肉瘤多位于骨干不同,骨肉瘤病变范围较局限,常出现放射状骨针和骨膜三角,骨质破坏区和软组织肿块内常见瘤骨形成。

(3)骨嗜酸性肉芽肿:发生于长骨的嗜酸性肉芽肿可有溶骨性破坏及葱皮状骨膜增生,但骨嗜酸性肉芽肿通常无软组织肿块,骨膜反应光滑、致密。

(4)骨非霍奇金淋巴瘤:发病年龄多在 20 岁以上,骨破坏明显而全身状况良好。软组织肿块明显,少见骨膜反应。

2. 骨髓瘤

【病因病理】

骨髓瘤(myeloma)又称浆细胞骨髓瘤和多发性骨髓瘤,是一种恶性肿瘤,通常起源于骨髓,也可累及其他组织。骨髓瘤主要由排列密集的浆细胞组成,从分化差到分化良好。首先发生在中轴骨红骨髓,然后引起四肢黄骨髓向红骨髓转化,最终侵及周围骨骼。早期可为孤立或多发的、直径多小于 1 cm 的小结节,之间由正常的骨髓所分开;随病变进展,可融合成大结节。单发的骨髓瘤多为高分化,病理称之为浆细胞瘤。

【临床表现】

发病年龄在 25～80 岁之间,男略多于女。主要表现为骨痛,特别是背和胸部,活动加重和骨压痛,突然发作常提示有病理性骨折。尿检查 40%～60% 的患者本周蛋白阳性。骨活检和骨髓抽吸可见骨髓浆细胞增加,是诊断本病最可靠的方法。但有时骨髓抽吸阴性也不能排除骨髓瘤的诊断。

【影像学表现】

X 线与 CT 表现　骨髓瘤好发于中轴骨,好发部位依次为椎体、肋骨、颅骨、骨盆和股骨,50% 以上的病例发生在椎体,四肢骨的多发病灶常伴有广泛的中轴骨病变,很少只累及四肢骨。①大多数病例表现为骨质疏松和骨质破坏,病灶多发、弥漫是其特点。②骨髓瘤可只表现为广泛的骨密度减低而无界限清楚的破坏灶,类似骨质疏松,脊椎和肋骨常合并有病理性骨折。③约 10% 的骨髓瘤平片表现正常。④极少数可表现为局灶性或弥漫性硬化,多见于化疗后。

骨髓瘤骨质破坏表现为多骨、多发,边界锐利或模糊,无明显硬化边和骨膜反应。边缘锐利者多表现为穿凿状(图 11-41),以颅骨、肋骨、骨盆等部位多见。进展缓慢者,破坏区可呈蜂窝状或皂泡状,常伴有骨膨胀改变,多发生于长骨、脊椎、肋骨、骨盆和肩胛骨。肋骨破坏可形成胸膜下结节或皮下软组织肿块。在脊椎,破坏主要发生在椎体,常引起压缩骨折,很少侵及椎弓是骨髓瘤和骨转移的重要鉴别点。在长骨,皮质下多发小圆形或椭圆形破坏灶是其特征性表现。皮质内缘侵蚀呈扇形或波浪状(图 11-42),这种表现高度提示骨髓瘤。亦可形成膨胀性骨破坏,伴轻度骨膜增生。在颅骨,常可见多发、大小一致、边界清晰的骨破坏。

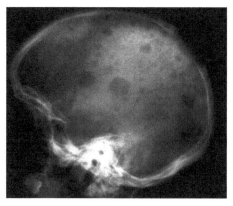

图 11-41　骨髓瘤颅骨平片

穹窿部多发穿凿样或鼠咬状骨质破坏,边缘锐利无硬化

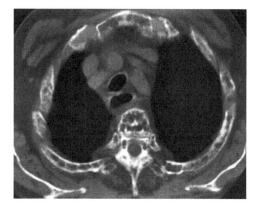

图 11-42　骨髓瘤 CT 表现

肋骨与胸椎多发小灶性溶骨性破坏

MRI 表现　MRI 为骨髓瘤最敏感的影像检查方法,可早期检出病变。基于骨髓瘤的 MRI 表现,可分为 5 种类型:①正常表现,仅有轻的间质浸润;②灶状异常;③弥漫型;④灶状和弥散混合存在;⑤"salt-and-pepper"型(椒盐征)。正常型是指骨髓内瘤细胞数量较少,骨髓内脂肪细胞数量正常或轻微减少,脂肪与水的比例无明显变化,使得 MRI 信号表现"正常"。灶状病灶在 T_1WI 可为低信号或高信号,后者与出血有关,在 T_2WI 呈高信号。弥漫性病变在 T_1WI 为均匀弥漫性低信号,表示脂肪信号的减低。弥漫或斑驳型诊断较困难,应与正常骨髓的不均匀和造血组织的持久存在相区别。T_1 增强扫描,弥漫或斑驳型可表现为弥散或非均匀性增强。在进展期病例,增强更明显。

【诊断与鉴别诊断要点】

在中年或老年患者,广泛的溶骨性破坏应当考虑骨髓瘤或骨转移瘤,两者鉴别比较困难。以下特点有助于骨髓瘤的诊断:病灶分布均匀,大小较为一致,边缘锐利,无周围硬化;病灶之间伴有骨质疏松;下颌骨、肩胛盂和肘部受累;脊椎病灶多侵犯椎体,很少累及椎弓根。

3. 恶性纤维组织细胞瘤

【病因病理】

恶性纤维组织细胞瘤是一种多潜能间叶细胞发生的恶性肿瘤,它向纤维细胞和组织细胞两个方向分化,无成骨的能力。与纤维肉瘤在影像学特点、临床表现和存活率方面没有根本的不同,因此被认为是同一组疾病。恶性纤维组织细胞瘤可发生于软组织或骨骼,后者较为少见。

【临床表现】

男性发病多于女性,平均年龄 40 岁。全身骨骼均可发病,长骨以股骨下端和胫骨上端为好发部位,扁骨多发生于骨盆。患者可有局部疼痛、压痛和逐渐肿大的软组织肿块。

【影像学表现】

X 线与 CT 表现　在长管状骨,肿瘤多位于长骨的干骺端,然后扩展到骨骺或骨干,多呈偏心性的溶骨性破坏,形态可为地图状或融冰样,破坏区内一般无钙化和残留骨,少数可出现皂泡状改变。病灶边界模糊,无硬化性改变,少数可有膨胀。病变穿破骨皮质形成软组织肿块,少有骨膜反应。少数发生于骨皮质表面,形成较大的软组织肿块,骨质破坏局限且表浅,周围有层状骨膜反应,甚至骨膜三角。患者常发生病理骨折。

MRI 表现 肿瘤信号强度不均,T_1 加权像呈低信号,T_2 加权像呈高信号。边缘不规则,有分叶征象,与周围肌肉、皮下组织界限不清。增强扫描强化明显。

【诊断与鉴别诊断要点】

本病的影像学表现缺乏特异性,所有单纯溶骨性破坏,如巨细胞瘤、淋巴瘤、转移瘤均须与本病鉴别。发生于骨端的病变特别需要与骨巨细胞瘤鉴别。

（五）转移性骨肿瘤

转移性骨肿瘤是指骨外其他组织的恶性肿瘤转移至骨骼的肿瘤,是恶性骨肿瘤中最常见的一类肿瘤,转移性骨肿瘤约占恶性骨肿瘤的 75%。转移途径主要为血行转移,少数可直接由邻近的原发灶蔓延发病。转移瘤常多发,多见于脊椎、肋骨、股骨上端、髂骨、颅骨和肱骨等红骨髓部位。

【临床表现】

主要症状为疼痛,进行性加重,病理性骨折和脊髓神经根受压引起的截瘫。转移瘤引起广泛性骨质破坏时,血清碱性磷酸酶可增高,血钙增高。

【影像学表现】

骨转移瘤可分溶骨型、成骨型和混合型。

X 线表现

(1)溶骨型:最常见,发生在长骨骨干或邻近的干骺端者,表现为骨松质内多发或单发小的虫蚀状骨质破坏,进一步发展,破坏灶融合扩大,形成大片溶骨性破坏区,骨皮质也被破坏,形成软组织肿块,但一般无骨膜增生。发生在脊椎者椎体、椎弓根受侵、破坏。重者椎骨广泛性破坏、椎体变扁,但椎间隙仍保持完整。

(2)成骨型:病变于骨松质内呈多发高密度斑片状或结节状影,密度均匀,边界不清,骨皮质多完整,多发生在腰椎与骨盆。椎体无压缩变扁。

(3)混合型:兼有溶骨型和成骨型的骨质改变。

CT 表现 能清楚地显示骨外局部软组织肿块的范围、大小及与邻近脏器的关系。溶骨型转移表现为骨松质或(和)骨皮质内的低密度缺损区,边缘较清楚,无硬化,常伴有软组织肿块。成骨型转移为骨松质内斑点状、片状、团絮状或结节状的高密度灶(图 11-43),多无软组织肿块及骨膜反应。混合型转移则兼有以上两型的病灶。

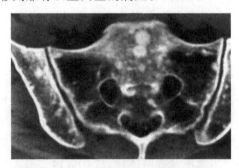

图 11-43 成骨性转移瘤
CT 示骶骨与髂骨多发小圆点样及结节状硬化灶

MRI 表现　对骨髓中的肿瘤组织及其周围水肿非常敏感,大多数骨转移瘤在高信号骨髓组织的衬托下显示非常清楚,在 T_1WI 上呈低信号,在 T_2WI 上呈高信号,其内信号不均。加用脂肪抑制序列,肿瘤不被抑制而呈高信号,显示更清楚。增强扫描常见肿瘤呈明显不均匀强化。

【诊断与鉴别诊断要点】

骨转移瘤主要与多发性骨髓瘤鉴别。骨转移瘤多大小不一,边缘模糊,常不伴明显的骨质疏松,病灶间的骨质密度正常。而多发性骨髓瘤的病灶大小多较一致,常呈穿凿样骨破坏,常伴有明显的骨质疏松;骨破坏区出现软组织肿块和出现膨胀性骨破坏的概率较高。尿中可出现本周氏蛋白。

(六)其他骨肿瘤

1. 骨巨细胞瘤

【病因病理】

骨巨细胞瘤(giant cell tumor of bone)是一种局部侵袭性肿瘤,大部分为良性,部分生长活跃,也有少数一开始就是恶性。在我国骨巨细胞瘤是常见的骨肿瘤之一,占所有骨肿瘤的14.13%,居第三位。肿瘤好发于四肢长骨骨端,尤其是股骨远端、胫骨近端和桡骨远端。

骨巨细胞瘤一般认为来源于骨内非成骨性的间充质组织。病理分为三级:Ⅰ级为良性,Ⅲ级为恶性,Ⅱ级为良、恶性之间。

【临床表现】

骨巨细胞瘤好发年龄是 20～40 岁,骨骺愈合前的骨巨细胞瘤非常少见。主要症状是患部疼痛和压痛。位于表浅部位的,早期可出现局部肿胀或形成肿块。患肢功能活动受限,骨质膨胀变薄时,压之可有捏乒乓球感,肿瘤穿破骨皮质形成软组织肿块后,皮肤可呈暗红色,表面静脉充盈曲张。疼痛剧烈,肿块增大迅速,并有不同程度全身症状者,为恶性巨细胞瘤的表现。

【影像学表现】

X 线表现　肿瘤好发于干骺愈合后的骨端,多呈膨胀性多房性偏心性骨破坏。骨壳较薄,其轮廓一般完整,其内可见纤细骨嵴,构成分房状。有的肿瘤膨胀可很明显甚至将关节对侧的另一骨端包绕起来,骨质破坏呈肥皂泡状,这是该瘤的特征之一(图 11 - 44)。肿瘤有横向膨胀的倾向,其最大径线常与骨干垂直。骨破坏区与正常骨的交界清楚但并不锐利,无硬化边。骨破坏区内无钙化和骨化影,一般无骨膜反应,或仅在骨壳与正常皮质交界处可见少量骨膜反应。骨巨细胞瘤一般不穿破关节软骨,但偶可越过关节侵犯邻近骨骼。良、恶性骨巨细胞瘤在 X 线上并无明确分界,以下几点提示恶性:①肿瘤与正常骨质交界处模糊,有虫蚀状、筛孔样骨破坏,骨性包壳和骨嵴残缺不全;②骨膜增生较显著,可有 Codman 三角;③软组织肿

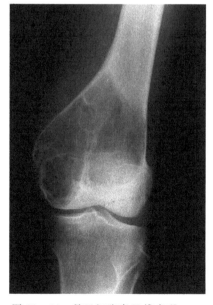

图 11 - 44　骨巨细胞瘤 X 线表现
平片示股骨下端邻关节面偏心性溶骨性膨胀性破坏,内有皂泡样骨嵴

块较大,超出骨性包壳的轮廓;④患者年龄较大,疼痛持续加重,肿瘤突然生长迅速并有恶病质。

CT 表现 可清楚显示骨性包壳,甚至平片上显示不清的在 CT 上也可显示。在 CT 上大多数肿瘤的骨壳并不完整连续,但无包壳外的软组织肿块影。骨壳内面凹凸不平,有许多峰状突起(图 11-45),肿瘤内并无真正的骨性间隔,说明平片上的分房征象实际上是骨壳内面骨峰的投影。肿瘤内密度不均,可见低密度的坏死区,有时可见液-液平面。肿瘤与松质骨的交界多清楚,但无骨质增生硬化。对解剖结构较复杂的部位,CT 能很好地显示上述特点;对侵袭性较强的肿瘤,CT 能显示骨皮质破坏和软组织肿块,对诊断有很大帮助。

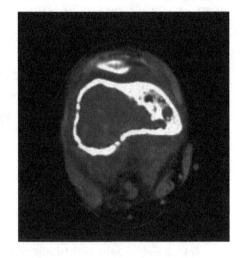

图 11-45 骨巨细胞瘤 CT 表现
CT 示股骨远端类圆形骨破坏,内缘有许多骨峰样突起,其内为软组织密度表现

MRI 表现 多数肿瘤在 MRI 图像上边界清晰,周围无低信号环。瘤体的 MRI 信号是非特异性的,在 T_1WI 呈均匀的低或中等信号,高信号区提示亚急性出血。在 T_2WI 信号不均匀,呈混杂信号,瘤组织信号较高,其内可见纤维性低信号分隔图(图 11-46)。陈旧出血呈高信号,而含铁血黄素沉积呈低信号,出血和坏死液化区可出现液-液平面。增强扫描可有不同程度的强化。

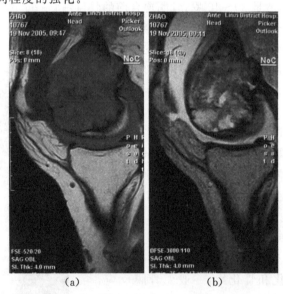

(a)　　　　　(b)

图 11-46 MRI 示股骨下端骨巨细胞瘤
T_1WI 略低信号,T_2WI 不均质高信号,其内见低信号分隔

【诊断与鉴别诊断要点】

(1)骨囊肿:多在干骺愈合前发生,位于干骺端而不在骨端。骨囊肿膨胀不如骨巨细胞瘤明显且是沿骨干长轴发展。

（2）成软骨细胞瘤：肿瘤多发生于干骺愈合前的骨骺，病变边缘有硬化，骨壳较厚且破坏区内可见钙化影。

（3）动脉瘤样骨囊肿：发生于长骨者多位于干骺端，常有硬化边。发生于扁骨者或有不规则钙化或骨化影。

2. 脊索瘤

【病因病理】

脊索瘤（chordoma）是起源于骨内残留脊索组织的低度恶性肿瘤。脊索在胚胎发育过程中大部分退化，仅在颅底蝶枕骨交界处、骶尾部和脊柱的其他部分内有少许残留，故肿瘤常发生于骶尾部及蝶枕部。瘤细胞为类似腺体的上皮细胞，能分泌黏液，主要成分是黏蛋白。肿瘤内可见出血、钙化或骨化。

【临床表现】

任何年龄均可发病，以 40～70 岁较常见，男女发病率 2：1。骶尾部最多见，约占 55％；颅底次之，约占 35％；颈、胸、腰椎少见，约占 10％。早期症状很轻，一般不引起注意。颅底部肿瘤可产生头疼和脑神经压迫症状、垂体功能障碍。骶尾部肿瘤多有会阴部疼痛及麻木感，压迫直肠、膀胱将引起泌尿系和肠道症状。

【影像学表现】

脊索瘤影像学主要表现为溶骨性膨胀性骨质破坏，以及软组织肿块。颅底部脊索瘤多见于斜坡和蝶鞍附近，使斜坡、蝶骨体和大翼发生骨质破坏，并可侵犯蝶窦、筛窦、枕骨两侧、枕骨大孔及鼻咽部。在头颅侧位片上可见突向咽顶和鼻腔的软组织肿块影，其内可含有钙化。骶尾部脊索瘤多侵犯第 3 骶椎至第 5 骶椎，可累及整个骶骨，髂骨亦可受累，具有囊状膨胀性改变，位于中线但可偏向一侧发展。影像学检查可见完整或不完整的骨壳［图 11-47（a）］，骨壳可突入盆腔形成巨大软组织肿块影，边界较清楚，在肿块内可见散在分布的斑点状钙化或骨化影。骶椎的终板由于是含钙化的软骨，肿瘤组织对其破坏较慢，因而可较骨质多存留一段时间，并可包含在肿瘤内且随肿瘤的生长而移位，表现为"横板征"。

CT 表现 肿瘤多呈混杂密度，肿瘤内可见钙化、坏死、出血和囊变而呈高低混杂密度图［11-47（b）］。增强扫描，病变不均匀强化。

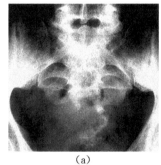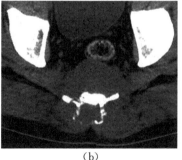

(a) (b)

图 11-47 脊索瘤

(a)X线表现；(b)CT 表现。骶骨下部溶骨性破坏，骨壳不完整

MRI 表现 平扫以等、长 T_1 长 T_2 信号为主，其内信号不均匀（图 11-48），可见更长 T_1 长 T_2 坏死囊变信号，短 T_1 长 T_2 出血信号及长 T_1 短 T_2 钙化信号。增强扫描病变呈不均匀

"蜂房样""颗粒样"强化,颇具特征。动态灌注增强扫描病变为缓慢持续强化或缓慢逐渐强化,其时间—信号强度曲线分上升期、平台期和消退期。

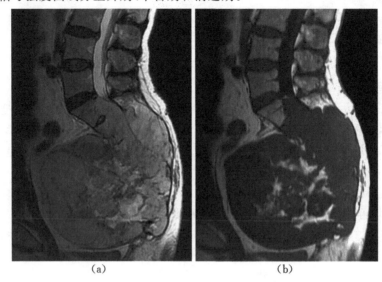

（a）　　　　　　　　　　　（b）

图 11-48　脊索瘤 MRI 表现

骶尾部有一分叶状肿块,呈等长和略长 T_1 长 T_2 信号,其内信号不均匀

【诊断与鉴别诊断要点】

（1）与骨巨细胞瘤相鉴别:两者不易鉴别,骨巨细胞瘤多见于年轻成人,好发于骶骨上部,以第 1 骶椎至第 3 骶椎受累为主,病变以偏心性、多房膨胀性骨质破坏为特征,肿瘤内无钙化。

（2）与神经源性肿瘤相鉴别:本病患者以 40 岁以上多见,肿瘤多位于骶骨上部偏向一侧,相应的骶管或骶孔有扩大,骶前软组织肿块大而圆,边缘锐利。肿块在 MRI 上沿神经走行分布,呈长 T_1 长 T_2 信号,其内可有更长 T_1 长 T_2 信号坏死囊变区。

（3）与骨转移瘤相鉴别:骶前形成软组织肿块时两者不易鉴别,骶骨转移瘤患者多有原发病史,病灶多偏向一侧,可有胸腰椎同时发生转移。

（七）肿瘤样病变

1. 骨纤维异常增殖症

【病因病理】

骨纤维异常增殖症也称骨纤维结构不良,是最为常见的肿瘤样病变,系一种先天性类似于错构瘤的骨纤维发育异常的疾病。组织学上病变由脆弱的类骨质及含小梁骨的纤维组织构成。有时,组织内含有软骨结节及钙化,可单骨或多骨发病。病变多发且伴有性早熟和皮肤色素沉着者称 Albright 综合征。骨纤维异常增殖症好发部位是股骨近段、胫骨、肋骨、颌骨和尺骨、桡骨,多骨发病者病变常呈偏肢性分布。

【临床表现】

好发年龄为 8～30 岁。病变进行缓慢，多数患者无自觉症状。症状轻重与病损程度有关，主要包括骨膨大、疼痛、病理骨折和畸形。

【影像学表现】

X 线表现　骨纤维异常增殖症可有四种类型。

（1）边缘硬化的囊状透光病变：最好发于股骨近段，呈圆形、椭圆形或半圆形异常透光区，有明显硬化缘，周围硬化带可厚达数毫米，病灶内可见斑点状钙化或絮状略高密度影（图 1-49）。

（2）磨玻璃样病变：病变区呈半透明结构，正常骨纹理消失，病骨膨胀变形，范围较大，长度多在 6～8 cm 以上，甚者累及骨干的大部伴有弯曲畸形（图 11-50），可见不全骨折或假骨折线。长骨病变的上下两端有时呈尖角状，边缘硬化，可有索条状致密影向上下延伸。

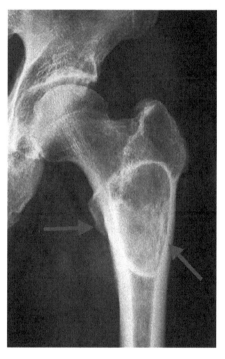

图 11-49　骨纤维异常增殖症 1
左股骨上段椭圆形异常透光区，有明显
硬化缘，病灶内可见絮状骨化影

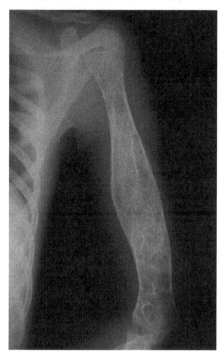

图 11-50　骨纤维异常增殖症 2
左肱骨干膨胀增粗，其内磨玻璃密度，
可见絮状及斑点状高密度

（3）丝瓜瓤样改变：病变内有许多扭曲和粗大的骨小梁，呈纵形或横行排列，皮质膨胀变薄。有时在病变周围也可见长条状密度增高影向外延伸。

（4）硬化性改变：颅面骨骨纤维异常增殖症主要以骨质膨大、增生硬化为主（图 11-51），颅骨外板和板障肥厚，板障增宽，密度增高。长骨可呈略膨胀的硬化性病变。

CT 表现　颅骨病变在 CT 上显示板障肥厚，呈毛玻璃样密度增高，与变薄的内外板界限不清，CT 值一般为 40～80 HU。磨玻璃样高密度区内可有不规则斑点状、条索状和絮样更高密度影和小囊状低密度区，增强扫描无明显强化。

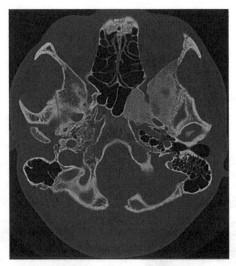

图 11-51　骨纤维异常增殖症 3
蝶骨左侧骨质膨大、增生硬化

MRI 表现　磨玻璃样病变和囊型骨纤在 MRI 上表现为 T_1WI 为中等或略低信号，T_2WI 和 T_2WI 压脂像为高信号，其内可有斑点状或条带状低信号硬化区，囊型骨纤周边常绕以明显的低信号硬化缘。

【诊断与鉴别诊断要点】

(1)骨囊肿:骨囊肿呈椭圆形,CT 显示骨囊肿密度较低,CT 值为 2～39 HU,边缘清楚或有薄层硬化缘。常伴有病理性骨折,骨折片向囊内陷入为特征性改变。核素显像为冷灶。

(2)非骨化性纤维瘤:病变位于皮质或皮质下,呈椭圆形或扇贝壳样,长轴与骨干一致,边缘硬化,一般膨胀较轻,无磨玻璃样密度及丝瓜络样改变。

(3)甲状旁腺功机能亢进:患者可有多发囊状溶骨破坏,无偏侧分布倾向,病理性骨折多见。全身骨质疏松、骨膜下骨吸收、颅骨颗粒状透光影及异位钙化均为甲状旁腺功机能亢进的特征。此外,血生化检查血钙升高,血磷降低,碱性磷酸酶可升高。

2. 骨囊肿

【病因病理】

骨囊肿(simple bone cyst)是常见的非肿瘤性病变,一般单发,最好发于肱骨近端(60%),其次为股骨近端(25%)。囊肿局部骨皮质膨胀,在薄的皮质壳外包有完整的骨膜。囊肿壁被间皮细胞覆盖,囊腔内有草黄色液体。可为单一的囊腔,亦可为由纤维组织间隔分开的多个囊腔,囊壁有许多骨嵴伸入囊腔。

【临床表现】

本病好发于青少年男性,多在 20 岁以下,尤以 4～10 岁的儿童多见。临床上一般无任何症状,或仅有隐痛或间歇性不适。多数因病理骨折而就诊。扁骨的骨囊肿多见于成年人。

【影像学表现】

X 线表现　单房性囊肿位于干骺端中央,呈圆形、卵圆形或圆柱状边界清晰、密度均匀的透亮区,可有一线状硬化边。囊肿轮廓呈底向骺板、尖向骨干的"子弹"形颇具特征。病变沿骨长轴发展,常引起轻度膨胀,膨胀程度一般不超过干骺端的宽度。膨胀使骨皮质变薄,但未破裂,亦无骨膜反应。随着骨骼生长,囊肿逐渐移向骨干。多房性者其中则可见大的分房状现象,骨间隔大部分与长骨纵轴垂直。骨囊肿发生病理骨折时,因囊内液体流出,致使骨折片向囊内移位称为"骨片陷落征",此为骨囊肿的特殊征象(图 11 - 52)。

CT 表现 囊性病灶于 CT 上一般呈均匀的液体密度影,骨壳完整。若合并病理骨折,可显示骨片陷落征。静止期骨囊肿囊内可见骨嵴或骨性分隔。

MRI 表现 病变呈圆形或卵圆形,边界清晰。T_1WI 呈中低信号,T_2WI 为高信号,由于囊液成分的不同,如出血或蛋白沉积等,使得信号有变化。如有病理性骨折,可见骨膜下高信号。

【诊断与鉴别诊断要点】

骨囊肿好发于儿童,以肱骨近端和股骨近段最为常见,呈囊状透光病变,膨胀较轻,边缘硬化少,多伴有病理性骨折。

(1)骨纤维异常增殖症:病变边缘硬化明显,病灶内密度较高,多呈磨玻璃样改变,范围可较大。

(2)动脉瘤样骨囊肿:多为偏心生长,其内可呈皂泡状或有斑片状钙化影,囊壁可呈蛋壳样改变,膨胀程度较大,常向外膨突。CT 或 MRI 可见液-液平。

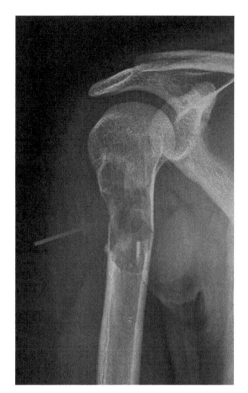

图 11 - 52 骨囊肿

左肱骨上端囊状透光区,并病理性骨折,显示骨片陷落征

(3)骨巨细胞瘤:发生于骨骺愈合后的成人的骨端,呈偏心膨胀性骨质破坏,病变内有骨嵴,多呈多囊状或皂泡状改变。CT 或 MRI 显示为实性肿块。

3.动脉瘤样骨囊肿

【病因病理】

动脉瘤样骨囊肿(aneurysmal bone cyst,ABC),大多认为是骨骼局部的血管性改变,静脉压持续增高、血管床扩张,引起骨质吸收、膨胀,并发生反应性修复。动脉瘤样骨囊肿分为原发性和继发性两大类,后者发生在原发骨肿瘤基础上。原发性动脉瘤样骨囊肿约 1/3 病例以往曾有外伤史。病理上为大小不等的扩张的血性囊腔,腔壁多由纤维组织及巨噬细胞所包绕,囊腔内含新鲜或陈旧血液。

【临床表现】

患者 10～20 岁最多见,20～30 岁次之。病变好发于四肢长骨及脊柱,也可发生于跟骨、锁骨和掌指骨等处。最常见的症状为局部轻度疼痛、肿胀、压痛及关节运动障碍,可合并病理性骨折。脊柱受累者可出现神经压迫症状。

【影像学表现】

X 线表现 管状骨病变可分为偏心型、中心型和骨旁型三种。

（1）偏心型：最常见，好发于长骨干骺，病灶偏心膨胀呈气球样膨出至骨外，囊外缘为薄的骨壳包绕，骨壳可部分缺如（图11-53）。病灶内常有粗细不一的小梁分隔，使病灶呈分房状。病变髓腔侧边界清晰，部分可有硬化缘。稳定期囊内间隔可有钙化或骨化。

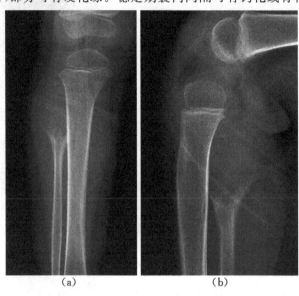

（a） （b）

图11-53 动脉瘤样骨囊肿X线表现

右腓骨上段膨胀呈气球样膨出至骨外，囊外缘为薄的骨壳包绕

（2）中心型：较少见，多见于短管状骨。病灶位于病骨中央，向四周扩展，进展期可有骨膜反应，病灶溶骨性囊样透明区，囊内有粗或细的骨小梁分隔致呈蜂窝状状外观。患者发生病理性骨折时可见"骨片陷落征"。

（3）骨旁型：更少见。病变大部分位于骨外，被完整或断续的菲薄的骨壳包绕，局部骨皮质受压凹陷。

CT表现 CT上液性密度囊腔内可见液-液平面，液平面以上为低密度，平面以下为略高密度（图11-54）。为更好显示液-液平，检查前应让患者在检查床上静卧15～20分钟。增强扫描病变实质部分明显强化，液性囊腔无明显强化。该征象无特异性，也可见于其他病变。

MRI表现 MRI易于显示动脉瘤样骨囊肿的特征。所有的动脉瘤样骨囊肿均有膨胀性改变，大部分呈不规则的分叶状。无论 T_1WI 、T_2WI 均可显示病灶的边缘呈薄而光整的低信号。内部分隔在 T_1WI 上呈低信号，在 T_2WI 上呈略高信号。囊腔内液-液平在 T_1WI 上，液面上层相对于下层可呈低信号、中等信号或高信号，在 T_2WI 上通常均呈高信号（图11-55）。

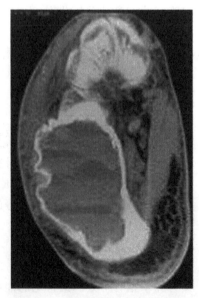

图11-54 动脉瘤样骨囊肿CT表现

CT显示跟骨膨胀性病变，内有高低不等液-液平

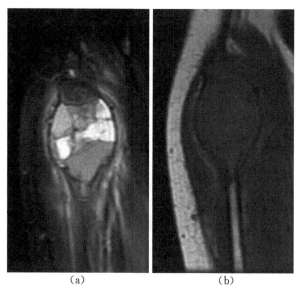

（a）　　　　　　　　　（b）

图 11 - 55　动脉瘤样骨囊肿 MRI 表现

右腓骨上段膨胀呈气球样膨出至骨外,囊腔内见高低不等液-液平

【诊断与鉴别诊断要点】

（1）骨巨细胞瘤:多见于 20～40 岁以上的成年人,病变多位于长骨骨端呈偏心性生长,膨胀常达关节软骨下,但不如动脉瘤样骨囊肿偏心地膨出于骨外软组织内。CT 或 MRI 显示为实性肿块,增强扫描强化幅度远高于动脉瘤样骨囊肿。

（2）单纯性骨囊肿:多呈中心型,位于骨干或长骨干骺端松质骨内,膨胀性生长多不显著。破坏区内密度较低,囊内很少见到间隔,周围多有线状硬化缘,合并病理性骨折常见。

4.骨嗜酸性肉芽肿

【病因病理】

骨嗜酸性肉芽肿（eosinophilic granuloma）:本病最多见,占郎格罕细胞组织细胞病的 60%～80%。肉芽组织位于骨髓腔,质脆,常伴有出血、坏死、囊变及病理性骨折。病变与周围界限清楚,边缘有硬化。骨皮质可受侵变薄,甚至穿破骨皮质进入周围软组织。镜下可见大量组织细胞增生,伴嗜酸性粒细胞浸润及组织细胞内类脂质蓄积。晚期,病变常有结缔组织增生、纤维化和骨化。部分病例可以自愈。

【临床表现】

病变好发于儿童及青少年,患者多数在 15 岁以下,男多于女,全身症状较少,局部主要有疼痛、肿胀和肿块,重者可有病理性骨折。

【影像学表现】

病变好发生于颅骨、骨盆、肋骨、脊椎、股骨、肱骨等部位,多为单发,亦可多发,表现为边界清晰、形态不规则的溶骨性破坏区。早期,破坏区边界清晰,周围骨质多无异常改变。晚期,周围骨质常有致密性硬化。病灶修复时,破坏区内可见小片状致密性骨硬化,病变范围逐渐缩小或消失,骨结构再建,但也可反复出现新病灶。不同部位病灶各有特点。

颅骨　病变多累及额、顶骨,起于板障,渐累及内外板。骨质破坏区可相互融合,破坏区内可有死骨。病变边缘锐利,周边可有轻度硬化。病变可跨越颅缝,破坏外板后可形成软组织肿块(图 11 - 56)。

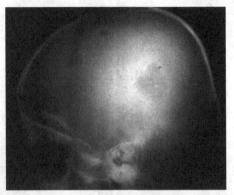

图 11 - 56　嗜酸性肉芽肿头颅侧位片
颅骨多发穿凿状骨破坏,边界清晰无硬化,病灶跨越颅缝

长骨　病变多累及骨干或干骺端,骨破坏起自于髓腔,可呈侵袭样病变或膨胀性病灶,早期边界不清,后期边缘清楚伴有硬化,骨破坏常伴有层状骨膜反应,骨膜增生随病程延长愈加浓密。CT 可见骨皮质穿破,中断(图 11 - 57),内缘呈尖角样缺损。增生的骨膜下可见小泡状低密度影。

脊椎　病变可单个或多个椎体受侵,椎体呈楔状或平板状变扁,其横径和矢状径均超出正常椎体,椎体密度增高呈硬币样征象,相邻椎间隙正常(图 11 - 58,图 11 - 59)。在 CT 上椎体呈溶骨性破坏并可累及附件,椎旁有局限性软组织肿胀。在 MRI 上 T_1WI 呈中、低信号,T_2WI 和压脂像为明显高信号,周围可见软组织水肿。修复期,少数病椎可恢复至正常。

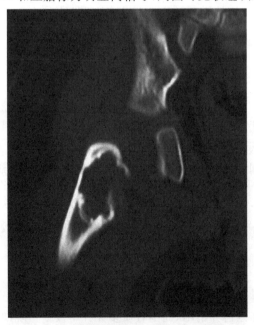

图 11 - 57　嗜酸性肉芽肿 CT 冠状面重组
右股骨上段囊状骨质破坏,边缘硬化,部分皮质中断

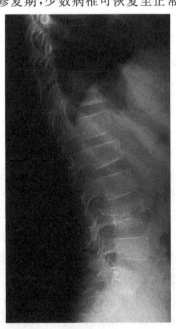

图 11 - 58　嗜酸性肉芽肿腰椎侧位 MRI
第 1 腰椎椎体变扁,前后径稍长,相邻椎间隙正常

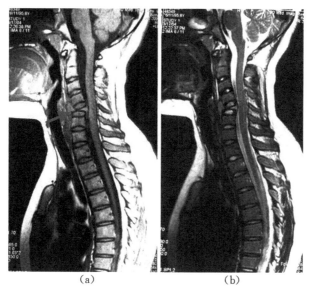

（a）　　　　　　　　（b）

图 11-59　嗜酸性肉芽肿颈椎矢状位 MRI

第 5 颈椎椎体变扁，T_2WI 呈高信号，脊硬膜囊受压

扁骨　病变多累及髂骨、肋骨和肩胛骨，病变多为囊状破坏，病灶有不同程度膨胀，内有残留骨或骨间隔，边缘模糊或者清楚伴有硬化。

【诊断与鉴别诊断要点】

本病好发于儿童，早期表现侵袭性病变，需与 Ewing 肉瘤等恶性骨肿瘤鉴别。

【参考文献】

[1] 朱宪彝.代谢性骨病学[M].天津：天津科技出版社，1998.

[2] 朱宪彝.临床内分泌学[M].天津：天津科技出版社，1993.

[3] 上海医科大学《实用内科学》编委会.实用内科学[M].北京：人民卫生出版社，1993.

[4] 曾溢滔.蛋白质和核酸遗传病[M].上海：上海科技出版社，1981.

[5] 诸福堂.实用儿科学[M].4 版.北京：人民卫生出版社，1985.

[6] 吴恩惠.医学影像诊断学[M].北京：人民卫生出版社，2001.

第十二章 介入放射学部分

介入放射学（interventional radiology,IVR）是以影像诊断为基础,在医学影像诊断设备的引导下,利用穿刺针、导管及其他介入器材,对疾病进行治疗或采集组织学、细菌学及生理、生化资料进行诊断的学科。

第一节 介入放射学所需器材

一、影像监视设备

1. 直接 X 线透视

直接 X 线透视是指 X 线穿透人体后在荧光屏上成像的方法,是介入放射学传统的、基本的监视手段。其特点是实时显像,成像层次重叠,密度差异小,对术者的放射损伤大,故已基本不用。

2. 间接 X 线透视与 DSA(Digital Subtraction Angiography)

间接 X 线透视是将通过人体的 X 射线通过光电转换器并经摄像系统传递到显示器上成像的方法,由于使用了影像增强器,图像清晰明亮,已基本取代直接 X 线透视。其特点是图像清晰,便于观察,X 线曝光量明显减少。

DSA 是在间接 X 线透视基础上发展起来的,通过计算机技术消除了骨骼、软组织对于注入血管系统造影剂影像的影响。其特点是提高了血管显示的清晰度,减少了造影剂的用量,使器官、组织及病变的血流动力学清晰显示,DSA 是目前血管系统介入放射学首选的监视手段。

3. 超声波

对于胸、腹腔积液或脓肿,腹部实质性脏器及乳腺或其他体表病变的穿刺定位,超声检查仪具有良好的监视能力。肝胆系统经皮穿刺操作,首选超声。其特点是实时显像,方便,对术者无损伤,易受骨质、气体等因素的影响。

4. CT

除同样具有 X 线影像的特点外,断层影像能够使病灶的显示更加清楚,尤其适用于颅内血肿穿刺抽吸减压治疗、肺内病变的活检等,但治疗费用较高、放射损伤较大,故不作为首选的监视方法。

二、使用器材

1. 穿刺针

穿刺针是介入放射学最基本的器材。目的是建立通道,通道建立后,通过导丝导入导管进行下一步操作,或直接经建立的通道,采集病理组织、抽吸内容物、注入药物等。

2. 导管

导管是介入放射学的主要器材,根据使用目的可分为造影导管、引流导管、球囊导管等,分别用于造影、引流、扩张狭窄管腔之用。

3. 导丝

导丝是通过穿刺针的外套管利用导丝交换法送入导管,或经导管利用导丝导向性能,将导管选择性插入的重要器材。导丝分为超滑导丝、超硬导丝、超长的交换导丝等。

4. 导管鞘

导管鞘是为了避免导管反复出入组织或管壁对局部造成的损伤,尤其在血管操作时避免损伤血管壁,而使用的一种器材。由带反流阀的外鞘和能够通过导丝的中空内芯组成。

5. 支架

支架用于对狭窄管腔支撑以达到恢复管腔流通,广义上可以分为内涵管和金属支架,狭义的支架,仅指金属支架(图 12-1)。

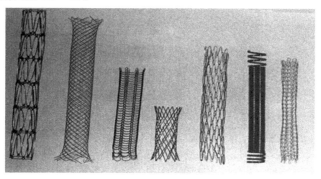

图 12-1　各种类型胆道支架

第二节　介入放射学使用的药物及栓塞物质

1. 血管扩张类药物

血管扩张类药物主要用于血管造影时增加被造影血管的血流量,或在诊断出血的血管造影出血影像不明确时,可以应用该类药物,显示出血部位后,再进行栓塞治疗,如罂粟碱、前列腺素、妥拉苏林。

2. 血管收缩类药物

血管收缩类药物主要用于减少或降低动脉血流速度或减少正常组织血流速度,常用于小量消化道出血的造影、治疗或肿瘤栓塞,如肾上腺素、加压素、血管紧张素等。

3.止血、抗凝与溶栓药物

常用止血药物有维生素 K₁、氨甲苯酸、酚磺乙胺等；抗凝药物有肝素钠、华法林钠、阿司匹林、双嘧达莫；溶栓药物有链激酶、尿激酶等。

4.抗肿瘤药物

抗肿瘤药物是介入放射学治疗肿瘤时使用最多的药物之一，有抗代谢药，5-氟尿嘧啶，抗肿瘤抗生素，丝裂霉素、阿霉素、表阿霉素，杂类抗肿瘤药物，顺铂、卡铂等。

5.栓塞物质

栓塞的目的是为了阻断血流，即可以使血管闭塞、血流停止。各种栓塞物质因栓塞的血管部位和性质不同，达到闭塞血管、阻断血流的效果不同。栓塞物质的使用原则：栓塞物质在使用中，必须保证能够在 X 射线或其他影像手段下显影，释放或留置的全程必须在 X 射线或其他影像手段下完成，否则易造成异位栓塞、过度栓塞或栓塞物质反流。

常用的栓塞物质如下。

(1)碘油：碘油经肝动脉注射后长期滞留于肝癌组织内，时间可达数月甚至 1 年以上，而正常肝组织内数天后就消失，这一特征是栓塞治疗的基础。碘油长期滞留在肝癌组织中的可能机制是：①肿瘤内新生血管丰富，血流量大，碘油可由于虹吸作用选择性地流向肿瘤区；②肿瘤血管扭曲、不规则，缺乏基层和弹力层，缺乏神经调节，血流缓慢，不足以冲刷附着的碘油；③肿瘤细胞分泌的渗透增强因子有利于包括碘油在内的各种物质渗透出毛细血管，使碘油易滞留于肿瘤内；④肿瘤组织内缺乏内清除碘油的单核巨噬系统和淋巴系统；⑤坏死所致的无效腔形成后，单核巨噬系统难以将其清除。

(2)明胶海绵：是一种无毒、无抗原性的蛋白胶类物质，是外科常用的止血剂，属于中期栓塞物质，栓塞机制除机械栓塞外，其海绵状框架可被红细胞填塞，它在血管内引起血小板凝集和纤维蛋白原沉积，很快形成血栓，加之它引起血管痉挛也促使血栓形成，帮助血管栓塞。血管栓塞后 14～19 天明胶海绵开始被吸收，3 个月后组织的病理学检查可见完全吸收。

(3)永久栓塞剂：PVA 颗粒、不锈钢圈、无水乙醇等。

第三节　介入放射学的分类与范畴

一、按照介入放射学方法分类

(一)穿刺/引流术

穿刺/引流术的用途包括：血管穿刺；囊肿、脓肿、血肿、积液的穿刺引流；实质脏器肿瘤的穿刺治疗；采取组织学标本；阻断、破坏神经传导用于止痛。

(二)灌注/栓塞术

灌注/栓塞术可用于各种原因出血的治疗，如消化道出血；实质脏器肿瘤的治疗，如肝细胞癌栓塞的治疗；消除或减少器官功能，如部分性脾栓塞治疗脾功能亢进。

（三）成形术

成形术可用于恢复管腔脏器的形态，如动脉狭窄；建立新的通道，如经颈内静脉肝内门腔静脉分流术；消除异常通道，如气管食管瘘支架隔离术。

二、按照治疗领域分类

（一）血管系统介入放射学

（1）血管本身的病变，利用成形术及灌注（栓塞）术治疗血管狭窄、血管畸形、动静脉瘘及血管破裂出血。

（2）利用灌注（栓塞）术对肿瘤性疾病进行治疗，如化疗药物混合碘油加明胶海绵栓塞肝动脉治疗肝细胞癌。

（3）利用动脉栓塞术消除器官功能，如部分性脾栓塞治疗脾功能亢进。

（4）利用灌注术治疗非特异性炎症，如非特异性结肠炎。

（5）血管造影及血管造影与其他影像设备相结合的侵袭性影像诊断。

（二）非血管系统介入放射学

（1）利用成形术治疗各种原因造成的管腔狭窄，如食管狭窄。

（2）利用穿刺/引流术治疗囊肿、脓肿、血肿、积液和梗阻性黄疸、肾盂积水等。

（3）利用穿刺术采取组织、病理学标本。

（4）利用穿刺术通过穿刺针注入药物或施加物理、化学因素治疗肿瘤或治疗疼痛。

第四节 经导管血管栓塞术

经导管血管栓塞术（transcatheter arterial embolization，TAE）即在 X 线透视下经导管向靶血管内注入或送入栓塞物质，使之闭塞从而达到预期治疗目的的技术。

一、适应证

（一）异常血流动力学的纠正或恢复

（1）AVM：包括脑、脊髓、颌面部、肝脏、肾脏、肺、盆腔、四肢等部位的 AVM，通过栓塞术可使异常血管床闭塞，起到根治性、术前辅助性治疗或姑息性治疗的目的。

（2）动静脉瘘：多由外伤、肿瘤、手术引起或为先天性，可发生在全身各部位，最常见的有颈内动脉海绵窦瘘、肝癌并肝动脉-门静脉瘘等，通常通过栓塞瘘的动脉端可达到根治的目的。

（3）静脉曲张：主要有食管胃底静脉曲张和精索静脉曲张。

（4）填塞异常血管腔：利用栓子填入动脉瘤并促使其血栓形成而使动脉瘤闭塞，主要针对囊状动脉瘤，特别是发生在脑基底动脉环者。

（二）止血

止血主要用于出血，特别是动脉性出血，如外伤性盆腔和内脏出血、泌尿系统出血、消化道出血（图12-2）、严重鼻衄和颌面部出血、大咯血、手术后所发生的内出血等。

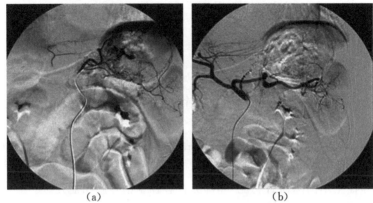

（a）　　　　　　　　　　（b）

图12-2　消化道出血

（a）消化道出血术前；（b）消化道出血栓塞术后

静脉性出血，主要为保守治疗无效的食管胃底静脉曲张出血，可通过经皮肝穿刺门静脉行食管胃底静脉曲张栓塞术。

（三）血流重分布

对正常的动脉血供进行栓塞，使其血供由其他动脉供给，而达到某种治疗目的。

（四）治疗肿瘤

原则上富血管性实体瘤有明确的供血动脉并可插管到位者，均可通过栓塞其供血动脉，使肿瘤缺血坏死，达到缩小肿瘤体积、减轻或消除由其引起的症状、改善患者生存质量和延长生存期的目的。

恶性肿瘤适于栓塞治疗的主要有肝癌（图12-3）、肝转移癌、肾癌、盆腔各种富血性恶性肿瘤，以及四肢、脊柱及骨盆恶性骨肿瘤等。

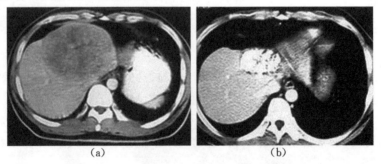

（a）　　　　　　　　　　（b）

图12-3　肝左叶肝癌

（a）肝左叶肝癌栓塞术前；（b）肝左叶肝癌碘油栓塞术后

良性肿瘤适于栓塞治疗的有脑膜瘤、鼻咽血管纤维瘤、肾巨大血管平滑肌脂肪瘤、症状性子宫肌瘤(图 12-4)、肝海绵状血管瘤等。

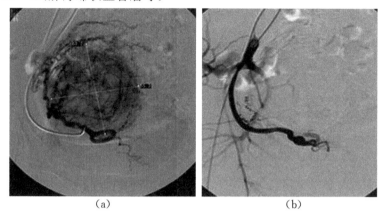

（a）　　　　　　　　　　　　　　（b）

图 12-4　子宫肌瘤
(a)子宫肌瘤栓塞术前；(b)子宫肌瘤栓塞术后

（五）内科性器官切除

对器官的栓塞治疗主要目的为消除或抑制其亢进的功能、减小体积或使之彻底消除。适于栓塞治疗的主要有脾功能亢进和巨脾。

二、禁忌证

(1)难以恢复的肝、肾功能衰竭和恶病质患者。
(2)导管未能深入靶动脉,在栓塞过程中随时有退出可能者。
(3)导管端部前方有重要的非靶血管不能避开,可能发生严重并发症者。

三、栓塞反应及并发症

（一）栓塞反应

栓塞反应是指靶器官栓塞后出现的、预料中的症状和体征,多为自然过程,对症处理后可康复。常见的栓塞后综合征包括疼痛、发热、消化道反应。
(1)疼痛:栓塞后靶器官缺血,造成器官损伤,释放致痛物质或局部肿胀刺激包膜引起。
(2)发热:好发于实质脏器栓塞后和使用明胶海绵较多者,可能与坏死组织释放的致热物质和坏死组织、明胶等的吸收热有关。
(3)消化道反应:主要有恶心、呕吐、食欲下降和腹胀等,多发生于腹部脏器的栓塞治疗后,常持续 1～3 天,并逐渐好转,仅严重者需对症处理。

（二）并发症

栓塞术引起的并发症是指术后出现的不期望发生的症状和体征。
(1)过度栓塞引起的并发症:过度栓塞指栓塞程度和范围过大,尤其是在使用液体栓塞剂和过量使用颗粒或微小栓塞剂时。其后果会造成大面积组织坏死,引起相应的肝功能衰竭,胃肠、胆管穿孔,皮肤坏死、脾液化等。

（2）误栓：是指非靶血管或器官的意外栓塞，分为返流性误栓和顺流性误栓。

（3）感染：可发生于所用器材和栓塞剂污染及手术场所消毒不严的情况下，栓塞后大量组织坏死时亦可发生感染，常发生在实质性器官，如肝和脾。

第五节　超声介入性诊断与治疗

超声介入性诊断与治疗是在实时超声引导下，针对体内的病变或目标，通过穿刺技术置管或内窥镜技术以达到进一步诊断或治疗的目的，包括活检、抽液、造瘘或引流、造影、注药、射频、微波、激光、冷冻、放射粒子等物理能量导入等。介入超声技术的临床应用已经渗透到了临床各专业科室，涉及人体的各个系统，实现了多系统、多病种的突破和发展。有些技术已经很成熟，有些技术在一些新的领域也展现出了良好的应用前景。随着超声设备及介入器材的不断改进与发展，介入超声技术已经成为微创外科技术的一个重要的组成部分。

一、适应证、禁忌证

1. 超声导向穿刺细胞学检查和组织学活检

细胞学检查是以摄取人体病变部位的液体、细胞或组织，通过对摄取物内的细胞形态学进行检查，从而对病变性质作出诊断。组织学活检则由细胞学诊断推进到组织学诊断的高度，得到明确病理诊断。超声检查能够显示的腹腔脏器占位性病变，需要对其性质作出诊断者，原则上都是穿刺活检及细针抽吸细胞学检查的适应证。其禁忌证极少，主要禁忌是对有凝血功能障碍的患者或可疑动脉瘤的病变穿刺，其他如严重心或肺功能不全、患者不能合作等为相对禁忌。

2. 盆腹部液性病变穿刺抽吸和置管引流

盆腹部脓肿是盆腹腔炎性疾病、腹部创伤、手术和空腔脏器穿孔的严重并发症。如果未获得及时诊断和有效治疗，死亡率达80％以上。根据脓肿发生的部位可分为腹膜腔（间隙）内脓肿、腹膜后脓肿及脏器内脓肿。目前超声检查已成为盆腹部脓肿定位、诊断和介入治疗的首选方法。

适应证为超声检查能够显示的盆腹部脓肿，抗生素治疗效果较差也是超声引导抽吸或引流治疗的适应证。有两种方法供选择，若脓腔较小，可一次性抽吸干净，常规送细菌培养及药物敏感试验检查，以指导临床抗生素使用，脓液抽吸干净后，用生理盐水反复冲洗抽净，然后拔针。也有报道先用生理盐水冲洗干净脓腔后，注入99％酒精再冲洗2～3次，抽净酒精后注入抗生素，这样有利于脓腔壁的坏死组织脱落，新鲜肉芽组织生成，促进脓腔闭合。当脓肿腔较大或经反复抽吸后未能治愈者，可进行超声引导穿刺置管引流。根据脓肿位置、大小，脓液黏稠度，引流时间长短，选择套管针穿刺法或Seldinger法置管，置管后冲洗引流。

禁忌证：有严重出血倾向者和不能除外动脉瘤或血管瘤合并感染者。对较大脓肿早期、毒血症症状严重、脓肿尚未液化者，暂缓穿刺治疗。

3. 囊肿介入性超声诊断与治疗

超声引导下的经皮囊肿穿刺在早期是以诊断为目的，其后经皮穿刺囊肿硬化治疗被广泛应用，逐渐成为取代外科手术的重要治疗方法。对盆腹部囊性病变的超声导向穿刺，同样有诊断或治疗两种目的。

穿刺抽吸诊断适用于：①盆腹部囊性病变囊壁厚而不规则，或有乳头状突起，或囊腔内异常回声，临床怀疑有恶性病变可能者；②超声及其他影像学检查方法无法判断其囊实性者。

治疗性穿刺的适应证：①直径大于 5 cm 的腹部脏器单发或多发囊肿；②腹部囊肿引起明显临床表现：如肝、胰、脾囊肿出现上腹不适、腹胀或腹痛；肾囊肿出现血尿或腰背酸痛；盆腔非赘生性囊肿有痛经或有月经紊乱；③压迫周围脏器引起继发性合并症：如肝、胰囊肿压迫胆管引起胆道扩张；胰腺囊肿压迫胃肠引起胃肠梗阻；肾囊肿压迫肾动脉引起继发性高血压或肾积水；④囊肿合并感染；⑤有破裂危险或发生扭转的囊肿：如胰腺假性囊肿、脾外伤性囊肿、肝、肾表面的较大囊肿，中等大小的卵巢囊肿可能发生扭转。

禁忌证：①严重出血倾向；②不能排除动脉瘤或血管瘤的囊性病变；③胆道、胰管、泌尿道相通的囊肿：如肾源性囊肿和钙乳症肾囊肿往往与肾盂、肾盏相通；胰腺囊肿囊液淀粉酶活性很高往往提示囊肿与胰管相通。这些囊肿注入硬化剂后会造成相关管道狭窄甚至闭塞，引起严重后果；④胆管囊性扩张、输尿管囊肿；⑤多囊肾、多囊肝，除非较大囊肿压迫周围脏器所致合并症，一般不作硬化治疗。硬化剂会损害残存的肝、肾功能，穿刺性抽液也只能暂时起缓解作用。

4. 经皮肾造瘘术(percutaneous nephrostomy，PCN)

适应证：①对肾盂积脓进行减压、引流、冲洗和药物治疗；②上尿路梗阻尿流改道治疗，如结石、血块、外伤等引起的输尿管狭窄、输尿管手术后水肿或炎症引起的尿路梗阻；③移植肾出现的血肿、输尿管狭窄、肾盂积水或积脓的治疗；④恶性肿瘤、腹膜后纤维化、化疗等导致的不宜手术的输尿管梗阻；⑤对损伤引起的尿外渗进行急诊转流；⑥肾盂或输尿管结石的注药溶解治疗；⑦输尿管狭窄球囊成形或建立输尿管支架修复管进行顺行引流；⑧造瘘取石或取异物；⑨肾盂内镜检查和治疗；⑩药物溶石或肿瘤化疗。

禁忌证：①有严重出血倾向；②严重高血压或其他不能耐受造瘘的内科疾病。

5. 超声导向经皮经肝穿刺胆管造影(UG-PTC)、**超声导向经皮经肝胆道置管引流**(UG-PTBD)**及超声导向经皮胆囊穿刺置管引流术**(UG-PTGD)

临床已确定为梗阻性黄疸，超声检查肝内胆管直径 4 mm 以上，但梗阻部位和梗阻原因不明确均是 UG-PTC 的适应证。凡胆管梗阻导致胆汁郁积不能手术或不宜即时手术者；由胆道及周围组织恶性肿瘤引起阻塞性黄疸，行胆道手术前胆管减压为手术创造条件；不明原因的梗阻性黄疸不能手术者，尤其是高龄和休克等危重患者需紧急胆道减压引流者均适于 UG-PTBD。

UG-PTGD 主要适应于：①治疗反应差而又不能耐受手术的急性胆囊炎患者；②经胆道引流失败的胆总管下段梗阻伴胆囊增大者；③对于不明原因的脓血症可以由此排除胆囊因素；④妊娠期急性胆囊炎；⑤利用甲基-tert-丁醚经皮胆囊溶石术、经皮胆囊切石术和内镜碎石取石术等。

三者禁忌证基本相同，主要为明显出血倾向及全身衰竭，肝周有腹水为相对禁忌。

6. 肿瘤的非血管性介入治疗

二十余年来，非血管性介入治疗技术在肿瘤治疗方面有了飞速的发展，取得了较好的疗效，尤其是将非血管性介入治疗与血管性介入治疗有序地结合起来，起到了 $1+1>2$ 的作用。超声引导下肿瘤的非血管性介入治疗主要应用于前列腺、肝脏、胰腺、肾等实质脏器肿瘤及腹盆腔、胸部、纵隔、体表等超声能够显示的肿瘤。

二、临床应用

1. 超声导向穿刺细胞学检查和组织活检(图 12 - 5～图 12 - 7)

超声引导下穿刺活体组织检查在盆腹腔疾病诊断和鉴别诊断中的重要地位已经得到公认,在胸部、纵隔、胃肠道的应用得到进一步拓展。由于病变所在的部位不同、病变本身的性质不同,超声引导活检技术的操作方法、可能发生的合并症和应用价值也有所差别。综合部分文献报道超声引导细针穿刺切割组织活检的应用明显优于细胞学检查,特别是对弥漫性病变如脂肪肝、肝硬化、肾炎等的诊断及其进展过程的了解作用甚微。欲获得病变翔实的组织病理学诊断信息,必须依靠穿刺组织活检。

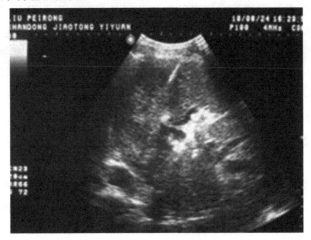

图 12 - 5　肝占位性病变活检

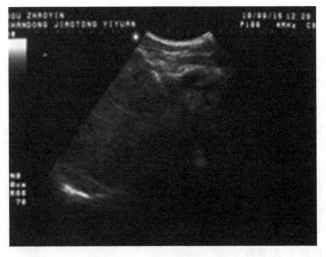

图 12 - 6　胰腺占位病变活检

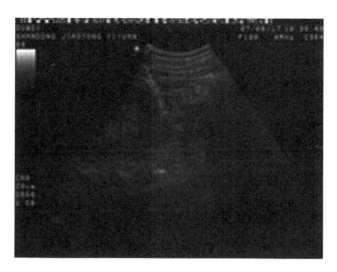

图 12 - 7　肾脏活检

2. 盆腹部液性病变的穿刺抽吸和置管引流(图 12 - 8、图 12 - 9)

盆腹部脓肿是临床经常遇到的严重感染性疾病。对于盆腹腔脓肿,既往多采用外科手术引流,死亡率仍可达 11.3％～40％,所以及时诊断和有效的治疗对降低死亡率至关重要。超声引导置管引流术治疗盆腹腔脓肿,与外科手术引流相比,具有操作简便、创伤轻微、成功率高、并发症少、疗程短、疗效可靠等优点。它可以在微创条件下,达到比外科开腹手术更佳的治疗效果。据统计,超声导向穿刺抽吸和置管引流可使 82％～98％的盆腹部脓肿患者免于剖腹之苦,特别是对于腹部术后并发的盆腹部脓肿,或年老体弱、病情复杂及危重患者合并的盆腹部脓肿,更具有重要意义。它不仅显著提高了脓肿的治愈率,而且减低治疗成本,是目前盆腹部脓肿最有效的首选方法。

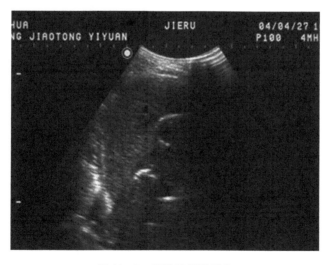

图 12 - 8　肝脓肿置管引流

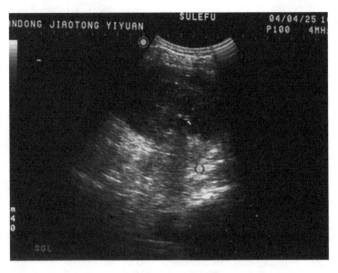

图 12 - 9　脾脓肿置管引流

3. 囊肿的介入性超声诊断与治疗

超声引导下经皮穿刺囊肿抽吸或置管引流并硬化治疗,对有症状或无症状的囊肿均可治疗,且近期和远期疗效均较满意。它能够代替传统的开腹手术,使该治疗变得简单、安全、有效。对于采用置管引流者,引流干净后再行硬化治疗,并带管持续引流 7～10 天,必要时行第二次硬化治疗(图 12 - 10)。

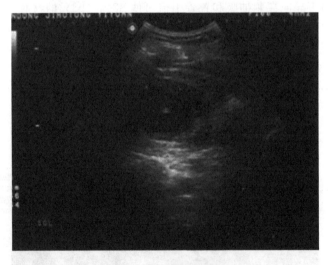

图 12 - 10　肾囊肿穿刺硬化

4. 经皮肾造瘘术

腔道泌尿外科的进展已使某些容易达到的肾盏或肾盂疾病可以通过经皮肾造瘘治疗,从而取代了创伤较大的外科肾切开术。超声引导肾穿刺造瘘可以提高穿刺成功率,大大降低并发症,并能够选择最佳手术通道,明显优于其他影像引导方式(图 12 - 11、图 12 - 12)。

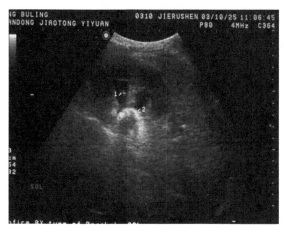

图 12-11　肾造瘘术穿刺针穿刺肾小盏

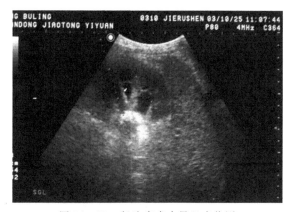

图 12-12　肾造瘘术中导丝声像图

5. UG-PTC、UG-PTBD 及 UG-PTGD

UG-PTC 可以了解胆道阻塞的部位及范围,肝内结石的数量、分布以及胆管有无狭窄及扩张,UG-PTBD、UG-PTGD 可以起到胆道外引流减压的作用。超声引导下胆系穿刺既克服了在 X 线下操作的盲目性,安全性高,并发症少,又能用于碘过敏者(图 12-13、图 12-14)。

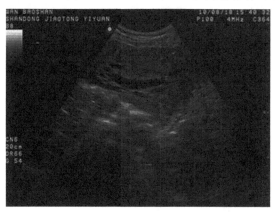

图 12-13　经皮经肝胆道穿刺置管引流术穿刺针穿刺胆管成功

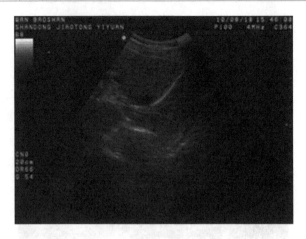

图 12-14　经皮经肝胆道穿刺置管引流术中导丝图像清晰

6.肿瘤的非血管性介入治疗

（1）化学药物注射法：无水乙醇注射治疗在 20 世纪 80 年代首先在日本兴起，最早用于单发的小肝癌（直径＜3 cm），疗效甚佳，以后推广到治疗瘤体较大的中晚期肝癌及其他部位的肿瘤。对于体积较大的肿瘤疗效不理想，其原因大致为：其一，因肿瘤较大，虽然增加穿刺位点，多次注入无水乙醇，不易完全覆盖病灶；其二，注入酒精极易被病灶内丰富的血液所"冲刷"而向四周扩散，引起附近正常组织的坏死，因此，常先进行血管内栓塞治疗减少血流的"冲刷"作用，并且病灶周边部分被大量纤维组织包围，限制了乙醇的扩散（图 12-15）。

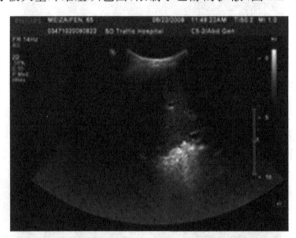

图 12-15　术中无水酒精注射酒精弥散

（2）热效应疗法：热效应疗法是利用医学物理学中较高的热量可使组织变性、凝固、坏死的原理，达到治疗肿瘤的目的。为达到此目的可通过很多途径，由此产生许多治疗技术，通常的有三种：射频、微波及激光治疗技术，这些治疗技术大多数都是利用穿刺技术，在 B 超、CT 引导下，通过引导天线传输高频电流（射频）、电磁波（微波）、光波（激光）而在天线头部产生热量，从而达到治疗肿瘤的目的。高强度聚焦超声治疗系统并不需要侵入性的穿刺技术，但它也是利用聚焦超声产生的热效应来治疗肿瘤（图 12-16）。

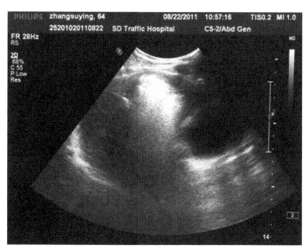

图 12 - 16　微波消融术中汽化光团

（3）冷冻治疗：冷冻治疗是使特定的治疗区域内快速达到极低的温度，通过低温、冷冻、热融三个过程使细胞变性、崩溃、死亡。冷冻治疗现在有两种方法：液氮冷冻与超导氩氦刀冷冻。

（4）放射性粒子组织间种植：近 20 年来，由于能够用于近距离治疗的新型低能核素，如 ^{125}I、^{103}Pd 相继研制成功，计算机三维治疗计划系统的出现和超声、CT 引导系统的发展，放射性粒子组织间种植治疗已得到广泛的应用。在美国，这种治疗方法已是早期前列腺癌的标准治疗手段，在头颈部复发肿瘤中的应用也显示出了明显的优势。根据术前设计好的治疗计划在 B 超或 CT 引导下，应用管理放射微粒的专用穿刺器械将放射微粒分别植入肿瘤内，可达到对病灶精确定位以及植入准确的粒子处方剂量，达到最大限度地杀死肿瘤细胞，最低程度的正常组织副损伤。

综上所述，超声引导下穿刺抽吸细胞学检查和组织学活检、穿刺抽吸及置管引流、肿瘤的非血管性介入治疗等对部分临床病例的诊断和治疗具有简单、经济、安全、有效等特点。随着诸多超声新技术和介入新器械的应用和普及，介入性超声在诊断和治疗中将发挥越来越重要的作用。

第六节　CT 介入诊治学

一、CT 导向血管外介入治疗的适应证和禁忌证

（一）消融治疗适应证和禁忌证

1. 适应证

（1）消融治疗适用于非空腔脏器的实体性肿瘤，如肺癌、胰腺癌、肝癌、肝转移癌、肺转移癌、胸腹腔实体性转移瘤等，因各种原因不适宜手术及全身放疗、化疗者。

（2）消融治疗对于肿瘤的范围和大小没有绝对限制，但对于肿瘤较小而数目不太多，或者较大的实性肿瘤仍局限于脏器内的患者则是最适宜的治疗对象。一般来说，理想的蛋白质凝

固性消融对象是单发病灶小于 5 cm 或 3～4 个多发病灶小于 3 cm 结节为宜；尽管较大的病灶亦能采取蛋白质凝固性消融方法治疗，但要达到病灶完全消融的目的，必须多次重复消融，且一次直径不能大于 3 cm。

（3）位于胸膜下、肝包膜下等包膜下的小于 1 cm 的肿瘤应用蛋白质凝固性消融术时应列为相对适应证，手术时应小心，采用蛋白质凝固性消融的范围不宜过大，以防发生包膜刺激证。

（4）邻近胃肠道、输尿管、大血管、脊髓及重要神经走行区的病灶亦应列为相对适应证，手术时应小心，采用蛋白质凝固性消融的范围不宜过大，以防损伤产生相应并发症。

2. 禁忌证

（1）有血液系统病变，不可纠正的凝血机制障碍。

（2）呼吸或循环功能衰竭，严重缺氧。

（3）治疗受呼吸动度影响的病灶，如有不能控制的咳嗽。

（4）严重恶病质。

（5）有活动性感染、高热，或局部有感染，要先控制高热和感染。

（6）严重肺气肿，肺大疱或一侧肺切除术后对侧肺出现转移为相对禁忌证，应根据病灶大小、部位，估计穿刺注射治疗的难易程度，患者的年龄和全身一般情况综合权衡利弊考虑，以免术后发生气胸危及生命。

（7）肿瘤紧贴胆管、胆囊者应谨慎，防止发生胆瘘。

（8）装有体内外心脏起搏器者，应避免采用射频治疗。

（9）妊娠。

（10）患者不能合作。

（二）经皮^{125}I粒子植入适应证与禁忌证

1. 适应证

（1）非空腔脏器实体性肿瘤。

（2）对放射线敏感、中度敏感或低度敏感的肿瘤。

（3）肿瘤最大径<10 cm。由于肿瘤过大远期疗效欠佳，且应用粒子植入费用过高，故对最大径>10 cm 者建议综合各方因素进行治疗。

（4）病灶远处转移数量<5 个的患者可行全部病灶粒子植入。

（5）对转移灶过多的患者可对严重影响其生存质量的病灶应行姑息性粒子植入以减轻症状。

（6）老年患者、体质相对虚弱或多系统受累无法耐受外科手术、放疗、化疗者或对放化疗耐受者可行粒子植入。

（7）空腔脏器的实体性肿瘤可以在有选择的条件下应用，且不能作为主导治疗手段。

2. 禁忌证

由于 CT 导向下^{125}I组织间永久性插植治疗属于一种微创性的治疗方法，故能用其他更方便、安全、有效的无创治疗方法的不宜采用。^{125}I粒子植入治疗在以下情况禁用。

（1）对放射线不敏感的肿瘤。

（2）非实体性肿瘤。

（3）生存期预计<6个月者。

（4）无法耐受卧位1小时以上者。

（5）严重心、肺、肝、肾、胰腺功能不全者。

（6）存在弥漫性肺间质病变导致的高通气量高循环量的患者。

（7）出、凝血功能障碍者。

（8）穿刺入路存在严重溃疡或感染。

（9）严重的全身感染、败血症、脓毒血症未控制者。

（10）患者拒绝合作。患者有精神障碍。

二、临床应用

1. CT 导向穿刺活检

由于 CT 成像对全身各部位都具有良好的密度分辨率，CT 导向穿刺活检几乎可以应用于全身各个部位的病变，尤其对于肺部和纵隔的病变，凭借天然对比可以清晰显示病变与周围组织关系，进而准确定位和导向，是最安全、精确的导向手段。对于 CT 导向穿刺活检的诊断准确率，各家的报道不一，由于近年来改进了活检针具和穿刺技术，诊断准确率一般可达 90% 以上，但由于活检标本取样和判读病理的原因，仍存在一定的假阳性和假阴性率。穿刺活检的并发症主要有气胸、出血和损伤重要神经血管等。

2. CT 引导实体瘤消融术

经皮消融术主要应用于实体脏器的原发或转移性肿瘤的治疗。肝脏、肺、肾脏和骨骼等器官的肿瘤治疗均有所尝试。目前射频消融广泛应用于肝脏肿瘤的治疗，已经形成了成熟的治疗体系。在治疗的有效率和随访的结果中，各家报道不一。肿瘤的局部控制率和复发率受病灶大小、分化程度、位置和血供影响较大。但目前较为一致的观点是，病灶大小是影响消融术的局部疗效的主要因素。随病灶直径的增加，坏死率明显下降。直径 3 cm 以下的病灶完全坏死率达到 90%，3～5 cm 病灶完全坏死率约为 80%，5 cm 以上的病灶完全坏死率仅为不到 60%，化学消融由于其消融介质在病灶内向各个方向弥散程度不均，可控性相对较差，在对大于 3 cm 病灶疗效较物理消融差，需反复治疗。由此可见，消融术的疗效与肿瘤的大小密切相关，对于直径 5 cm 以上的肿瘤，消融难以完全灭活，但多针多次消融可明显提高局部灭活率。

3. 微创热消融技术

可与多种治疗方法如手术、放疗和介入栓塞化疗等联合应用，尤其是联合介入栓塞化疗，由于血管的"热沉效应"是影响病灶局部坏死率的重要原因之一，在肿瘤血管闭塞后，可达到更好的灭活效果和更大的消融范围。各种热消融方法虽然在作用机理、局部热场和消融范围等方面有所不同，但对于同样的病灶，可以通过提高穿刺技术和操作水平获得接近的疗效。

4. 放射性粒子组织间近距放疗

放射性粒子组织间近距放疗治疗已成为早期前列腺癌的首选治疗方法，能取得与三维适形放疗相同的疗效，但其具有治疗时间短、并发症相对较轻的特点。对胰腺癌和头颈部复发肿瘤的治疗也显示了其优势，同时亦逐渐应用于脑肿瘤、肺癌、肺转移癌、肝癌、肝转移癌、胰腺癌、喉癌、骨转移瘤和直肠癌等恶性肿瘤的治疗。20 世纪 90 年代后期，我国放射性粒子植入技术发展迅速,目前在国内已能研制生产^{125}I和^{103}Pd放射性粒子,满足了国内临床的需求。国内已经有许多医院开展了此项治疗。并且都取得了很好的效果。

放射性粒子组织间植入既可单独应用治疗肿瘤,又可配合外科手术,血管内介入以及化疗等方法联合治疗。由于放射性粒子组织间植入使得病灶接受零距离无损辐射,其治疗效果优于普通放疗;射线能量的迅速衰减使得周围正常组织的辐射损伤几乎可以忽略。近年来的研究表明放疗剂量达到70Gy,可以使直径大于10 cm的肝内肿瘤达到完全缓解,肝细胞肝癌淋巴结转移放疗剂量如达到60Gy,则基本上达到完全缓解。对于Ⅰ、Ⅱ期手术未能切除的非小细胞肺癌患者,局部控制率可达70%以上,5年生存率可达30%。对合并纵隔淋巴结转移的Ⅲ期非小细胞肺癌患者,配合一定剂量的外照射,可使局部控制率从以往的63%提高到76%。

【参考文献】

[1] 吴恩惠,刘玉清,贺能树.介入性治疗学[M].北京:人民卫生出版社,1994.

[2] 李麟荪.临床介入治疗学[M].江苏,江苏科学技术出版社,1994.

[3] 吴恩惠,贺能树.中华影像医学介入放射学卷[M].北京:人民卫生出版社,2005.

[4] Adler O B, Rosenberger A, Peleg H. Fine needle aspiration biopsy of mediastinal masses: evaluation of 136 experiences[J]. AJR Am J Roentgenol, 1983,140:893-896.

[5] Gupta S, Seaberg K, Wallace M J, et al. Imaging-guided percutaneous biopsy of mediastinal lesions: different approaches and anatomic considerations[J]. Radiographics, 2005,25(3):763-788.

[6] Belfiore G, Camera L, Moggio G, et al. Middle mediastinal lesions: preliminary experience with CT-guided fine-needle aspiration biopsy with suprasternal approach[J]. Radiology,1997,202:870-873.